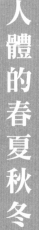

人體的春夏秋冬

人體的春夏秋冬

史贊華　編著

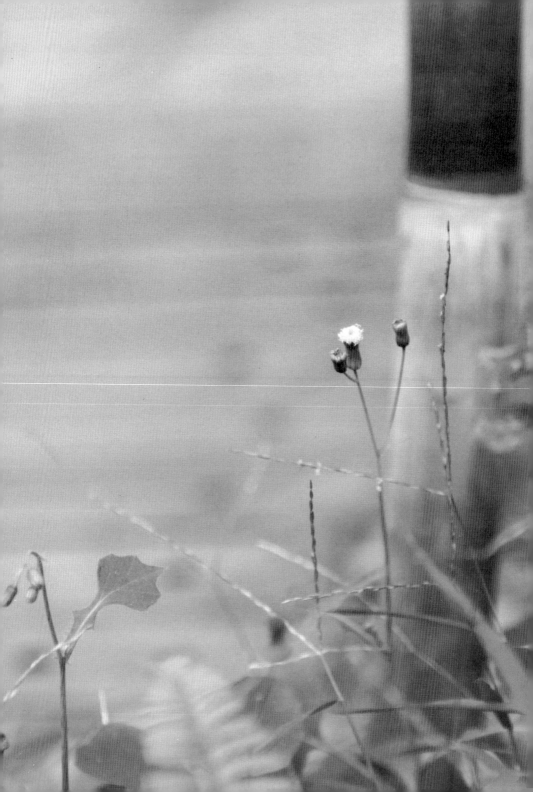

目　錄

序 四季有新解，豈能獨養生

四季究竟是什麼？四季其實是自然透露給人們的健康「消息」。不過，這裡所說的「消息」並非現代的「新聞」，而是一種動態的平衡。

《易經》中最早提到：「日中則昃，月盈則食，天地盈虛，與時消息。」太陽到了中午就要逐漸西斜，月亮圓滿後就要逐漸虧缺，天地間的事物，或豐盈或虛弱，都隨着時間的推移而消減滋長。因此，古人將人與自然的一切枯榮、聚散、沉浮、升降、興衰、動靜、得失等變化都稱為「消息」。中醫術語中，「消息」也指人體的調養。

自然究竟告訴了我們什麼呢？春夏之際，陽氣生發釋放，萬物萌芽生長，生命的能量活躍於外；秋冬之時，萬物蕭索肅殺，生命的能量收藏於內，休養生息。

張仲景告訴我們，其實人體與自然一樣，隨着陽氣的變化，機體內也有兩個閥門來控制，一個是釋放閥門，一個是收藏閥門，釋放、收藏的就是陽氣，即生命的能量。人們應該依據不同的年齡、季節來控制閥門，一旦釋放或收藏出了故障，身體就會發生病變。

人體本身有一個健康預警系統，如果生長與收藏出了偏差，身體就會發出健康的警示，而生活方式和飲食習慣的變化，有時也是我們體內一些病變的外在信號。如果能敏銳地觀察、解讀這些信號包含的健康預警，就可以有效地防治「未病」。

因此，春夏秋冬之中，生長與收藏的正確調節很重要，人們應該像自然一樣春養生、夏養長、秋養收、冬養藏。

不僅一年之中有四季之分，人體也有四季之分，肝對春，應養「生」；心對夏，應養「長」；肺對秋，應養「收」；腎對冬，應養「藏」；脾為季節交替，應保「化」。人生也有春夏秋冬，生長壯老，幼時為春，生機勃發；青年為夏，成長成熟；中年為秋，收穫內斂；老年為冬，收藏生息。每個月份也有春夏秋冬，依據月相變化分為朔弦望晦，女性面臨生理期的寒冬，男性也有月激素的變化。二十四小時內也有小四季，晨午暮夜，臟腑經絡有着對應的活躍時段，晝夜顛倒就如同夏冬不分，一天的活動休憩應符合陽氣的釋放與收藏。

無論是一生、一年、一月還是一天，無論是五臟還是六腑，只有釋放與收藏協調平衡，才能保證生命的能量源源不斷。

《黃帝內經》強調：「善養生者，必奉於藏。」

生，是一種活力四射，是一種彰顯；藏，是一種請勿打擾，是一種遮蔽。生是一種張揚釋放，藏是一種安靜收斂。人體應該做的就是收放

自如，不過現代人普遍忽視了人體的收藏。

所以說，四季是個大概念，生奉於藏是重點，大小四季之間，要學會「藏」起來養「生」。

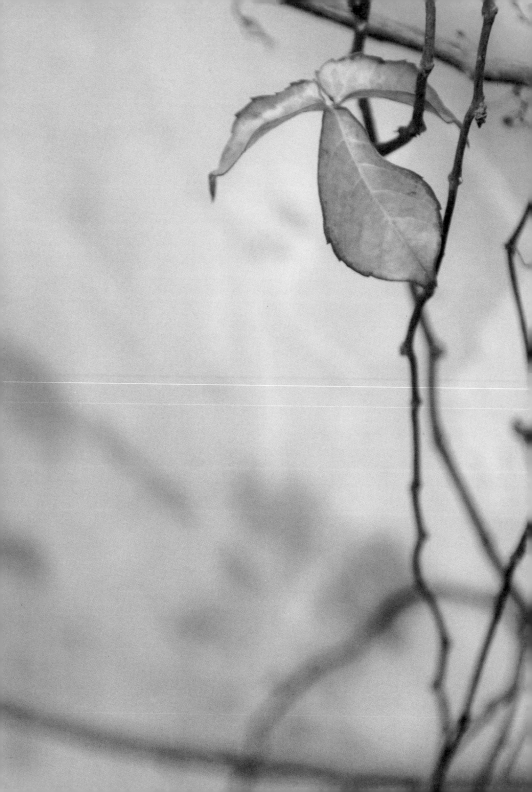

第一章 四季變化與陰陽平衡

四季有春夏秋冬，陽氣有生長收藏。陽氣對於人體具有主導作用，陰爲陽之鏡，是陽氣收藏生息的一種表現。「生」和「藏」是兩種不同的生命狀態，養「藏」和養「生」同樣重要。

陰陽平衡
與生奉於藏

什麼叫「養生」？

有人說，養生就是保養生命。這是現代人依據字面意思作出的理解，其實「養生」這個概念最早出現在《黃帝內經》中。

《黃帝內經》分兩部分：素問篇和靈樞篇，其中素問篇主要講解病理，靈樞篇主要側重針灸。現在養生的概念人人皆知，似乎保健完全可以用養生來取代，可是「生」從何處來？《黃帝內經‧素問》中說：「善養生者，必奉於藏。」「生」是從「藏」中來！

有人覺得中醫很玄妙，常常動不動就陰陽五行、金木水火土，中醫說話時常如雲山霧罩，讓病人聽不明白。其實中醫的醫理說複雜是複雜，說簡單也簡單，一句話：向大自然學習。天之道，便是人之道。天地自然的變化規律便是人體的變化規律，對於身體健康來說，「得道多助，失道寡助」是十分有道理的。

中醫最核心的理論便是陰陽之道。醫生時常對病人講，陰虛，陽虛，

陰陽皆虛，究竟什麼是陰陽呢？

從形態來講，陽化氣，陰成形。陽是無形的精魄，是生命的活力；陰是有形的器官，是人體的組織。從作用來講，陽是指自然或體內的溫煦、推動、興奮等作用，陰是指自然或體內的涼潤、寧靜、收斂等作用。

陰陽之間的關係是怎樣的呢？有人認為，醫生一說陰虛，那麼肯定相應的陽就盛，反之亦然。其實這種觀點是錯誤的。陰虛的人，也有可能陽虛，陰陽不是割裂的兩個方面，而是兩個看似對立的統一。陰陽之間的關係是相輔相成的，而不是此消彼長的。

以天地為例，萬物有形皆為陰，春天陽光明媚，草木隨着生命能量的旺盛，枝葉也隨之繁茂，此時是陰陽皆長的；冬日白雪茫茫，萬物隨着生命能量的收藏也枯萎或冬眠，此時是陰陽皆收的。《黃帝內經‧素問‧陰陽應象大論》中說道：「陽生陰長，陽殺陰藏。」這句話也可以說明陰陽之間不是對立的關係，不是簡單的陰盛陽衰、陰衰陽盛的關係。

陰陽是如何變化的呢？陰陽的變化體現在四季上。「陽生陰長，陽殺陰藏。」

舉個形象的比喻：陽氣如同能量，天地之間有這樣一個能量庫，春夏兩季，能量處於一個生發釋放的過程，隨着能量的釋放，萬物得到陽氣能量的供給，生長繁茂，所以說「陽生陰長」；秋冬兩季，能量處

於一個收藏積蓄的過程，隨着能量的收藏，萬物也降低消耗，積累力量，蓄勢待發，等待下一個四季的輪迴。「陽殺」與「陽生」相對，並非說陽氣殺滅了，而是相對於陽氣能量的釋放來說，生發釋放到一定程度，生命的能量需要收藏起來了，所以「陽殺陰藏」。因此，陽生陰長，主要指春夏的變化，陽殺陰藏，主要是講秋冬的變化。

因此，「生」和「藏」是兩種不同時段的生命狀態，現代人只一味講養「生」是遠遠不夠的，養「藏」和養「生」同樣重要。

如何養生

「養生」一詞出自《黃帝內經》。《黃帝內經·靈樞》中曾講道：「智者之養生也，必順四時而適寒暑，和喜怒而安居處，節陰陽而調剛柔。如是，則避邪不至，長生久視。」

養生要符合四季的寒暑變化，喜怒節制，隨遇而安，要隨時隨地都能調節身體的陰陽，剛柔並濟，保持身體的健康平衡。如此，便可避開病邪，人也可耳清目明，益壽延年。所以，如果將廣義的養生細分，那麼就應該從「生、長、收、藏」四個方面來看。

養「生」，就是像春季一樣，借助大自然的生機，激發人體的活力，讓生命的能量活躍於五臟六腑，讓陽氣盡快從冬天的藏伏狀態中生發出來。五臟之中，肝主生機，也是臟腑之中最需養「生」的。

養「長」，就是要像夏日一樣，充分調動其生長的優勢，來促進機體的生長功能，長個頭、長肌肉、長骨骼、長氣血。心是人體生長

的總泵，所以，只有充分調動起心的氣血運行才能讓人體「瘋長拔節」。

有放就有收，收放自如，才能延續。養「收」就像金秋時節收穫時的低調與收斂，從炎炎烈日的張揚轉入肅降收攏的態勢，讓人體的五臟六腑盡快進入收養狀態，讓陽氣慢慢收起來，由生長宣發轉向內收藏匿。人體負責「收」的器官就是肺。

養「藏」，是要像冬天一樣藏伏，為下一年積蓄能量，讓人體在一年的運行之後進入調整狀態，休養生息，以備冬眠之後的再次生發釋放。養「藏」，要藏陽、藏精、藏氣、藏身。五臟之中最需要「藏」的就是腎。

因此，我們在不同的季節，對不同的臟腑，保養都應該是有所區別的。

1春生，夏長，秋收，冬藏，一切要隨着生命陽氣的變化而調節。

2春養肝、夏養心、秋養肺、冬養腎，季節交替養脾。

3體質不同有側重，七情調和不生病。五味融合食均衡，異常四季聽警鐘。

休養方能生息，
「藏」起來養「生」

怎樣理解「藏」這個概念呢？藏有兩層含義：一為躲藏，隱藏；二為收藏，儲存。隱藏起來，是為了不被打擾；儲存起來，是為了日後所需。

明代著名醫學家張介賓曾說過：「天之大寶，只此一丸紅日；人之大寶，只此一息真陽。」這裡的真陽便是我們所說的陽氣，即生命能量。生命能量有釋放就會有消耗，對於人體的這個生命能量庫來說，庫藏不是無限的，如果一味釋放，早晚會被清空，而收藏的目的正是為了補給。厚積方能薄發，養護好收藏這一環節，才能更好地生發。雖然秋冬萬物蕭索肅殺，但生命的能量卻沒有衰減，而是得到了補償與增加，如同動物冬眠是為了積蓄生命的活力一樣。只有釋放與收藏協調平衡，才能保證生命的能量生生不息。

古人常講「休養生息」，歷朝歷代常會在戰爭或社會大動盪之後，減輕人民負擔，讓百姓安定生活，讓國家恢復元氣。「休養」的目的就是為了「生息」，如同人疲倦了，需要休息一樣，「休」的作用主要體現在「息」上。以人的一天為例，陽氣的生長收藏就相當於白天

的工作與夜晚的休息。晚上睡覺是為了第二天有充沛的精力，午休的目的也如此。有午休習慣的人，突然哪一天不午休，那整個下午都會昏昏沉沉，打不起精神來。因此，正如晚上休息是為了白天更好地工作一樣，陽氣之所以要收藏，是為了能夠重新釋放。人在白天活力四射，在夜晚安靜沉睡。《黃帝內經·素問》中說「秋冬養陰」要「無擾乎陽」。這個「擾」字正體現了「藏」的初衷。如果一個人正處於很好的睡眠之中，其他人去貿然打擾，那麼中斷睡眠的他第二天的精力就會受到一定的影響而不那麼充沛了。因此，「生」時可盡情釋放，「藏」時要切勿打擾。

生是一種張揚釋放，藏是一種安靜收斂，不論做什麼，如果只放不收，則過猶不及。

人如何才能收放自如常保健康呢？人又為何會生病呢？這正是因為不同的年齡階段、不同的外在環境、不同的心理情志，會讓人體內的陰陽失衡，發生如同四季反常天氣一樣的人體異常變化。因此，依據四季變化來顧護生命的陽氣非常重要。對於人體來說，適應自然的四季變化，就需要學會像天地一樣去生長收藏；人體本身也會有類似四季的循環更替，也會有種種異常的四季變動，此時更要有不同的側重點；隨着科技的發達，人工的環境調節有利也有弊，如何趨利避害，如何取長補短，也需要對生長收藏有深入的瞭解。

現代人對於養「生」已經有了很多理解，但休養才能生息，「藏」起來才能養「生」。

從四季的角度來看，春天迸發的生機源於冬天的蓄藏累積，因此，冬季是養藏的重要季節。從一月的角度來看，每個人的生長收藏都有一個月週期，因此月亮隱匿的時段要注意身體陽氣的顧護。從一天的角度來看，夜晚的休息是一日養藏的重點，晝夜顛倒或不規律的作息是養藏的禁忌。天有四時五行，以生長收藏，以生寒暑燥濕風；人有五臟，化五氣，以生喜怒悲憂恐。喜怒傷氣，寒暑傷形；暴怒傷陰，暴喜傷陽；氣機逆行，血脈受擾。因此，喜怒不節，寒暑過度，是養生養藏最大的忌諱。

養藏是一個大工程，需要從臟腑、經絡、氣血、情志等多方面來進行，大家在日常生活中應該記住：順四時，慎起居，配飲食，節色慾，調情志，動形體，多按摩，藥糾偏，平體質。

1 春季，要謹防舊病復發，因為生發的陽氣會讓機體主動清洗各種隱藏的病邪。

2 夏季，是治療冬病的最佳時刻，因為夏日的高溫與陽氣的釋放如同天然的桑拿房。

3 秋季，最需通竅舒體，要調養顧護體內的「中氣」，讓五臟之氣運行通暢。

4 冬季，是避寒養藏的關鍵時刻，是儲蓄生命能量的時段，也是醫治夏病的天時。

生長收藏有開關，
張仲景的養生「閥門」

醫聖張仲景有部傳世巨著《傷寒雜病論》。張仲景不僅在此書中為醫生提供了診斷治病的方法，也為普通人間接指明了養生和覺病自察的方法。

為何說這與覺病自察的保健方法密切相關呢？因為張仲景把疾病發生、發展過程中所出現的各種症狀都作了總結，並對病邪入侵經絡、臟腑的深淺程度，病人體質的強弱、陽氣的盛衰以及病勢的進退緩急和有無宿疾舊病等情況，加以綜合分析，找出了發病的規律與防治之法。

張仲景書中的六經，分別叫做太陽、少陽、陽明、太陰、少陰、厥陰。這六經究竟有什麼功能呢？

《黃帝內經‧素問‧四氣調神大論》說：「所以聖人春夏養陽，秋冬養陰，以從其根，故與萬物沉浮於生長之門。」沉浮也就是出入與升降，也就是指陽氣的出升釋放與收藏蓄積。「萬物沉浮」是表象，究其實質，是陽氣在發生着變化。釋放與閉藏，好比機器的打開與關閉，應該有一個控制的閥門。

張仲景認為人體本身也有兩個閥門來控制，一個是釋放閥門，一個是收藏閥門，即三陽與三陰的開合樞，兩個閥門都是雙向的，有開有關。釋放閉藏的就是陽氣，是生命的能量。

釋放閥門打開，陽氣便不斷升發，不斷釋放，隨着這個升發、釋放，人體逐漸地升浮起來；當釋放閥門關閉，收藏閥門打開，陽氣就會轉為入降，轉成蓄藏，人體就慢慢地沉寂下來。

釋放閥門與收藏閥門需要相互配合，不能同時打開或關閉着。該釋放的時候，收藏閥門就要處於關閉狀態；該收藏的時候，釋放閥門就要處於關閉狀態。否則就會出現陽氣出不敷入或入不敷出的情況，人體的四季變化就會受到擾亂，生命就會發生異常。這也就是為什麼中醫講求陰陽的協調平衡的原因。

通常，釋放閥門的打開如果出故障，有可能是內部陽氣虛弱，能量氣力不足，也可能是由於外部傷寒、中風、濕氣等外邪侵襲。因為釋放閥門的作用是幫助陽氣外出發揮作用的，一旦這個樞紐有了毛病，人就會出現一些水液的代謝失調，比如有痰液、有濕氣等症狀，因為陽不化氣。

如果釋放閥門的關閉出現了問題，往往就會出現該涼的時候涼不下來，如同夏天持續了很久也不過去，秋天一直到來不了，秋主肅降，陽氣一直向上生發着，人就會出現身體表面熱的症狀。

同樣，如果收藏之門的打開出現了問題，就會影響到陽氣的內入與收藏。陽氣內入，有利於陽氣本身的休養生息，同時還能溫養人體的五

臟六腑。所以，如果收藏之門打不開，陽氣就得不到休養，臟腑也得不到溫養。人體的能量得不到貯藏蓄積，陽氣減少，會使臟腑受寒，尤其是使脾胃的功能受到影響，人也就常常會腹滿而吐，感覺食物不消化，還會出現腹痛胸悶的症狀。

收藏閥門的關閉也是十分重要的，如果這個閉合的功能有了障礙，那麼陽氣該出的時候出不去，同樣也會產生熱。不過，同釋放閥門關閉故障時的熱有所不同，此時的這個熱不是外熱，而是內熱；不是氣熱，而是血熱。釋放閥門關不上，是陽氣在外，當降不降產生熱；收藏閥門關不上，陽氣在裡，當出不出而產生熱。

為了讓釋放閥門和收藏閥門都能夠靈活運轉，閥門除了開、關兩項外，還有一個調節項，用於潤滑調節閥門的開合功能。釋放閥門的開合調節項是少陽，收藏閥門的開合調節項便是少陰。

如果釋放閥門出現問題一般不會太過嚴重，會有些趨於表面的病症表現，但如果收藏閥門出現了問題，人的體能就無法得到真正的蓄養，就會出現危及臟腑的「器質性」病變，所以，相對來說，收藏這一過程更為重要。

生長收藏有開關，張仲景的《傷寒論》的六經講的其實便是這個問題。

對於普通人的保健來說，養生是側重於釋放的，養藏是側重於收藏的，一旦身體出現了某些不適，就需要考慮一下到底是生發釋放得不夠，還是收藏得不夠，還是控制開關出了故障。

怎樣才能知道我們的身體在生長收藏方面運轉正常呢？何時是釋放得太過或不夠，何時是收藏得不夠或太多？我們可以從五臟陰虛陽虛的方面來簡單看一下。一般來說，陽虛就是生發得不夠，陰虛就是收藏得太少。

一般來說，五臟的陽虛多由氣虛進一步發展而來，久病、受寒、過勞、營養不良都有可能導致氣虛；五臟的陰虛則多由久病傷陰、七情太過化火致病、過勞、過食辛熱等因素導致。

前面說過，藏在五臟之中最主要體現在腎上，所以腎的陽虛陰虛一般都比其他臟腑更為明顯。

腎陽虛會有以下症狀：腰冷、腰以下發涼、手足發涼，頭暈乏力，小便清長、夜尿頻多，男子精冷、女子帶涼，舌淡苔白、脈沉無力等。腎陰虛的主要症狀有：腰痠膝軟，頭暈耳鳴，手心、足心、胸心煩熱，咽乾腮紅，消瘦盜汗，男子夢遺，女子帶下，舌質偏紅，脈細數。

心陽虛會有以下症狀：平日極易心慌氣短，不耐勞累，頭昏乏力、前胸自汗，舌淡苔白、脈弱無力。心陰虛的主要症狀有：失眠多夢，心慌心跳，心煩口乾，舌紅苔少，脈細數。

肝陽虛的主要症狀有：缺乏生機、怕冷乏力，容易疲憊、情緒低沉，面色晦暗，舌淡苔白，脈弱無力。肝陰虛會有以下症狀：五心煩熱、脅肋灼熱，頭暈目澀、容易眼花，經脈不舒，口乾舌紅苔

少，脈細數。

脾陽虛會有以下症狀：食量較少、容易腹脹，四肢不溫、腹部喜溫，大便稀溏，舌淡苔白，脈沉而弱。脾陰虛的主要症狀有：食量少、易飢餓，腹熱便乾，口唇乾裂，舌紅唇紅、苔少，脈細數。

肺陽虛會有以下症狀：略一活動就會氣喘吁吁，咳嗽乏力，背涼白汗，舌淡苔白。肺陰虛的主要症狀有：身體盜汗，午後潮熱，咳嗽痰乾稠，咽乾腮紅，五心煩熱，舌質紅少苔，脈細數。

有關五臟陽虛陰虛的具體調養方法，將在後面的章節詳細講述。

1 一般腎陽虛可以服用些金匱腎氣丸，腎陰虛宜服六味地黃丸。

2 肝陽虛可以吃些西洋參，肝陰虛可以吃些杞菊地黃丸。

3 脾陽虛可以吃些人參健脾丸，脾陰虛可多用些玉竹、麥冬做藥膳。

4 肺陽虛平日可吃些燕窩，肺陰虛可以吃些養陰清肺膏。

四季的細分，
由一年到一天

生、長、收、藏是一年四季中萬物的生長變化規律，人體同樣也不例外。春生、夏長、秋收、冬藏，究其本質就是陽的變化，是生命能量的生長收藏。

中國古代的四季變化之理，是從五行之理中衍生出的。

木指事物的萌發、成長階段，木象徵春，因為春季萬物復蘇，春意盎然，生機勃勃，草木欣欣向榮。火指事物的鼎盛階段，火象徵夏，因為夏日炎炎似火燒，是一年最熱的季節，也是萬物生長得最旺盛的階段。金指事物開始衰敗的階段，金象徵秋，古代金屬主要是用來做刀刃利器的，主殺戮，古代刑犯通常秋後問斬便是此意。水指事物衰退到極點並終歸於空無的階段，水象徵冬，因為冬季寒冷，萬籟俱寂，萬物或衰竭或沉睡。一切事物凡是終點也就必是起始，即水是上一個階段的終結，同時又是下一個階段的孕育。土是萬物的歸宿，土生萬物。

除了人們通常熟知的四季概念之外，一生、一年、一月、一天，都可

以從四季的角度來看。人體有四季，寒熱溫涼；人生有四季，生長壯老；每個月份也有四季，朔弦望晦；24小時中也有四季，晨午暮夜。如同一日三餐應該講究不同的飲食搭配一樣，在每個小的四季單位，也都應該遵循生長收藏的保健之道。

人生有四季，幼年、青年、中年、老年養生各有側重。

幼年時代是陽氣生發的時候，此時應該讓孩子無拘無束地成長，一般來說，幼年時生理與心理的束縛都會給以後的健康帶來極大的影響。對於父母來說，要掌握孩子成長發育的節奏，春季是發芽的時候，還不是夏季拔節的時候，所以不要催熟。

青年是陽氣正旺、盡情釋放的時候，但需要注意的是不要釋放太過，過於低調會讓身體虛弱，過於高調則會讓身體虛亢。青年時是身體陽氣的極盛點，所以很多年輕人對於健康都肆無忌憚，寒涼、勞累都不在話下，其實這是在透支陽氣。

中年是陽氣由長到收的轉捩點，也是收穫的季節。中年人一般事業和家庭都已基本定型，不再是處於一直增長的狀態了。很多中年人會在此時無法接受這個現實，無論是生理上的，還是心理上的。此時最應該樂觀地收斂。

老年是陽氣必須收藏的時候，如果在此時還不休養生息的話，一旦能量耗盡，生命也就出現了危機。此時應該讓陽氣在收藏中有所增

加，才能應對一年又一年的生命繼續。瑞雪兆豐年，只有冬藏好，才能春新生。

一年四季，春季人體應該生發陽氣，夏季人體應該讓陽氣生長，秋季陽氣要由長轉收，冬季陽氣應該漸漸伏藏。因此，人們需要對應季節與五臟，分別側重肝、心、肺、腎、脾來生、長、收、藏、化。

一月的四季，女性可以由生理週期來劃分，男性其實每個月也有心理和生理的變化。一般來說，如果給自己的情緒、精力、生理畫一個曲線圖的話，就能找出一月之間的春夏秋冬。一月之中，也要在情緒、生理、飲食、作息上對應着季節的要求略作調整，健康就體現在這些細微之處。

一天24小時，對應着臟腑與經絡的變化，人們應該依據這些經絡臟腑的活躍來制定作息與工作計劃。一天之中，身體的臟器也會有各自的活躍時間段，依據一天四時養生，才能更高效。

1 一天之中，子時是陰極，也是陽氣開始生發的一刻；午時是陽極，也是陽氣開始收藏的一刻。

2 女性每月的月經期就是一月之中的冬季，排卵期則是一月之中的夏秋季節。

脈象的四季趣談

大家都知道中醫診病需要「望聞問切」，合稱四診。望，指觀氣色；聞，指聽聲息；問，指問症狀；切，指摸脈象，而脈象也有像四季一樣的變化。中醫古籍中講解的四時脈，就是春夏秋冬所相應的脈，其中春脈為弦，夏脈為洪，秋脈為毛，冬脈為石。這四種描述看似晦澀，但如果用春夏秋冬的四季特徵來理解就十分形象了。

春脈為弦，依照字面的意思來看，即春天應有的脈象是像用手指按琴弦一樣，略略感到有些緊。早春二月依舊會感覺些許寒意，此時寒氣如同陽氣的束縛，陽氣則有種要突破束縛的張力，脈象應該有種適度的緊張感，太緊說明寒氣太重，太鬆說明陽氣未升。這裡的緊就扣在了春寒這個點上。

夏脈為洪，洪指大水，暴漲的水流稱為「洪」，夏洪即夏天應有的脈象如同通暢的水流，升發向上，自在奔流，沒有阻滯。夏天見到這個脈，這叫應時脈。如果其他時間也出現這個脈，就是非時之脈。比如在春季，正常人的脈象都應該略緊，但有的人的脈搏跳動猛烈，脈象如湍急的洪流，那此人肯定是身體有疾病了。

秋脈為毛，這裡的毛指鴻毛，秋毛的脈象，就在於一個「輕」字。也

就是說秋天的脈象應該如鴻毛般輕虛若浮，浪靜波恬，煙清焰息，翩翩如落榆莢。這是陽氣欲斂的象徵，如同秋葉慢慢飄落的感覺。

冬脈為石，即冬天的脈象如同石沉水底，這是陽氣下沉的作用。因為冬日的陽氣收藏起來了，生命的能量不能大量釋放作用於陰血之中，不能將陽氣的力量施加於陰之上，因此脈象向下沉。因為脈象是隨同陽氣行走的，陽氣上升，它就浮起來，陽氣入裡，它就沉下去。

窺一斑而知全豹，人體脈象隨着四季的變化會有不同的表現，人體的其他器官與系統也是一樣。古人常說天人合一，正是因為人體會有着同天地一樣的季節性變化，不論是正常的，還是反常的。這些身體的變化如同人體健康的指示針，如果波動異常，也就說明生病了。為了讓身體健康地隨着四季的變化而自我調節，人們便需要向大自然學學「生長收藏」。

幾種不正常的脈象

正常脈象在指下的感覺是流利圓滑的，就像摸算盤的珠子，《黃帝內經》形容為「累累如連珠」。指下感覺流利圓滑，柔中有剛，剛中有柔，脈壁不硬。如果心臟、血脈出現問題，那麼脈象就會出現異常。因此，要防止心跳不規則，避免脈象過快過強或脈象過緩。

上面所說的脈象是指四季應有的正常脈象，醫生一般會通過脈象來辨別疾病的類型。下面簡單講一下幾種不正常的脈象：

浮脈，脈搏動的部位淺顯，浮在皮膚上，有的甚至都能看到搏動，

手指輕按即可摸到搏動，重按稍減，但不空泛無力。摸到浮脈表示病人得的是外感疾病，其病輕淺，因為外邪剛進入人體，體內陽氣正在與病邪抗爭，將脈氣鼓動於外。如果脈浮卻無力，則說明病人平時體虛，衛氣弱；如果病了很長時間了，脈浮而無力，則說明病情危重，因為陽氣由體內浮在表面。

所以，不論是哪種脈象，搏動得有力還是無力都是辨別病證是實是虛的依據：如果是實，說明陽氣盛；如果是虛，說明陽氣弱。這就好比打仗時的敵我力量對比。

沉脈，沉浮相對，意味着脈象顯現部位較深，輕按不明顯或無搏動的感覺，重按才有明顯搏動的感覺。沉脈主裡證，沉而有力說明是實證，雖然內臟的病邪旺盛，但陽氣也很努力地在抗爭，正氣也不很弱；沉而無力，表示裡虛，體內的陽氣比較虛弱。所以，如果脾氣虛、腎氣虛，脈象則沉而無力。

遲脈，指每一息脈跳動不足4次，即每分鐘脈跳在60次以下。這種跳得很慢的脈，表示體內有寒邪，因為寒則血凝，血氣運行緩慢，脈搏自然跳動得也慢。實寒一般就是寒邪致病，虛寒則多半由於陽氣虛弱，無力推動血液運行，所以要補。

數脈，數與遲相反，指一息脈跳5次以上，即每分鐘脈搏在90次以上。脈搏動快，是有熱的反映。虛熱通常源於內臟陰陽失調。

細脈，是指脈管在指下感覺細小，有的形容脈細如絲，但脈起落搏

指明顯，能分清次數。脈細主虛證，陰虛、血虛都會有這種脈象。

濡脈，是指脈顯浮細而柔軟，好像手按到鬆軟的海綿上一樣，所以又叫軟脈。濡脈主要指體內有濕邪，濕邪堵塞，氣血被困，所以脈浮細而軟。如果脈濡而緩，多為濕邪困脾。

除這幾種之外，還有滑脈、澀脈、結脈、代脈、促脈等脈象。一般來說，脈象需要醫生的感覺和判斷，因為一個人生病時往往同時出現幾種脈象，普通人只需要瞭解一些簡單的情形就可以了。平日，中醫常說脈硬，這裡所謂的硬就是指弦脈的一種表現。一般來說，40歲以上的人如果脈硬，或許會有高血壓，如果不僅硬而且緊，那麼就有可能有高血脂或動脈硬化；20多歲年輕人如果脈緊脈硬，則說明壓力太大，心情焦慮，需要調節身心。

1 生病發熱時，一般體溫升高1℃，脈動增快10次／分，如果高燒不退就會使得血脈受到衝擊，對身體不利，所以高燒持續時一定不能大意拖延。

2 浮脈主表，數脈主熱，有力指疾病不是虛證而是實邪，因此浮數有力的脈是表熱證的反映，屬風熱病初起的階段。

3 弦主肝病，緩為脾脈，因此，如果脈弦且緩，那麼多屬肝木克脾土之病。

向二十四節氣學習

節氣歌許多人都耳熟能詳：「春雨驚春清穀天，夏滿芒夏暑相連，秋處露秋寒霜降，冬雪雪冬小大寒。上半年是六二一，下半年在八二三，每月兩節日期定，最多不差一兩天。」

「二分」、「二至」是季節轉捩點，「四立」表示季節的開始；小暑、大暑、處暑、小寒、大寒表示一年中不同時期寒熱程度；白露、寒露、霜降以水汽凝結、凝華的現象反映氣溫下降的過程與程度；雨水、穀雨、小雪、大雪反映雨雪的時間和程度；小滿、芒種反映農作物的生長與成熟；驚蟄、清明反映的是自然物候現象。

人體內負責按自然規律同步變化的部門就是肺。肺主氣，處胸中，其外包以肋骨，左十二，右十二，一共是二十四根，正好與二十四節氣相合。此外，人的四肢大關節一共有十二個，每一個關節由兩個關節面組成，合起來還是二十四個面。四肢應四時，每一肢有六個關節面，正好應「六氣為一時」。關節與節氣相關，與天氣變化有關。一些上年紀的人，特別是一些關節有毛病的人對天氣變化的敏感程度往往超過氣象儀器。二十四節氣之中，一些處於轉捩點的節氣尤其需要重視，身體虛弱的人可適當服些滋補藥膳。農諺說得好：「立春雨水到，早起晚睡覺。」

立春時的飲食藥膳應以「升發」為主，側重養肝，可選擇一道首烏肝片：以首烏和豬肝為主料，加入些木耳，能夠補肝腎，益精血，烏髮明目。「立夏不飲茶，小心苦一夏。」這是民間立夏的風俗，的確有養生的智慧在裡面，從夏天開始，人們就應該多飲茶消暑了。立夏適宜養心升氣，可以選擇荷葉鳳脯捲：將以雞肉為主的餡料調好，包入開水燙過後的鮮荷葉中，蒸熟即可。食用時，打開荷葉捲，淡馨撲鼻，清芬養心，升運脾氣。立秋開始收，此時千萬不要吃羊肉之類的生發食物，夏季常吃的瓜類也須減量了，每天早晨最好喝點粥品。秋季果實纍纍，可以吃一道蜜汁五味果：取蘋果、梨、菠蘿、楊梅、荸薺適量以勺挖珠，澆上蜂蜜檸檬汁即可。此品酸甜可口，生津止渴，和胃消食。立冬到來，萬物開始收藏，此時可以包一頓羊肉大蔥餡的餃子，羊肉溫補氣血，益腎開胃，大蔥發表通陽，解毒調味。立冬一至，起居飲食都要向「藏」轉變了。冬季一般是老人們最需要關注的，尤其是體弱或年齡大的，要注意顧護陽氣。

穀雨，晝夜溫差明顯，早晚時要適當加衣，切勿汗後吹風；雨水較多，要防濕邪入體，出現肩頸痛、關節疼痛、脘腹脹滿、不欲飲食等病症。大暑，陽熱下降，水氣蒸騰，濕氣充斥，所以感受濕邪者較多，要輔以藥食調理，以防濕氣損傷陽氣。霜降是秋季的最後一個節氣，此時為脾臟功能處於旺盛的時期，易導致胃病的發作，所以此節氣是慢性胃炎和胃、十二指腸潰瘍，關節炎病復發的高峰期，要注意保溫。大寒是冬季的最後一個節氣，進補量要比小寒等節氣逐漸減少，以順應季節的變化，還應在進補中適當增添一些具有升散性質的食物，為適應春天升發特性做準備。

此外，人們在安排日常起居時，還要注意節氣的更替。通常，一些急病重症病人，往往在節氣日前後發病，在節氣日前後死亡。因此，重視交節前後的起居調整與保養，不僅對年老體弱者有重要意義，對年輕人來說也同樣重要。

1 節氣日前後兩三天，要注意保存體力，不要熬夜，要保證有充足的睡眠時間，不要過分勞累，尤其不可勞汗當風。

2 節氣交替之時，要注意及時增減衣服，謹防外邪侵襲機體。

3 節氣日前後，要盡量保持情緒的穩定和樂觀，避免情緒波動。

4 節氣交替時候，脾胃一般需要養護，盡量少吃過寒、過熱及不易消化的食物，保持大便通暢。

藥王孫思邈的
「治病」與「收藏」

孫思邈出生於西魏時代，卒於682年，對於其具體年齡，說法不一，莫衷一是，不過都道其年逾百歲。作為唐代醫藥學家，孫思邈被尊稱為「藥王」。

《新唐書‧孫思邈傳》中記錄了初唐四傑之一的盧照鄰與孫思邈的一段有關治病與保養的對話。孫思邈在盧照鄰詢問名醫治療疾病之道時，是這樣說的：

天地之間有四季變化和五行之道，寒暑交替，冬夏循環。天地之氣和為雨，怒為風，凝結為霜雪，發散為霓虹，這是自然的規律。對於人來說，人有四肢五臟，要活動要休息，要呼吸吐納。人身之氣流注周身而成營氣、衛氣；彰顯於志則顯現於氣色精神；發於外則為音聲，這是人的生命規律。

人與自然是一樣的。如果陰陽失去平衡，偏於一方，那麼蒸騰則發熱，閉塞則生寒，糾結為腫瘤，下陷為癰疽；狂奔時會氣喘吁吁，陰液枯竭則上火。各種徵候都有明顯的表現，天地也是如此。天體運

行，是引力的作用；寒暑交替，是生發收藏；巨石土堆，是自然的腫瘤；山崩地陷，是癰疽破潰；暴風驟雨，是天地在哮喘；水乾涸澤，是津液的缺乏。

高明的醫生用藥石疏導針砭救治，聖人做人做事以德化和諧為原則。因此，身體的疾病是可以癒合的，自然災害也是可以挽救的。

從生長收藏的角度來分析一下，人體最重要的一點是平衡，中醫也是通過藥物或針灸來調節人體保持中和平衡。平衡便是該生時生，該長時長，該收時收，該藏時藏，不然便會出現異常。因此，鬱結壅蔽需要生發，蒸騰太過應該收藏，這樣才能不生疾病。

藥王這裡特別強調「畏」和「慎」，有其特別的用意。

這裡畏懼其實便是對「藏」的一種理解，有畏，才會低頭，低頭才見水中天，才不張揚，才不會釋放太過，這是「藏」在心理方面的特點。中醫中說，七情致病，喜、怒、憂、思、悲、驚、恐是人的情緒變化。有時情緒需要宣洩，是為了緩解壓力；有時情緒必須收斂，因為七情傷身。

識自然，調情志，是準確把握養「生」與養「藏」理念的兩把鑰匙。

藥王不僅留給後人養生治病的理念，還留下了許多具體的養生養藏之法。

第一，髮常梳。將手掌互搓36下，令掌心發熱，然後由前額開始掃上去，經後腦掃回頸部，早晚各做10次，可防止頭痛、耳鳴、白髮和脫髮。

第二，齒常叩。口微微合上，上、下排牙齒互叩，無須太用力，但牙齒互叩時須發出聲響，做36下。可以通上、下顎經絡，保持頭腦清醒，加強腸胃吸收，防止蛀牙和牙骨退化。

第三，漱玉津。口微微合上，將舌頭伸出牙齒外，由上面開始，向左慢慢轉動，一共12圈，然後將口水吞下去。之後再由上面開始，反方向做12圈，可以強健脾胃，延年益壽。

第四，耳常鼓。手掌掩雙耳，用力向內壓，放手，會有「噗」的一聲，重複10次，然後雙手掩耳，將耳朵反摺，雙手食指扣住中指，以食指用力彈後腦風池穴10下，每晚臨睡前做，可以增強記憶和聽力。

第五，膝常扭。雙腳並排，膝部緊貼，人微微下蹲，雙手按膝，向左右扭動，各做20下，可以強化膝關節，預防衰老。

第六，腳常搓。右手擦左腳，左手擦右腳。由腳跟向上至腳趾，再向下擦回腳跟為一下，共做36下；兩手大拇指輪流擦腳心湧泉穴，共做100下，可治失眠，降血壓，消除頭痛。

此外，還有運睛、擺腰、揉腹、提肛等簡明運動法，將在下面的章節結合日常病痛再作進一步介紹。

1 孫思邈按五行相生之順序，配合四時之季節，編寫了一首衛生歌：「春噓明目夏呵心，秋呬冬吹肺腎寧。四季常呼脾化食，三焦嘻出熱難停。」

2 後世從衛生歌中演化出了「六字訣」吐納之法，通過噓、呵、呬、呼、吹、嘻六個字的不同發音口型，唇齒喉舌的不同用力，以牽動不動的臟腑經絡氣血的運行。

上醫不治已病
治未病

求醫不如求己,對嗎?身體是最好的醫生,對嗎?

不完全。這類說法都需要加一個限定的前提,即是否生病。

沒生病時,健康或亞健康狀態,求醫不如求己,因為身體是最好的醫生,可以自我調節;一旦生病了,處在病理狀態,僅僅依靠身體自身的調節與自癒,恐怕就會讓病邪愈演愈烈。

任何疾病的發生都是從未病到已病,從未成形到已成形。在未病與已病的這一觀點中,西醫與中醫有相通之處。西醫說,任何一個器質性的病變都是從非器質性的階段發展而來。非器質性階段的治療通常比較容易,一旦進入器質性的階段,治療就會變得困難,因此,許多已到晚期的癌症想要治癒都十分困難。

西醫目前的科研水平與診斷技術依舊處於診斷已病的階段,對於未病──尚未成形的病,現代的西醫診斷還無能為力。當然,隨着科學的進步與基因研究,未病也會慢慢被診斷預防。其實對於未病,中醫在

幾千年前就已瞭解了。

朱丹溪在《丹溪心法》中提到：「與其救療於有疾之後，不若攝養於無疾之先；蓋疾成而後藥者，徒勞而已。是故已病而後治，所以為國家之法；未病而先治，所以明攝生之理。夫如是，則思患而預防之者，何患之哉！此聖人不治已病治未病之意也。」

與其在疾病形成後再治療，不如事先就調養身體；如果疾病已經形成再醫治，不過是徒勞。未病而先治對於醫生是一種治療理念，對於普通人來說是一種健康理念。

《黃帝內經》裡將醫生劃分為兩個等級，即上工與下工。上工指醫術高明的醫生，下工指普通的醫生。「上工守神，下工守形。」

「是故聖人不治已病治未病，不治已亂治未亂，此之謂也。夫病已成而後藥之，亂已成而後治之，譬猶渴而穿井，鬥而鑄錐，不亦晚乎！」

高明的醫生在病還未成形的時候，就能發現預治；普通的醫生只能在病已成形的時候，亡羊補牢。

戰國時，名醫扁鵲兄弟三人，全部行醫濟世。

某日，魏文侯問扁鵲：「聽說你兄弟三人，都在行醫，那麼你們當中，誰的醫術最為高明呢？」扁鵲回答說：「其實我的大哥最為高

明，他目光犀利，一眼就可以看出得病的徵兆，可以在疾病尚未形成之前先把它治癒，所以他的名聲並沒有外傳，只有我們自家人知道。二哥次之，他為人治病，可以把剛剛開始發作的小毛病治好，所以他的名聲也只在家鄉流傳，沒有傳播到太遠的地方。我其實是最差的，我治病的時候，一定要等到病入血脈的時候才能診斷得出，所以要使用猛藥，大動干戈，結果反而名聲遠播了。」魏文侯聽了，深有感悟。

這個故事無疑是對上醫治未病的最佳解讀。

疾病在未病的階段，在未成形的階段，就能發現徵兆，並使之消彌於無形，是我們最值得提倡的。這既是醫生見微知著、防微杜漸的醫術，也是如今普通人追求保健之道的初衷。

對於普通人來說，一要保持科學正確的生活習慣和方式，二要練就覺病自察的敏銳洞察力。當然，覺病自察的能力不是一時練就的，這與病的形成變化有關，與人體的識別自治系統也有關。

覺病自察 對於醫生，善於治病更要善於識病；對於普通人，覺病自察更是十分重要。為什麼許多古代名醫看到某人的一些生活片段或者一些姿勢、一些習性就能斷定他以後會有什麼病？因為這些不良的生活方式或習慣正是疾病產生的溫床。

中醫究竟是什麼？某種意義上說，中醫就是一種生活方式，一種健

康的符合機體規律的生活方式。西醫認為癌症是絕症，惡性腫瘤需要切除；中醫則認為腫瘤是一個結果，源於人們不合理的生活方式和習慣，如果不從生活習慣開始改變並調理機體，那麼即便切除也會有其他的病變，因為病根還在。

因此，從生活習慣到情志調節，每種疾病的產生都能從自身找出根源。我建議每個人每個家庭可以自己建立一份「未病」檔案。

首先，將你自己就清楚的平時自己的不良習慣、不良嗜好、飲食偏頗、運動多少列舉出來，並自己找出疾病隱患和健康藥方，以一週為期限，看看一週之內，能否依據自己的建議作出改變。

張三丰曾經說過一句話：人老原來有藥醫。其實，還可以說，人病本來有藥醫，生活就是大藥房。我們平時應該對一些不健康的生活方式作出調整，這才是不生病的智慧。

人體的
健康預警系統

為什麼有的人小病不斷，大病不犯？而有的人一直無事，得病便要命？其實這就與自身識別系統的靈敏度有關。

機體本身有一套疾病識別系統，如同健康的警報器，一旦疾病開始萌發，身體就會出現細微的徵兆。這其實就是身體在進行識別與預警。身體識別疾病之後，會進行自我調整，這也就是人體的自癒功能。人體的自治系統能夠為身體問題找到最佳的調理方案，這種自我的調理依然是利用陽氣的生長收藏來進行的，「寒者熱之，熱者寒之」，有火則動水，缺火則動能。不過，一旦系統的應對能力或識別敏感度出現障礙，無法將體內尚未成形的病邪化於無形，那麼便需要外力來調節了。中醫的藥物其實就是利用藥食的寒熱溫涼來影響人體，幫助人體系統恢復自治的能力。處於亞健康的人們更應該注重調節機體，讓這一系統保持敏感度，能夠精確識別身體的細微變化。如果識別系統出現障礙，那麼機體的異常便無法識別，就會釀成大患。

國外曾經有這樣一個案例：一個小孩子從生下來便感受不到痛，身上一直傷痕纍纍，因為感受不到疼痛，便不知道躲避危險。最終這個小

孩子死於闌尾炎，因為沒有疼痛的提醒，他的身體完全感受不到病情的發展與惡化。

古話說：「通則不痛，痛則不通。」身體疼痛是體內壅塞的表現，不知疼痛，其實也就是無法瞭解體內的「交通」情況，等「塞車」過於嚴重了，就會產生更多的連鎖反應。

身體的各種感覺，比如疼痛、痠麻、腫脹等，各種細節，如口氣、膚色、頭髮、指甲等，各種表現，如怕冷、怕熱、怕風，各種喜好，如冷飲、熱食等，還有身體器官、生活習性等等，都透露着身體的健康信息。有的人身體識別系統十分敏銳，一有些風吹草動，身體就會作出反應，這些常年小病不斷的人，通常倒不會有什麼大病；有的人身體識別系統比較遲鈍，體內的健康警報器很不靈敏，常常有了隱患卻無法作出反應，這些人就常常在疾病已經惡化時才後知後覺。所以有些平常看似十分健康的人通常會病來如山倒，一發不可收拾，那是因為疾病並非突如其來，身體也並非一直處於健康的生理狀態，而是身體對於疾病的萌發沒有識別出來，所以一直沒有察覺。因此，平時健康的人，也應該提高警惕，不要由於識別系統的麻痹而埋下健康的隱患。

對於不同的人來說，身體的耐受力也有差別，有的人體質虛弱，有的人身體健碩，有的人容易過敏，有的人禁忌不多。虛弱或易過敏的人通常對身體變化很警覺，身體健碩沒什麼不適的人通常會忽略很多警示信號。前者應該學會甄別身體報警系統中的不同信號，後者應該提高警惕，對健康狀況多加關心。

不管怎麼說，自身的健康預警系統需要自身的細心呵護與調節摸索，就像精密的儀器一樣，只有精心看護，才能減少使用中的磨損，確保其良好的性能、長久的使用與敏銳的反應。

平時濫用抗生素會破壞身體自身的免疫力。有時小毛病讓身體自己去調節，是有利於增強抵抗力的，但要把握這種自癒的時間和效果。以感冒為例，如果有炎症且越來越嚴重，那麼一定要消炎，不然就會有引發肺炎的危險。

如今西醫的種種數據與指標都是明確回饋了「已病」的信息，但這些生理、生化信息只能表達健康信息的一部分，不能被機器探明的那部分，就要靠人體的自我識別與應激反應了。不要等到病惡化到「心包」才去醫治，才想改變。我們平常應該對自己的身體有所瞭解，對於一些細枝末節應該重視，對於身體給出的健康信息要及時捕捉。

比如有的人在一段時間內發現自己的指甲容易劈裂，這本是一件小事，但要知道指為筋之餘，而肝主筋，這個不起眼的現象其實反映了肝臟或許有潛在的隱患。除了指甲，身體的各個部分都能透露出健康的信息。我們以嘴唇和皺紋為例分別看一下。正常人的嘴唇紅潤，乾濕適度，潤滑有光。如果嘴唇內紅赤或紫絳，加之平常脾氣暴躁，脅下脹痛，不下飲食，那麼就有可能是肝火旺；如果嘴唇發黃，那麼要檢查一下是否是肝炎；如果唇色火紅如赤，覺得像在發燒，那麼說明心火旺，要小心呼吸道有炎症；如果唇色暗黑而濁，

平時還有便秘或腹瀉等症狀，那麼要調理一下消化系統了；嘴唇發白一般為血虛；嘴唇黃燥，有可能是脾臟的分泌有點問題。

皺紋不僅僅是衰老的標誌，也與性格和習慣有關，年輕人尤其要注意。如果眼睛下面有半月形皺紋，那麼要多關注一下腎和心；鼻樑有明顯十字形皺紋，說明脊柱或腎臟有可能有病變；一般鼻樑上、前額有皺紋的人多半從事常需苦思冥想的腦力勞動，要注意勞逸結合；右臉皺紋比左臉深，要多調養肝臟；若從鼻子到唇邊出現的長皺紋呈斜線要多關心心哦。

總之，身體平時留給我們的信息有很多，建議大家平時照鏡子觀察一下自己的氣色和表面各器官的顏色等，結合自己日常的生活習慣，提出健康改善計劃。

1女性應該學會記錄自己的生理週期，男性要學會總結自己一月內的生理、心理變化。

2平時一定要保持正確的坐、立、行走姿勢，有時姿勢勝於運動。

3如果早晨起來時關節發硬，並伴有刺痛，活動或按壓關節時有疼痛感，要小心是否得了風濕性骨關節病。

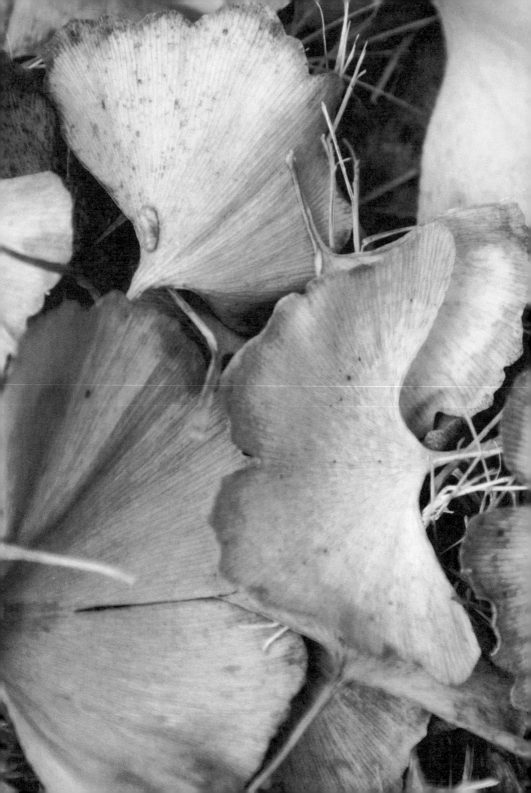

第二章　人體也有春夏秋冬

人體也有春夏秋冬，人體的四季變化主要體現在五臟之中。肝爲春，重養「生」；心爲夏，重養「長」；肺爲秋，重養「收」；腎爲冬，重養「藏」；脾爲季節交替過渡之時，是生長收藏的運化媒介。身體的小毛病往往是臟腑的預警，如同異常氣候打破了生長與收藏的平衡。

西醫的五臟
與中醫的五藏

天地有四季變化，人體也有春夏秋冬，人體的春夏秋冬可以從臟腑的功能特性上來看。如何在相應的季節養護對應的臟腑器官？如何讓心、肝、脾、肺、腎也得到應時的生長收藏？首先要對五臟有一個清晰的認識。

中醫和西醫對於五臟的理解是不同的。

西醫中的五臟就是單純的心、肝、脾、肺、腎五個器官，因為西醫是先通過解剖得到一個器官，然後研究它的功能。隨着研究的深入，發現之前的功能總結有時會成為進一步研究的瓶頸。

中醫的五臟是一個抽象的概念，它的功能作用遠遠超過了西醫的心臟、肝臟、腎臟等解剖學中的各臟器的功能。中醫的五臟是人體內心、肝、脾、肺、腎五個臟器的合稱。臟，古稱「藏」，有藏於體內的含義。五臟的主要生理功能是生化和儲藏精、氣、神以及血和津，故又名「五神臟」。

中醫講「五臟六腑」，「臟」是指實心有機構的臟器；「腑」是指空心的容器，即小腸、膽、胃、大腸、膀胱等分別和心、肝、脾、肺、腎五個臟相對應的五個腑，又另外將人體的胸腔和腹腔分為上焦、中焦、下焦三焦，是第六個腑。六腑是水穀出入轉輸、受清泌濁的通路，屬陽屬表，它配合五臟而活動。中醫認為陰為實、陽為虛，陰為體、陽為用，因此，簡單形象地理解，實心五臟為陰，空心六腑為陽。

中醫將有關臟腑的理論稱為「藏象」學說。也就是說，內臟雖存於體內，但其生理、病理方面的變化，都有徵象表現在外。中醫的臟腑學說，是通過觀察人體外部徵象來研究內臟的活動規律及其相互關係。本書中強調的養「藏」，也有調養臟腑的一層含義。

隨着現代醫學的發展，人們逐步瞭解了人體內某一臟器的功能，於是就把功能相近的臟器用對應名字命名。因此，人們通常一聽到「心、肝、脾、肺、腎」就會想到那個具體的器官，例如，心是供血器官，肝和脾是消化器官，肺是呼吸器官，腎是泌尿器官。這樣簡單具體的認識也就使得人們對於中醫的藏象學說有了誤解與疑惑。

簡單來說，中醫的五臟包含了心、肝、脾、肺、腎器官，但心、肝、脾、肺、腎器官並不是中醫五臟的全部。從中醫角度來說，五臟是人體的核心，與六腑相表裡，並通過經脈的連絡與皮毛筋骨、四肢百骸相聯繫。

心的主要功能是藏神，主血脈，負責血液的運行，所以凡是那種「六

神無主」和血脈運行不利的情況都是心的基本病理變化，也就是有關情志思維活動的異常和血脈運行的障礙都要去心上找病因。

肝主疏洩而又藏血，其性升發，所以肝的病變主要體現在疏洩失職、血失所藏和升發異常方面。此外，中醫還說，肝藏魂，也就是肝與某些情志活動的調節也有關係，比如，人們常說的「大動肝火」，鬱悶憤怒會得肝病，都是源於此理。肝為木，情志的波動相當於內風妄動，會破壞肝樹木的內裡。

脾主運化升清而統血，其運化功能包括運化飲食水穀及體內的水濕，所以人體一旦出現消化功能障礙、體內水液瀦留、臟氣下陷及各種出血，就說明脾有些不適了。脾有個特性，喜歡燥討厭濕，所以濕邪最易傷脾，脾虛最易生濕。

肺主氣，司呼吸、通調水道，相當於水的源頭。肺的功能是通過肺氣的宣發肅降來完成的，如果肺宣發肅降的功能出現了故障，就會引起通調作用受阻，所以，一些哮喘、小便不利等病症都要從肺找病根。

腎藏精，主生殖，負責開闔，主水，主納氣，是「藏」的關鍵，一旦出現藏精不足、能量虛耗，或者封藏失職、開闔失度與不能納氣等問題，人體就會生病了。

因此，我後面提到的心、肝、脾、肺、腎也是中醫定義的，大家不要簡單理解為單個的器官，至於身體各器官、各部分分別屬於五臟的哪個範疇，將會在講解具體的養生、養長、養收、養藏內容時為大家詳

細點明。

臟腑的調理

中醫和西醫有着不同的體系和原理，我們不要將兩者混淆。中醫在為病人講解病情的時候，如果提到心、肝、脾、肺、腎的虛弱與不良，並不是指具體的器官發生了器質性的病變，而是指某個系統需要調理。

中醫養生講究臟腑的協調。臟腑的生理，以「藏」、「瀉」有序為其特點。五臟是以化生和貯藏精、神、氣、血、津液為主要生理功能，其協調是通過相互依賴、相互制約、生克制化的關係來實現的。有生有制，則可保持一種動態平衡，以保證生理活動的順利進行。

六腑是以受盛和傳化水穀、排洩糟粕為其生理功能。藏、瀉得宜，機體才有充足的營養來源，以保證生命活動的正常進行。任何一個環節發生了故障，都會影響整體生命活動而發生疾病。

常言道，肝膽相照。膽附於肝，相為表裡，肝膽實熱的病人，一般都會有寒熱、脅痛、胸滿、口苦、嘔吐等症狀，日常保養和治療時，平肝足以瀉膽，瀉膽也可平肝。一般來說，膽的一些病變也容易被誤認為是肝炎，所以有急腹症的病人要對此有所關注。

心和小腸的經絡互通於心，一般心火過於旺盛的人會有小便發熱、發澀的感覺，可以採用清心利小便的方法，使心和小腸的熱從小便排出。

肺與大腸也有相互依存的關係，因為大腸是傳導之腑，必須借肺氣的下降，才能疏導通暢。所以有的人便秘，就需要開洩肺氣；有的人因痰液濃濁而壅塞肺部引起了實喘，就可以通過開瀉大腸來利肺氣。

腎與膀胱之間的關係，大家都知道。小便既要靠腎的運化，又要藏於膀胱，從而得以正常地排洩。因此，有時小便不通就應當溫化腎和膀胱之氣。在此，提醒大家，憋尿是件對健康損害很大的事，長時間憋尿容易引發腎炎。

脾胃常在一起說，因為胃主腐熟，脾主運化，脾為胃行其津液，在後面的補脾一節中我們也會講到脾胃的共同調養。

1 六腑的共同生理特點是「傳化物而不藏」，如同人體的水利工程，通暢很重要，因為六腑一旦藏，藏的就是糟粕了。

2 肝膽保健，可多練習太極拳，尤其是太極拳的攬雀尾式等極為有益。

3 平時多吃些甘藍或捲心菜，對膀胱健康很有好處，可以預防膀胱癌。

4 吃些薯類、豆類等富含膳食纖維的食物對腸道有好處，同時使用抗生素要謹慎，以免傷害腸道的有益菌群。

五臟的春夏秋冬

其實，中醫五臟也對應着五行，同樣也對應着四季，因此也有春、夏、秋、冬的劃分。

肝，對應木。因為其主要功能是運輸、生發、疏洩，順應春季草木欣欣向榮、萌芽生發的特性，所以，肝最忌鬱滯。木生火，草木是火焰的燃料，所以，肝如同人體能源之火的燃料。木與春天相呼應，肝就是人體的春天，相應的，春季就尤其要注重養肝。

心，對應火。這是因為心是人體的動力來源，心臟有泵血的功能，是血液循環系統的動力樞紐。心陽有溫煦之功，心臟一停止跳動，生命便終止，人體便冰冷了。火與夏天相呼應，心火上炎，炎炎夏日也對應着人體的夏季，這時要多養心。

肺，對應金。金性清肅、收斂，肺本身也具清肅之性，以肅降為順。此外，因為肺主氣，空氣流動就是風，風就是一種動能，而作為導體的金能夠傳導、收散能量。肺主皮毛，即全身肌膚，人的皮膚毛孔的呼吸排汗也起着散熱、吸熱、傳熱的功能，以調節體溫。金與秋天相呼應，因此秋季應該注重養肺。

腎，對應水。因為腎在人體的下焦，與膀胱相表裡，其功能與排洩、滋潤有關，有藏精、過濾尿液和主一身水液代謝的作用，而水性潤下，滋養萬物，可使草木茁壯成長。水與冬天相呼應，腎是人體冬季的代表，而寒冬季節最應該調養的就是腎臟。

對於剩下的脾，《黃帝內經·素問·太陰陽明論》中說：「脾者土也，治中央，常以四時長四藏，各十八日寄治，不得獨主於時也。」春夏秋冬每季之末，即第三個月的最後十八天，都對應着脾。因為金木水火不因土不能成，春夏秋冬不因土不能成就。

土生萬物，大地土壤為萬物提供了養料，如同脾胃消化食物作為人體的飲食營養一樣。

因此，脾對應土，而呼應的是每個季節的最後十八日這一過渡到下一個季節的關鍵時段。所以，季節交替過渡的時段即四季的末尾應該注重養脾。

四季五臟養生

一年四季中，「春生、夏長、秋收、冬藏」，也就是說，一年之中，存在着「生、長、收、藏」的氣化現象，這種現象與人體的肝、心、脾、肺、腎相應，所以春天肝要養「生」，夏天心要養「長」，秋天肺要養「收」，冬天腎要養「藏」。

春天肝氣正旺，此時養肝比其他季節效果更好，對於肝有疾病或不適的人們來說，一年之際在於春。

夏天是養心的最佳時期，可以充分發揮心氣當旺的優勢，所以飲食、運動都應根據心臟的情況進行安排，對於心臟不太好的人來說，要趁盛夏給心一個療養期。

秋季是收穫的季節，主收的肺也是運氣正旺，所以，肺部有不適的人們要抓住這個金秋時節，潤肺通氣。

冬天是腎的當令，有腎病的朋友要趁着冬天養藏之際，好好養腎，才能休養生息，增強生命能量的儲存。

季節交替的時候，脾最當家，並非只有農曆六月份的長夏才是脾的旺季，而是每個季節變化時，脾的運化功能都是最為重要的，因此，換季時一定要注意不要傷脾胃。

從五行相剋的角度來說，各個季節都要注意一些有生剋關係的臟器的健康，例如秋季蕭索（金），應注意順應肝臟疏散生發的特性（木），金剋木，要防止因肺部功能障礙引發肝臟疾病。

根據五臟相生相剋關係，中醫可以有許多方便手法，如果直接補某一臟器有困難時，可以採取補母益子（生下者為母，被生者為子）的方法。

如直接補心的效果不好時，可以考慮補肝。某一臟器過旺，既可以通過洩子來恢復它的正常狀態，也可以通過增強剋它的臟器來達到這個目的。

還以心臟為例。如心火過旺時，可以通過洩子（脾，心火生脾土，脾為心之子），也可以通過加強腎水（腎水剋心火）來達到目的。

1 知非之年宜養肝，年過五十，肝氣始衰，肝血不足者可飲首烏菊花茶。

2 花甲之年宜養心，年過六十，心氣始衰，可飲生脈得氣養心茶。

3 古稀之年宜養脾，年過七十，脾氣漸衰，可依據不同情況選擇藥粥和膏糖。

4 耄耋之年宜養肺，八十九十，肺氣過衰，應多選補肺益氣的食療和藥物。

5 人之一生長養腎，養藏防寒保陽氣，冬季與晚上是重點。

「藏」起來的
精氣神

平常人們老說精氣神三個字兒。精氣神，追根溯源，也是《黃帝內經》中提出來的。

究竟什麼是精，什麼是氣，什麼是神呢？《黃帝內經・素問・生氣通天論》云：「陰者，藏精而起亟也；陽者，衛外而為固也。」陰彷彿一種容器，精蘊藏其中。「精」指的是陽氣的蓄積狀態，是一種聚集的狀態，陰的作用就體現在如何幫助精的聚集，如何讓陽氣由釋放轉入蓄積。

那麼「精」究竟蓄積在哪個容器中呢？《黃帝內經・素問・六節藏象論》說：「腎者主蟄，封藏之本，精之處也。」蟄是藏伏的意思。腎在五臟屬陰，為陰中之陰；在一年裡屬冬，為封藏之本，是最需要養藏的。精即聚集態的陽氣就被封藏在腎裡。因此陽氣的蓄養過程，在很大程度上取決於腎的封藏積蓄功能，只有蓄養好了，釋放才好，精力才會旺盛。所以，人的精力如何，很重要的方面就是看腎。

什麼是氣？氣是人體內活力很強、運行不息的精微物質，是構成和維

持人體生命活動的基本物質之一。氣的運行推動和調控着人體的新陳代謝。氣的運動停止，就意味着生命的終結。一身之氣，分佈到五臟，又各分陰陽。氣由精化生，腎將先天之精化為先天之氣，這就是所謂的腎氣；脾將後天之精化為水穀之氣，即後天吸收的飲食營養之氣；肺將呼吸之氣化為清氣。水穀之氣與清氣又共同稱為宗氣，宗氣積於胸中，以貫心脈而行呼吸，行血氣，資先天。一般中醫說某人氣虛，就是指宗氣虛弱。人體的膻中穴（兩乳連線正中）又稱「氣海」。

元氣是生命活動的原動力，由腎中精氣、脾胃水穀之氣及肺中清氣所組成，分佈於全身各處。

營氣是穀氣之精專部分，行在脈中，屬陰，有化生血液、營養全身的功能，血虛的人一般營氣不足。運行路徑有兩條，一是十二經脈，二是武俠小說中常提到的練武之人須打通的任督二脈。

衛氣是水穀之悍氣，行在脈外，屬陽，作用是防禦外邪，溫陽全身，調控腠理。

臟腑經絡之氣也和全身的氣一樣，由精氣、清氣、水穀之氣經肺、脾、腎共同作用而化生，可轉化為推動和維持臟腑經絡進行生理活動的能量，更新、充實臟腑經絡的組織結構。

氣的運動，稱作「氣機」，有升、降、出、入四種基本形式。氣的升降出入運動之間的協調平衡，稱作氣機調暢；升降出入的平衡失調，

就會出現身體的不適。氣的升降出入運動受到阻礙,稱作氣機不暢;在某些局部發生阻滯不通時,稱作氣滯。氣的上升太過或下降不及時,稱作氣逆;氣的上升不及或下降太過時,稱作氣陷。氣外出太過而不能內守時,稱作氣脫;氣不能外達而鬱結於內時,稱作氣結。

從五臟的方面看,心氣即心火,應該下降;腎氣即腎陰、腎水,應上升,以達到心腎之氣的調和。脾氣上升,胃氣下降,脾胃之氣調和,才能更好地完成脾胃樞紐的作用。肺氣下降,肝氣上升,才能實現氣血的平衡。

什麼是神呢?我們可以從一個現代人經常說的詞着手——「精神」。中醫學認為,神是人的生命活動現象的總稱,包含精神意識、知覺、運動等在內,由心所主宰,因此有「心神」一詞之說。《養老奉親書》中說:「主身者神」,人的形體運動,受精神意識支配;人的精神狀態,與形體功能密切相關。《黃帝內經》裡說:「神者,血氣也。」氣血是化生精神的基礎物質,氣血的多少,與人的精神狀態息息相關。氣血充盛,則神志精明;氣血不足,則精神委靡。所以,氣血虛弱的人常常沒有精神。

神與五臟有什麼關係呢?《黃帝內經》中這樣講:「肝藏血,血舍魂」;「心藏脈,脈舍神」;「肺藏氣,氣舍魄」;「腎藏精,精舍志」;「脾藏營,營舍意」。神、魂、魄、意、志,都是屬於人的精神活動範疇,它們分別有賴於五臟所藏的物質基礎,即血、氣、脈、營、精,如果五臟功能正常,精氣充足,那麼人就會精神充沛。

因此，要想有「精氣神」，就要從五臟入手，從五臟的季節對應入手，從五臟的生長收藏入手。

精、氣、神如何養

《黃帝內經・靈樞・本藏篇》中說：「人之血氣精神者，所以養生而周於性命者也。」人體血氣精神的相互為用，是奉養形體、維護生命的根本。

那麼精、氣、神分別應該如何藏呢？節慾保精是一種藏精的保養之法。從精的狹義來說，男女生殖之精，是人體先天生命之源泉，不宜過分洩漏，如果縱情洩慾，會使精液枯竭，真氣耗散而致未老先衰。所謂節慾，是指對於男女間性慾要有節制。絕對禁慾與縱慾過度都對身體不好，一個是藏得太過，一個是放得太多。冬季節慾尤為重要。

從廣義的精而言，先天之精養於水穀而藏於五臟，如果後天營養充盛，五臟調和，那麼精自然得養，所以保精就必須通過調養五臟來實現，不要因病邪變化而使其受傷，要調情志不使其過極，要忌勞傷不使其過耗。這就是我們後面具體要講的五臟調養、體質劃分、四時起居、飲食均衡等具體內容了。

氣應該如何養呢？要從兩方面着手，一是保養元氣，二是調暢氣機。元氣充足，則生命有活力；氣機通暢，則機體健康。

保養元氣必須順四時、慎起居，因為只有人體順應四時變化，才能

有效顧護陽氣。飲食營養也很重要，只有培補後天脾胃，使水穀精微充盛，才能固守元氣。此外，調情志可以避免正氣耗傷，省言語可使氣不過散，這些都是保養正氣的措施。

調暢氣機，則需要以調息為主。簡單來說，就是學會呼吸吐納，調理氣息。《黃帝內經・素問・上古天真論篇》中還說：「呼吸精氣，獨立守神。」呼吸是一種吐納養生功夫，以此可溝通內外精氣，因此，常呼吸新鮮自然潔淨的空氣，可以保養人體的「精氣神」。

養神則重在清靜。《黃帝內經》中指出：「神太用則勞，其藏在心，靜以養之。」

在機體新陳代謝過程中，各種生理功能都需要神的調節，因此，人很容易「傷神」。所謂「靜以養之」，就是說要靜神不思、養而不用，因為靜則神藏，躁則消亡，當人的思想安靜空靈時，神就不會被過分使用。

總之，人家要記住幾句話，才能藏住「精氣神」：避風寒以保皮膚六腑，使機體內外功能協調；節勞逸以保筋骨五臟，以防五勞七傷；克色慾以養精，正思慮以養神，薄滋味以養血，寡言語以養氣。

肝養「生」：
口苦的健康信號

《黃帝內經》中說：「肝為將軍之官，謀略出焉。」肝在人體裡是將軍，攘外安內，平定諸亂，出謀劃策。肝為血海，藏血，因此它所統率的這支部隊就是血，什麼紅血球、白血球都是它的兵馬，血液中的營養物質則是它的軍需。肝主謀略，在肝上面的膽，則是專管決斷的中正之官，肝膽相表裡。《黃帝內經》還說「氣以壯膽」，膽氣足，則氣壯山河；膽氣虛，則怯懦如鼠，因此，膽氣與肝氣必須相互協調，膽氣足肝氣生，才能身心有力。

有位60多歲的諮詢者向我訴說了這樣一個難題：她常年覺得口苦，已經持續了12年了，雖然沒有其他明顯的病症表現，但嘴裡的口味讓她很不舒服。經過仔細的詢問，我又瞭解到其實還有一些隱藏的細節沒有引起她的重視，那就是她經常感到肚子脹，時不時打嗝，偶爾會頭暈，睡眠狀況也不是很好。這些並不嚴重的症狀以及她的常年口苦究竟意味着什麼呢？

其實，這是肝在向她的身體發出信號：肝需要調養了。因為膽汁是苦的，肝膽有些毛病，肝氣不舒，就會出現口苦的感覺。肝氣不舒的

病人可以服用柴胡舒肝散來紓解，如果病尚未成形或者肝氣不舒的其他症狀都有好轉，只是口苦這個問題沒能解決，有一個簡單的茶飲方法，取茵陳30克泡飲代茶即可，當然煎湯服用效果是一樣的。

中醫理論中，藥食是不分的，因為任何一種可以食用、飲用的東西都具有一定的特性和屬性，有一定的偏向，而中醫正是利用食物的偏來調理身體的偏。因此，在中醫理論中，許多食物都可以當作藥物來運用，這也是食療的理論根源。這一點我將在「藥食五味話平衡」中詳細講述。

前面我們說過，五臟中的肝對應春季，因為春天屬木，木主肝。春天氣候溫暖，人的活動量也比冬天增加了不少，人體的新陳代謝加快，身體內部所需營養供應增加，這時尤其要注意保持肝臟旺盛的生理機能。

那麼，肝要如何養「生」呢？

《黃帝內經》中說春天是生長的時候，身體的各個臟器以及心境都要打開，晚上早點睡，早晨早點起。違反了春的自然法則，肝會出問題。人們發脾氣，憂鬱的、內向的、受委屈的種種情緒都會傷肝。

生長的時候最怕什麼呢？怕受束縛，怕被抑制。因此，心情舒暢、七情調達，才有助於肝的疏洩。如果心情不快就容易導致氣鬱，氣鬱又易引起肝鬱，反過來肝鬱而疏洩失職又會加重心情抑鬱，於是心理與生理之間就形成了惡性循環。

此外，肝藏血，主司人體各部分的血量分配。如果肝失職，就會致血調配失常，從而引起人體內臟缺血、充血或失血等情況。

所以，養「生」的時候，要保持穩定，不要過於高亢，變為夏「長」的態勢，那樣容易肝氣過旺而使得分往大腦的血量驟然增多，突發腦出血、中風等症狀。當然，如果由於悲傷使肝氣過於低下，也容易有虛弱的感覺。

如何養肝

肝的主要功能是藏血，人的思維和行動要靠肝血支持，而肝在藏血的過程中需要過濾，需要排毒，廢舊的血液要被淘汰，新鮮的血液才能再生。

肝的運行也是有自己的個性的：「肝藏血，心行之，人動則血運於諸經，人靜則血歸於肝臟。」也就是說，血只有在人靜臥睡覺或安靜休息的時候才能歸於肝，讓肝臟去完成代謝，這個「靜」就如同肝血代謝的閥門。

當人劇烈活動或情緒激動時，肝臟把其所貯存的血向機體外圍輸佈，以供人體思維和活動的需要；當人休息時，全身活動減少，機體外圍血液需求量相對減少，部分血液歸藏於肝，以達到養肝和恢復肝功能的目的。所以，我們在日常養肝時，要根據肝的特點來保護肝的藏血功能。

怎樣知道自己的肝是否有問題呢？

肝開竅於目，眼睛的視覺功能主要依賴肝之陰血的濡養，所以，肝的功能正常與否常常能夠從眼睛上反映出來。一旦眼睛出現視物模糊、夜盲，就說明肝血不足；如果眼睛乾澀、視力減退，那麼則有可能是肝陰虧損造成的；如果眼睛發紅腫痛，那麼很可能是肝火上炎。

肝在體合筋，其華在爪。

筋為肝之所主，筋之所以能屈伸動作，就是由於肝血的灌溉濡養，如果一個人突然出現四肢抽搐、牙關緊閉、角弓反張的症狀，那麼說明是熱邪熾盛、灼傷肝陰，也就是中醫所謂的「肝風內動」。因此，筋絡屈伸不利的時候就是肝的健康警示燈亮了。

爪為筋之餘，這裡的「爪」也就是指人的手指甲和腳趾甲，指甲的堅脆厚薄與顏色的枯萎潤澤，是肝臟盛衰的表現。肝血充足，則指甲紅潤、堅韌；肝血不足，則指甲枯槁、軟薄，或凹陷變形。

怎樣實現肝的養「生」呢？

閉目養神是一個日常養肝的簡單易行之法，尤其是長期對着電腦的人，應該每隔一段時間，就閉上眼睛休息一會兒，此時的小憩對於肝臟來說相當於充電。

由於肝主疏洩，所以太極拳是保養肝臟的最佳運動，因為其拳法如行雲流水，舒展流暢緩慢，符合肝氣生發、暢達的特點。

平常，大家還可以在床上做幾個簡單的保養肝臟的動作，動作簡單，效果卻很好。身體呈右側臥，略抬高臀部的體位，而後緩慢做腹式呼吸，持續20分鐘，有條件的話，每日做上兩次，有利於肝臟休息，還可防治肝臟下垂。

此外，在飲食方面，應該多吃些甘甜少酸的食物以及小蔥、豆豉之類的助陽食品和大棗、蓮子之類的補益食品，肥肉、糯米團、涼糕這類肥膩黏糯的食物要有所控制。

平時也可泡飲首烏菊花茶：取首烏、桑椹各10克，山楂、菊花各6克，以養陰補血，清肝明目，活血通絡，對於有眩暈、肢體麻木等肝陰不足症狀者尤為適宜。

1 茵陳是一種中藥材，也是一種野菜，廣東人常用茵陳、煎好的鯽魚，猛火煲一小時做湯水飲用，可以疏肝，清肝熱。

2 茵陳蜂蜜茶對於急性黃疸性肝炎有一定效果。取茵陳10克，蜂蜜適量，將茵陳用冷開水適量浸泡片刻，而後去掉冷開水，再加入蜂蜜及開水，浸泡飲服。

心養「長」：
生脈得氣的養心茶

《黃帝內經》中說：「心為君主之官，君主寧，群臣則安。」君主只要沒有什麼問題，其他臟腑就都沒多大問題，如果君主先亂，那麼就群臣無首，亂成一團了。

如何保持臟腑君主的健康呢？重在養「長」，要讓心臟有能量。心對應着夏季，因此夏季是養心養長的最佳時節。

心律不齊是現代人亞健康的普遍症狀，有的人心動過速，有的人心動過緩，尤其是常坐辦公室、運動量小的年輕一族通常心臟都會有些小毛病。前面我們說過，心是人體的動力來源，心臟是整個供血供氣的中心，如同一個泵血的水泵，因此，心臟的搏動狀況也就反映了人體的動力狀況。

心律失常有諸多表現，例如：心慌，胸悶，脈搏或快或慢，總是不自覺地歎氣，渾身無力，勞累或情緒激動後不適感會加重等。

心臟的搏動是一收一放，收時發出「咚」的聲音，放時發出「嗒」的

聲音，咚—嗒—咚—嗒，才是心臟的正常節奏，這也是生命的節奏。咚—嗒—嗒，咚—咚—嗒，或者其他不和諧的節奏都是心臟的異常搏動。這說明這台生命的血泵收縮舒張不完全，泵血功能弱，光跳動不做功。

如果某人心臟搏動無力，那麼中醫稱之為心氣虛，因為氣不足。如果心臟搏動得快而無力，則是心陰虛，因為陽氣釋放過多卻沒有充分發揮作用；如果心臟搏動得緩而無力，則是心陽虛，陽氣釋放不夠致使心臟跳動緩慢。

還有的心臟功能不好則是由於脾氣不足，肌肉無力，比如早搏、間歇等。中醫說「脾主肉」，脾氣足，肉氣才足，否則心臟這塊肌肉就會有氣無力，跳動不起來。

西藥中治療心律失常的藥的最大弊病在於它們均能導致心律失常。這是因為西藥是利用化學藥品的特性去影響傳導，其調節的原理是過快的讓它慢下來，過緩的讓它快起來，即過速的用藥物去阻止，過緩的用藥物去刺激。這種單項調節很容易引起反向異常，對人體的損害也較大。

中醫的調節則是用藥性去影響人體，讓器官機能完善，讓心臟系統中虛弱的部分強健起來，養氣補虛，讓人體自身去調理治癒。

在這裡向大家介紹一種簡單的藥茶——生脈飲：人參3克，麥冬9克，五味子2克。五味子如果放多了，藥茶會比較酸。如果從經濟方面考

慮，也可以用黨參來代替人參，這樣價格更便宜，同樣有效。

生脈飲是古代名方，又稱生脈散，是補土派名醫李東垣在《內外傷辨惑論》中留下的。《醫方考》中說：「人參補肺氣，麥冬清肺氣，五味子斂肺氣，一補，一清，一斂，養氣之道畢矣。名曰生脈者，以脈得氣則充，失氣則弱，故名之。」

炎炎夏日，生脈飲代茶，將三種藥材放入杯中，喝上一天，不苦又養心，對心臟有雙向的調節作用，心動過速與過緩，用之均有效，可調節各種原因導致的心律失常。

說到這裡，我們還要多說些人參的注意事項，如今生活條件越來越好，人參也由原來的富貴人家走入尋常家庭，但人參並不是人人都適宜的，這點將在後面以《紅樓夢》中的人物為例來分析。這裡只講一下人參的禁忌與種類。

人參反藜蘆，畏五靈脂，忌茶，惡萊菔子。藜蘆與五靈脂都是中藥；茶則是人們尤其需要關注的，飲用人參飲片時不要喝茶；萊菔其實就是水蘿蔔，萊菔子就是水蘿蔔籽。有句俗語很多人都知道：人參補氣，蘿蔔洩氣。

現代人們服用的人參一般分野山參和園參兩種。野山參野外生長，藥勁大，補力較大，用得不妥，容易上火；園參為人工培植，藥勁輕，價廉易得，藥性較野山參也更為平和，如果重症用時不如野山參效果好。

心主血脈，其華在面。看一個人的臉色就可以知道他的心臟功能。一般來說，如果面色紅潤有光澤，那麼就說明心臟功能不錯；如果面色白而晦滯，那麼則說明心氣不足；如果面部無光澤，那麼極有可能是血虛。

心開竅於舌。舌為心之苗，心的氣血上通於舌，所以心的氣血是否有虧，也可以從舌的變化上反映出來。如果舌質淡白，那麼有可能心血不足；如果舌尖發紅，甚至還有舌體糜爛的症狀，那麼說明心火上炎；如果舌質紫暗或有淤斑、淤點，那麼極有可能心血瘀阻；如果突然覺得舌頭僵硬，言語不利，那麼有可能是熱入心包或痰迷心竅。總之，如果心在健康的狀態下，人一般也不會有什麼不好的舌象。

心在液為汗。汗是人體津液之一，汗與血同源，當心陽虛脫時，汗液隨心陽而脫，也就會出現大汗淋漓的情況；心氣虛時，表衛不固，自汗出；心陰虛時，陽無所附，心液失其斂藏便會盜汗。所以，如果出汗的情況有異常，那麼也需要對心臟加以關注。

心對應的季節是夏季，因此夏季是心養「長」的關鍵時刻，此時的飲食與活動對於心的影響是很大的。夏季是一年當中人體新陳代謝最旺盛的季節，畫長夜短，天氣炎熱，出汗多，消耗大，食慾不佳，此刻心臟的負擔較其他季節明顯加重，這個季節的食物要能消暑解熱，利尿消腫。適宜吃些甘酸清潤的食物，食量不要過多，油可酌量減少些，綠豆、西瓜、烏梅是消暑的佳品，雞肉、羊肉、乾辣椒等辛熱食品要少食，因為辛辣刺激的食物會加重心臟的負擔。

夏日可以多喝些薄荷茶，取嫩薄荷葉兩三片，加一片生薑，沸水沖泡即可，清涼解暑祛風。夏季的養長原則其實也是心養長的關鍵，所以夏季應該多喝些生脈得氣的養心茶。

最後提醒大家，心在志為喜，心情的喜悅舒暢能夠長養心氣。

1 暴飲傷心。一次喝水或飲料，不要超過500ml，否則會迅速增加血容量，增加心臟負擔，可採取少飲多次的方法。

2 平時可以多做四肢的伸屈運動，使血液迅速回流到全身，供給心腦系統足夠的氧和血，可防急慢性心腦血管疾病，增強四肢大小關節的靈活性，老人尤宜。

3 心臟病人在早期都有不同程度的耳鳴表現，這是因為內耳的微細血管動力異常，病症尚未引起全身反應時，內耳就得到了先兆信號。

4 伴有糖尿病的心臟病人，由於糖尿病會產生神經病變，常有無痛性心肌梗塞，病人可能突然氣喘起來，但沒有胸痛症狀，此時不要大意，應及時到醫院檢查。

肺養「收」：
宰相與節氣

《黃帝內經》中說，肺為「相傅之官」，也就是說，肺是人體裡的宰相，需要協調萬機。在人體之中，肺主管「氣節」，管理着人全身上下的氣息調節，如同天地間二十四個節氣的轉換一樣。

肺對應着五行中的金，對應着秋季，而金有金屬工具的意思，金剋木，木生火，就如同要利用工具砍伐下樹木來燃火一樣，肺還具有協助其他臟器的功能。

因為肺是調節各個臟腑之間矛盾的宰相，那麼，它的正常運轉就十分重要。肺怕寒，如果平時你在感覺到熱的時候，千萬不要脫外衣，因為一旦已經有熱的感覺，說明熱已經出來了，如果一脫外衣，寒就乘虛交換進去了，這個時候感冒就開始了。所以，我們平時要對溫度的變化敏感些，慎重些，因為你的調節會影響肺的功能。

肺主宣發，主肅降。宣發是指肺氣具有向上、向外升宣、發散的功能，宣發可以排出濁氣，還可將營養佈散周身，充養身體，滋潤皮膚毛髮；肅降，是清肅、潔淨和下降的意思，指肺吸入清氣，肅清肺和

呼吸道內的異物，以保持呼吸道的潔淨，保證水液的運行並下達於膀胱而使小便通利。

因為肺是金臟，本性燥，與天之燥氣相應，燥氣通於肺，所以肺本燥。因為火剋金，火應季於盛夏、日中，所以盛夏及日中火盛之時，要注意少食生火燥熱之品，尤其是辛辣之物。

飲食之中，辣味是入肺的，食物過苦則會抑制肺，而微酸是補肺的，因為酸有收斂的作用，所以平時的膳食如果要側重養肺的話，菜裡面最好稍微放點醋。

肺主肅降，因此養「收」，要注重肺氣的向下。怎樣能收得更好呢？學會深呼吸是一個簡單的養「收」法。因為肺主氣，肺司呼吸，天氣通於肺，全身的呼吸全靠肺，所以中醫十分注意吐納導引。

只有肺氣肅降，通暢了，五臟才能協調。中醫認為肺與腎之間關係密切，即肺氣的通暢與腎水流暢息息相關。給大家舉個形象的例子：每個家庭都有茶壺，茶壺蓋上都有個小孔，正是因為有了這個小孔，茶壺倒水時才會通暢。如果你用手指按住小孔，就會發現水根本倒不出來。這個小孔就好比開肺氣，肺氣不通，則流水不暢，腎的功能也會受到影響。

此外，肺與大腸相表裡，互為絡屬，並開竅於鼻，因此，肺為水之上源，開肺氣有助於通大便利小便。所以，有的時候人想大便卻拉不出來時，如果碰巧一連打了幾個噴嚏，就會發現大便似乎比較容易出來了。

肺是人體的宰相，宰相的養「收」是很重要的。

肺主皮毛。肌膚外表是人體外的陽氣分佈的地方，一旦節氣發生變化，肌膚皮毛就會隨着外界的寒溫而起調節作用。如果調節得適宜得當，那麼說明肺氣通暢；如果調節作用發揮得不好，那麼說明肺氣有衰。

人的體表的溫度變化同什麼有關呢？同汗有關，所以，肺虛就會出現少氣自汗的症狀。

肺開竅於鼻。肺是主管呼吸的長官，鼻子則是呼吸出入的通道，所以肺氣和，鼻才能辨別香臭。後面的章節中我會借鼻子的一些趣事來給大家講述一些養生之道。也正是由於肺和鼻的關係，所以中醫認為咳嗽、氣喘、鼻煽等溫病都是由於肺熱，需要用清肺瀉熱的方法來治療。所以，小兒咳嗽老不好，多半是肺熱。

在這裡介紹給大家幾個養肺的簡單運動：

首先，用兩手抱住頭頂，迴旋俯仰10次，這樣可以疏通頸部及胸背部的經脈，促進血液循環，增進肺的生理機能；然後，以兩手相叉頭上，左右搖擺身子10次，可去關節間風濕寒邪，治療肺臟諸疾；最後，兩手拍小腿前外側10遍，其間配合輕輕叩齒即空口咬牙36次，可開胸膈，利肺氣，防治肺臟疾患。

由於肺本身就燥，因此當氣候乾燥的秋季來臨之時，人容易咽乾

鼻燥口渴。因此，秋天的飲食需滋陰潤肺，多吃酸甜爽口的食物，如蘆柑、山楂、芝麻、糯米、蜂蜜、枇杷、甘蔗等。還可以用川貝燉梨：將梨切去頂部，掏空梨核，放入川貝母，冰糖少許，入鍋內蒸熟，吃梨喝汁，滋陰潤燥。由於秋季是感傷的季節，落葉飄零，而七情之中的憂思卻是最傷肺的一種情緒，所以秋季要保持內心平靜，以保養肺氣。

秋季還可以多看些喜劇，多笑笑。因為心屬火，肺屬金，火剋金，所以火旺了對肺臟不利，而笑不僅使人心情舒暢，還能保持心火不旺，讓心臟始終處於一種柔和的狀態，那麼對肺肯定是有好處的。

1 秋季如果家中乾燥，可適當用加濕器以濕潤環境，或者多用濕拖布拖地。

2 春天多風，也是肺的「多事之春」，容易引發呼吸道疾病。可多選食些具有補益肺腎的中藥，如黨參、黃芪、黃精、山藥、百合等泡茶、燉湯、熬粥。

3 由於現在污染嚴重，所以通風換氣很重要。每天早晚可選擇空氣清新之處主動咳嗽，及時清除侵入氣道的污物，清氣道以淨肺。

4 慢性支氣管炎等肺部疾患的朋友要重點防治便秘，因為大便通利既能降肺氣、洩濁陰，又能增強脾胃功能。

腎養「藏」：
神奇的激素為何不能濫用？

腎最重要的就是養「藏」，因為腎藏精，精化為氣，腎氣可促進機體的生長、發育和生殖。人從幼年開始，隨着腎中精氣的逐漸充盛，而出現牙齒更換、頭髮生長等生理變化；自中年開始，由於腎中精氣開始虛弱，便漸漸出現衰老的跡象。

腎中貯藏的其實是生命最重要的能量。然而，現代人對腎的養「藏」普遍認識不深，有一些不負責任的醫生為了獲得短期療效，經常輕易動用這一人體最重要的能量儲備，即濫用激素。在那些庸醫眼中，激素是一種特效藥，慢性腎炎的病人一用激素，腫也消了，蛋白尿也消了；哮喘發作的病人一用激素，哮喘很快就能止住；高燒病人用什麼都不退燒，可是一上激素，立馬見效。

激素果真如此神奇嗎？果真像傳說中的「九轉還陽丹」一樣能力挽狂瀾嗎？從中醫的角度看，激素的作用主要體現在它能將腎所封藏的陽氣釋放出來。腎中的陽氣，是人體最寶貴的真陽，是精，是用來溫養生氣的，是用以養命的。如果輕易動用，雖然立竿見影，但如同擅自打開了生命真陽的大門，動用了最寶貴的能量。

西醫中解釋，激素是由腎上腺分泌的，其作用點是在腎裡，濫用激素必傷腎。

曾經有這樣一個病例，一位家境殷實的農民帶着自己14歲的兒子來看病，孩子已經確診是慢性腎炎。慢性腎炎這種病，根據具體情況病情有所不同，因為人的年齡、身體狀況是不同的影響基數，人生是一個生長衰老的過程，階段性的身體特點有各自的優勢和隱患。如果老年人得了慢性腎炎，或許喝些雙草茶就能痊癒；如果這病出現在十幾歲的男孩子身上，就是十分嚴重的了，因為很容易轉化成尿毒症。這位父親是在偶然間向我諮詢的，那時孩子剛剛進入某家醫院就治，我婉轉說明了孩子的病情，但由於孩子之前一直在武術學校習武，身體一直很好，所以這位父親有着自己篤定的「樂觀」。

住院不久，這位父親還曾經來找過我，他很高興地告訴我，孩子病情有了很大好轉。聽了他的描述，我知道那時醫院已經使用了激素來控制病情，因為孩子短時間像吹起來似的胖了很多，這是激素使用的副作用之一。父親那時堅信孩子很快就能痊癒了，對於我之前的診斷與保養方法不置可否，我感到十分無奈。幾個月後，我得知孩子已經不治身亡了，父親那時才悔不當初。這位父親其實也情有可原，他不知道孩子病情的顯著好轉並非治療康復的轉折，他不知道激素動用的是生命最重要的能量，在沒有明確進一步的後續治療方案的時候，濫用激素只會產生一個「迴光返照」的健康假象。

因此，激素可用，必要的時候也必須使用它來調節人體，但絕不能擅用，更不能濫用。因為激素的濫用相當於將本應用在緊要關頭的最重

要的貯藏儲備輕易地拿了出來。

養藏的一大重點就是養腎。腎究竟該怎麼養呢？腎有不適的時候會有哪些症狀出現呢？

腎藏精，腎所藏的精包括「先天之精」和「後天之精」。「先天之精」稟受於父母，是構成胚胎發育的原始物質，所以說「腎為先天之本」，當然，它也有賴於後天之精的不斷充實壯大。「後天之精」來源於攝入的飲食，通過脾胃運化功能而生成的營養，以及臟腑生理活動中化生的精氣經代謝平衡後的剩餘部分，藏於腎，以備不時之需。只有腎的功能正常，才能在各臟腑需要的時候，隨時供給。

腎在體為骨，主骨生髓，其華在髮。腎精充足，則骨髓充盈，骨骼也就得到骨髓的充分滋養，便會堅固有力；反之，如果腎精虛少，骨髓不足，不能營養骨骼，便會出現骨骼軟弱無力，甚至發育不良，臨床常見的小兒囟門遲閉、骨軟無力，都是這個原因引起的。齒為骨之餘，牙齒的一些細微變化也可以體現出腎的問題。如果孩子牙齒生長遲緩、成人牙齒鬆動或早期脫落，就有可能是腎精不足導致。

前面說過，頭髮的光澤與氣血有關，而頭髮的生機則根源於腎。腎氣盛的人頭髮茂密有光澤，腎氣不足的人頭髮易脫落、乾枯、發白。現在很多年輕人也有脫髮的症狀，其實這就是腎或氣血在發出

警示。他們普遍主食攝入不足，這就是導致氣血虧虛、腎氣不足的一個重要原因。每個健康成年人每日糧食的攝入量以400克左右為宜，最少不能低於300克，所以想依靠不吃主食來減肥塑身是很不健康的。

腎開竅於耳和前後二陰。因為腎氣通於耳，所以腎氣盛，則耳朵聽覺靈敏，腎精不足，就會出現耳鳴、聽力減退等症狀。二陰指前陰和後陰，前陰包括尿道和生殖器，後陰指肛門。一般來說，尿頻、遺尿或尿少、尿閉等病症多源於腎的問題，而便秘有時也是由腎陰不足而導致的腸液枯竭所造成。

腎主納氣，腎要攝納肺所吸入的清氣，並以此保證體內體外氣體的正常交換，只有這樣才能保持一定的呼吸深度。所以腎的納氣功能正常，呼吸才能均勻和調；如果腎虛不能納氣，那麼人就會出現呼多吸少，吸氣困難，一動就喘得厲害等症狀。

腎主水的問題將在下面的章節詳細講述，因為腎炎是現代人的一個難症。由於冬天對應着腎，因此冬季人容易腎虛，補腎益氣是這個季節最需要做的。適宜熱食進補，黏硬、生冷的食物少吃，多喝些羊肉湯對身體也比較有好處。

除了飲食調養之外，我們平時可以通過簡單的幾個動作來養神藏精。

首先，端正坐好，兩腿自然分開，雙手屈肘時側舉，以兩脅部感覺

有所牽動為度，隨即復原，連做10次。

第二，左臂自然屈肘，置於腿上，右臂屈肘，手掌向上，做拋物動作3到5次，然後，左右臂動作互換。

第三，依舊端坐，兩腳分開，自然下垂，先慢慢左右轉動身體3次，然後，兩腳懸空，前後擺動10次，可以活動腰膝，益腎強腰。

此外，腎養「藏」還有幾點需要謹記：首先要學會放鬆，不要讓驚恐入腎；飲食方面，鹹味要有所控制，微苦補腎，對於年輕的男性來說淡淡的苦咖啡，對腎也有好處；還要重視保護後背。

1腎臟本身需要較大量的蛋白質和糖類，有利於腎臟的飲食，宜選擇高蛋白、高維生素、低脂肪、低膽固醇、低鹽的食物。

2慎用對腎臟有損害的藥物，如二氯化汞、四氯化碳、巴比妥類、磺胺製劑、多粘菌素、先鋒霉素、卡那霉素、新霉素、灰黃霉素、鏈霉素等。

3晚間可多進行腰部熱敷，平躺仰臥半小時，並將熱水袋墊於腰部，使腰部有溫熱感，可溫養腎臟，增加腎血流量。

治療慢性腎炎的
雙草茶

上一節說到年輕男孩與老年人得慢性腎炎後嚴重程度大有不同，為什麼呢？

在階段養生中，年輕人猶如人生的春天，身體各個臟器的生命力都很旺盛；老年人如同邁入了人生的寒冬，身體各部分都開始衰弱。形象地想，春天是生發的季節，冬季是閉藏的季節。春天萬物勃發，無論是對人體有益的，還是對人體有害的，在這段時間都會相對活躍；而冬天嚴寒肅殺，萬物皆收，即便是一些對人體有害的東西也會相對休止。

很多人可能都知道，如果一個年輕人得了癌症通常會比老年人病情惡化得快，因為腫瘤細胞同人體其他細胞一樣，在不同的年齡階段有着不同的生發態勢。

我遇到一位70歲的得了慢性腎炎的老人，他之前一直在服用西藥，但效果不好。西藥和中藥的原理是不同的，中藥是用藥性去影響人體機能，西藥是用藥性去直接對抗病原，這就使得西藥在治療慢性腎炎的

同時也在加重腎的負擔。我給了這位老人一個簡單的藥茶方，兩種常用又便宜的中草藥，代茶浸泡飲用，一個多月，老人的病症就有了明顯的改善。

是哪兩種草藥呢？關於這兩種草藥還有一個故事。

西漢時，一位名叫馬武的將領在一次戍邊征戰中被敵軍圍困。時值酷暑，炙熱無雨，困境之中缺食少水，人馬飢渴交加，許多士兵和馬匹都肚子脹疼，小便困難，點滴艱澀，還有尿血的症狀，隨軍郎中苦於無藥，束手無策。某日，一名馬夫忽然發現他餵養的三匹馬都不尿血了，精神也大為好轉。他便細心觀察馬的活動，原來馬啃食了附近地面上生長的牛耳形的野草。於是，他抱着嘗試的心理拔了一些草，煎煮後一連喝了幾天，果然小便通暢了，通體舒泰。馬夫趕忙把這件事稟告了將軍。馬武大喜，立即號令全軍煎煮這種「牛耳草」服用，幾天之後，全軍人馬都恢復了健康。因為綠鋪原野的牛耳草多生在車馬經過的路邊，因此，又被稱為「車前草」，又名「觀世音草」。

中國大部分地區的田間地頭、路邊曠野都長有車前草。將新鮮的車前草洗淨煎汁當茶飲，或在藥店購買曬製好的車前草直接泡飲，對治療尿路感染、水腫、高血壓都有很好的效果，並且沒有毒副作用，不會加重腎臟的負擔。

我讓老人喝的雙草茶中其中一味便是車前草，另一味則是女性都很熟悉的益母草。益母草用如其名，原本是婦科用藥，其性微寒，味苦辛，可去淤生新，活血調經，南方人常用益母草來煮藥膳。這味藥用

於此處卻另有妙用，可以活血利尿消腫，改善微循環。

慢性腎炎主要與腎主水液這一功能有關。

腎主水是指腎具有主持全身水液代謝、維持體內水液平衡的作用。人體的水液代謝包括兩個方面：一是將具有濡養、滋潤臟腑組織作用的津液輸佈全身；二是將各臟腑組織代謝後的濁液排出體外。水液代謝是由肺、脾、三焦、腎等臟腑共同完成的，但腎的氣化功能起着主宰作用，特別是尿液的生成和排洩，與腎中精氣的蒸騰氣化直接相關。

腎司開闔。開，則水液得以排出；闔，則機體需要的水液得以在體內潴留。如果腎的氣化正常，那麼就會開闔有度，尿液排洩也就正常。一旦闔多開少，就會出現尿少、水腫；開多闔少，則會出現尿多、尿頻。小便的通暢在維持體內水液代謝平衡中起着關鍵性的作用，小便的異常都是「腎主水」功能障礙所引起的病理變化，一旦小便代謝障礙，就會增加腎盂和腎實質發炎的機會，還可發生尿中毒或其他疾病。

除了車前草之外，下面再向大家介紹幾種安全的利尿藥食：

茯苓：藥性平和，利水滲濕，不傷正氣，可單味煎服，也可熬粥。

冬瓜：清熱解毒，利水消痰，熬粥、煮湯皆可。

海帶：消痰軟堅，洩熱利水，煎湯、煮熟或涼拌均可。

西瓜：生果中的利尿專家，又是天然白虎湯。

玉米鬚：可增加氯化物排出量，煎湯或泡水皆可。

對於腎功能不太好的朋友來說，每晚臨睡應該堅持熱水泡腳，水深至膝最好。此外，還可以每晚堅持站椿，也就是蹲馬步，從一開始的半分鐘，慢慢增加時間，持之以恆，如果能站到10分鐘，那麼效果會非常明顯。站椿過後，還可以坐下來，雙手搓熱，置於腰間上下搓摩腰部，直至腰部感覺發熱為止。因為腰部有命門、腎俞、氣海俞、大腸俞等與腎臟有關的穴位，這樣可以疏通經絡，行氣活血，溫腎壯腰。

1 腎臟有病的人每日食鹽攝入量不要超過3克，鹽吃多了會增加腎臟的負擔，高鹽還會導致血壓增高，高血壓又會引起腎功能的改變。

2 過度勞累是引發腎炎的重要誘因之一，相當一部分腎臟病人的發病與長期勞累有關。

3 當出現身體疲乏、精力不濟、食慾不振、皮膚乾癢、睡眠障礙、夜間抽筋、浮腫、尿頻，尤其是晚上尿中有泡沫的情況，一定要去醫院檢查一下。

補土派名醫，
補的是什麼？

脾在人體中是一個非常重要的器官，《黃帝內經》中說：「脾為諫議之官，知周出焉。」諫議之官是向君主提意見，進行諫言的。脾相當於人體內的一個預警機制，如果這個預警機制不靈敏了，那麼人體的運行機制就如同少了一個參照。

金元四大家，是指中國古代金元時期的四大醫學流派。

劉完素認為疾病多因火熱而起，在治療上多運用寒涼藥物，因此稱為「寒涼派」。對於病因「火」起的相關內容，我將在體質「上火」一節分類講解。

張從正認為治病應着重驅邪，「邪去而正安」。在治療方面豐富和發展了汗、吐、下三法，世稱「攻下派」。其實，中醫的平衡治療體系中有八種調節人體偏頗的方法，後面我會將中醫「八法」與人體「四通」結合起來講。

朱震亨認為「陽常有餘、陰常不足」，善用「滋陰降火」的治則，世

稱「養陰派」。

李杲認為「人的胃氣為本」，在治療上長於溫補脾胃，因而稱為「補土派」。這裡我們就講講這一派別的理論觀點。

補土派，補的究竟是什麼呢？我們前面說了，脾對應的是土，補土其實也就是補脾。

《黃帝內經・素問・六微旨大論》云：「亢則害，承乃制，制則生化。」如果一年一直是夏季的話，那麼烈日炎炎，就要生亢，害也便隨之而生。夏秋轉承，炎熱煩悶轉為秋高氣爽，亢得到了制約，也就不生害了。

土對於四季起到了一個承接轉換的作用，亢害承制，其要在土。中醫講究生克制化，因此脾在人體也顯得十分重要。

李時珍在《本草綱目》中談到白朮這味中藥時，引用了張銳《雞峰備急方》的一則案例：「察見牙齒日長，漸至難食，名曰髓溢病。用白朮煎湯，漱服即癒。」

人的牙齒的確是一直都在生長的，只不過在基本定型後，生長緩慢細微，與此同時，每日進食的磨損，也使得牙齒保持在一定長度。但這則病例中的人卻是牙齒每日的生長遠遠超出正常情況，以致吃東西都受到了影響。這種病，中醫稱之為「髓溢病」。

為什麼叫這個名字呢？前面我們說了，中醫中的五臟不是單獨的器官，而是一個系統，包含了許多部分，每個身體部分都有着它的主導臟器。以牙齒為例，牙為骨之餘，由腎所主。腎主骨生髓，腎對應水，水滿則溢，牙齒日長，就好像是髓滿了往外溢一樣，所以叫髓溢病。

若要克制髓滿而溢，就需要完善這個約束，制約骨、髓的系統，就需要補土。白朮正是一味補土補脾的中藥，將白朮熬製後，漱口便可健脾補土，河床鞏固了，水自然也就不會四溢了。

我的病人中有位老人，腳後跟長了骨刺，異常疼痛，甚至走路的時候腳跟都不敢踏地，只能小心翼翼地踮起腳來走路。一開始，她覺得老年人骨質增生在所難免，後來實在影響日常起居，就來向我詢問有沒有簡單易行的保健方法。

其實，骨刺即骨質增生，同牙是一樣的，都是骨之餘。骨鈣流失到骨面，形成的骨性贅生物就是骨刺。生骨刺的人大多是中老年人，他們相較年輕人來說，臟器虛弱，骨質疏鬆，再加上年輕時的勞損傷痛，一旦遭遇風寒濕邪，就如同朽木在潮濕環境容易長出蘑菇一樣，容易「增生」。

我讓老人將白朮煎湯，浸泡腳後跟，一早一晚各一次，每次20分鐘左右，晚上可以多泡會兒，就當每日泡腳了。過了一週，疼痛症狀明顯緩解，堅持泡了一個月，骨刺便癒合了。

這個保健方法簡單便捷，對於骨質增生的老年人十分適用。

對於補土養脾來說，無論在任何季節，調理脾胃都應根據自身實際情況而定，胃熱者以清降為主，脾虛脾寒者當溫補，無論是藥補還是食補，都要以服用之後感覺身體舒泰為宜。

脾與心、肝、肺、腎最大的不同點就是，它在每個季節都有對應的時段，那就是季節交接處。因為季節交替時，陽氣有變化，此時人的對應調節往往會出現問題，脾胃也比較容易失調，所以，四個季節交替的時候都要重視，並不是只有所謂「長夏」才對應脾。

民以食為天，脾是運化後天食物營養的，所以脾好，才能生活好。

脾主運化，運化水穀精微，輸佈津液，把食物的精華送到全身，並且能運化水濕濁氣排洩於體外。

脾統攝血液，腎精化血，肝臟藏血，脾臟統血。脾氣統攝血液並讓營養在脈管裡運行，使之不溢出脈外。因此，有出血傾向的人，補益脾氣尤為重要。如果脾虛，那麼血就會失去統攝，人就會出現便血、崩漏等症狀。

脾主肌肉，其榮在唇。脾運化精微，敷佈肌肉，並運行水濕使其排出體外，如果脾的運化出了故障，濕邪就會困滯在體內，就會引發肌肉不用或脾滿的病變。

脾主升，這個升，主要體現在兩個方面：第一，升人體內的清陽之氣，如果脾不升清，就會頭目昏沉，精神不佳；第二，升舉人的內臟器官，內臟是在脾氣的托舉之下，才各歸其位，如果脾氣不升，就會出現胃下垂、子宮脫垂、脫肛等疾病。

脾在液為涎，開竅為口。唾液中清稀的部分是涎，稠濁的部分是唾，涎由脾氣生發而來，唾為腎之所主。我們都知道口唇顏色蒼白，一般說明氣血不足，如果加之口中乾澀、津液不足，那麼說明脾有了問題。

脾在志為思，人的思維由脾所主，憂思過度則傷脾，人就會不愛吃飯，不想說話，精神委靡。

我們常說腸胃，由於五臟六腑相互對應，脾對應胃，所以脾的調養要和胃的保養結合起來。養脾胃重點在於調攝，應該多攝取利胃脾、助消化的食物，如薏米、小米、麥仁、山藥等。此外，飲食要適度，不宜過飽貪多，因為飲食自倍，腸胃乃傷。暴飲暴食、飢飽不均都是脾胃的大忌。

陽氣對於脾胃的作用也很重要，因為脾胃消化飲食也要依靠陽氣。

許多人一旦不想吃飯，就會以為是消化功能不好，就吃山楂，吃健胃消食片，健胃消食片成分也都是山楂、麥芽、神曲等助消化的中藥材，不過這種方法有時僅僅是在解決表面問題。

對於氣短乏力、咳喘多痰的人來說，可以熬些健脾藥粥。取白朮10克，半夏、陳皮、生薑各6克，加水煎煮之後取藥汁下米熬粥即可。

如果脾胃有熱，營養吸收不良，造成身體消瘦，就可製些瓊玉膏以滋養脾胃。取人參3克，茯苓、生地各10克，搗成碎末，加水煎煮成黏稠的膏狀加入蜂蜜即可。

如果你覺得吃飯很困難，一點兒食慾也沒有，吃一餐飯磨磨蹭蹭很久，但是肚子卻很容易餓，這就是典型的「飢而不欲食」，此時三劑烏梅丸，就可以使胃口大開，解決根本問題。

平常，我們可以多按摩膻中穴以及肚臍附近，這樣有助於胃脾的調養，尤其是小孩子如果因脾氣虛而導致了腹瀉，就可以輕輕揉按肚臍附近，因為那裡正是脾臟功能區。

1 脾胃保養動為綱，適當的運動可促進消化，增進食慾，使氣血充足。

2 脾胃保養素為常，飲食以清淡為主，少吃油膩；多吃蔬菜。

3 脾胃保養酒少量，飲酒須克制，以免損傷脾胃。

4 脾胃保養莫愁腸，思慮過度，易傷脾胃。

神醫華佗的五臟調養法

華佗曾把自己豐富的醫療經驗整理成一部醫學著作，名為《青囊經》。不過，由於歷史原因這本著作並沒有流傳下來，後人都是通過史書的醫案記載以及華佗諸多弟子的醫學傳承來整理其醫學精華的。以針灸出名的樊阿、著有《吳普本草》的吳普、著有《本草經》的李當之等都是華佗的學生。

《三國志・華佗傳》中記載，華佗曾對吳普說：「人體欲得勞動，但不當使極樂爾，動搖則穀氣得消，血脈流通，病不得生，譬猶戶樞不朽是也。是以古之仙者，為導引之事。吾有一術，名五禽之戲：一曰虎、二曰鹿、三曰熊、四曰猿、五曰鳥。亦以除疾，並利蹄足，以當導引。體中不快，起作禽之戲，沾濡汗出，因上著粉，身體輕便，腹中欲食。」

也就是說，人的身體應該得到運動，但不應當過度。運動後飲食的營養才能充分消化，血脈才能流通順暢，人也就不會生病了，這正如轉動着的門軸不會腐朽的道理。因此，古時修仙養道的人常做導引之類的鍛煉。我有一種鍛煉方法，叫做「五禽戲」，一叫虎戲，二叫鹿戲，三叫熊戲，四叫猿戲，五叫鳥戲，既可以用來防治疾病，同時也可使腿腳輕便利索。身體不舒服時，就起來做上一戲，汗流浹背浸濕

衣服後，接着在上面搽上爽身粉，身體便覺得輕鬆便捷，也就有食慾了。

吳普施行這種方法鍛煉，活到90多歲時，聽力和視力都很好，牙齒也完整牢固。的確，如華佗所說，古人時常模仿熊攀掛樹枝和鴟鷹轉頸顧盼，舒腰展體，活動關節，以求得延年益壽。

而華佗這套「五禽戲」正是根據古代導引、吐納、熊經、鳥伸之術，借鑒虎、鹿、熊、猿、鳥五種動物的活動特點，結合人體臟腑、經絡和氣血的功能創編的一套對應五臟的醫療保健體操。

虎、鹿、熊、猿、鳥這五種動物的生活習性不同，活動的方式也各有特點，或雄勁豪邁，或輕捷靈敏，或沉穩厚重，或變幻無端，或獨立高飛。人們模仿它們的姿態進行運動，間接起到了鍛煉關節肌肉、調養臟腑的作用，運用仿生的肢體運動使得全身氣血流暢。

五禽戲中，華佗把肢體的運動和呼吸吐納有機地結合到了一起，通過氣功導引使體內逆亂的氣血恢復正常狀態，以促進人體健康。人體是一個有機整體，五臟相輔相成，五禽戲中任何一戲的演練，既能主治一臟的疾患，又可兼顧其他各臟，互為調養。

五禽對應五臟，對應五行，適應四季變化。虎戲主肝，能舒肝理氣，舒筋活絡，春季尤其應該多練；猿戲主心，能養心補腦，開竅益智，對應炎炎夏日；鳥戲主肺，能補肺寬胸，調暢氣機，秋季習練能夠開肺氣；鹿戲主腎，能益氣補腎，壯腰健胃，冬季學鹿有利於養藏；熊

戲主脾，能調理脾胃，充實兩肢，季節交替之時練習有利於適應寒暑變化。

如今，傳統五禽戲的內容尚不準確完整，但我們從中可以獲得一個科學而簡單的鍛煉理念，即調攝呼吸，在改胸式呼吸為腹式呼吸的同時，經常模仿動物的動作，如虎之威猛、熊之沉穩、鹿之溫馴、猿之輕靈、鳥之輕翔舒展，向大自然的生靈學習保養之道。

《後漢書・藝文志》原本中有《華佗五禽訣》等著作的載錄，書籍亡佚，無從探尋，只是在梁代陶弘景《養性延命錄・導引按摩篇》、明代羅洪先《萬壽仙書》等書中對五禽戲的具體練法有所述錄。雖然各家所述以及後世所傳的各種練法各有不同，但其基本精神和原理是一致的。

《養性延命錄》中記載的五禽戲如下：

「虎戲者，四肢距(據)地，前三擲，卻二擲，長引腰側，腳仰天即返，距行，前、卻各七過也。」即手足着地，身軀前縱後退三次，再引腰腳，然後如虎行步，前進、後退各七步。

「鹿戲者，四肢距地，引項返顧，左三右二伸，左右腳伸縮亦三亦二也。」即手足着地，回頭顧盼二至三次，然後左腳伸三次，右腳伸二次。

「熊戲者，正仰，以兩手抱膝下，舉頭，左闢地七，右亦七，蹲地，以手左右托地。」即仰臥，兩手抱膝，抬頭，軀體向左、右傾側着地各七次，然後蹲起，雙手左右按地。

「猿戲者，攀物自懸，伸縮身體，上下一七，以腳拘物自懸，左右七，手鉤卻立，按頭各七。」即雙手攀物懸空，伸縮軀體七次，或以下肢鉤住物體使身體倒懸，然後手鉤物體引體向上七次。

「鳥戲者，雙立手，翹一足，伸兩臂，揚眉用力，各二七，坐伸腳，手挽足趾各七，縮伸二臂各七也。」即一足立地，兩臂張開做鳥飛狀。然後取坐位，下肢伸直，彎腰用手摸足趾，再屈伸兩臂各七次。

《萬壽仙書》中記載的五禽戲如下：

虎形：「閉氣，低頭，拈拳，戰如虎威勢，兩手如提千金，輕輕起來莫放氣，平身，吞氣入腹，使神氣上而復下，覺腹內如雷鳴，或七次，如此運動，一身氣脈調和，百病不生。」

熊形：「如熊身側起，左右擺腳腰後。立定，使氣兩旁脅，骨節皆響，亦能動腰力、除腫，或三五次止。能舒筋骨而安，此乃養血之術也。」

鹿形：「閉氣，低頭，拈拳，如鹿轉頭顧尾，平身縮肩立，腳尖跳跌，跟連天柱，通身皆振動。」

猿形：「閉氣，如猿爬樹，一隻手如拈果，一隻腳如抬起，一隻腳跟轉身，更運神氣。吞入腹內，覺有汗出方可罷。」

鳥形：「閉氣，如鳥飛頭，起吸尾閭氣朝頂虛，雙手躬前，頭要仰起，迎神破頂。」

1 虎戲可醒腦提神，強壯筋骨，益肺氣；鹿戲可明目聰耳，舒筋和絡，滑利關節，增脾氣；熊戲可健腰膝，消脹滿，舒肝氣；猿戲可提高人體對外界反應的靈敏度，還可防治腰脊痛，固腎氣；鳥戲可增強呼吸功能，提高人體平衡能力，強心氣。五禽戲可依據不同需要單獨練習。

2 練習五禽戲時要做到：全身放鬆，意守丹田，呼吸均勻，形神合一。

3 除了五禽戲之外，八段錦、易筋經、太極拳也是古人的運動精髓，堅持鍛煉，有益身心。

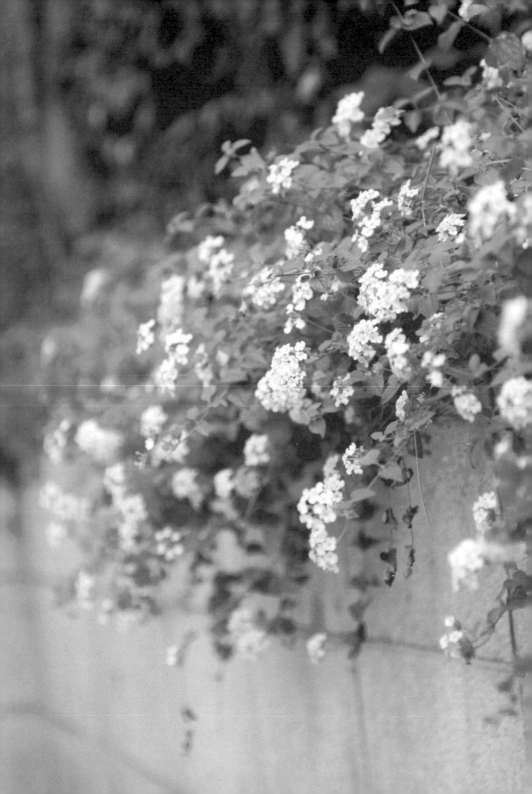

第三章　身體的底子與生長收藏

身體的底子也就是每個人的體質，體質不同相當於人體四季變化的小環境有所差異。每個人都需要依據自己的體質找出「生、長、收、藏」的側重點，否則生發不足、收藏不夠都會加重體質的偏頗。

《黃帝內經》中的體質談

為什麼有人喜歡春天，有人喜歡夏天，有人喜歡秋天，有人喜歡冬天？其實，這是由人們不同的體質特點與四季陽氣的生長收藏決定的。

西醫看體質講求酸鹼平衡，健康體質應該是呈弱鹼性的，此外便是不同氣質性格對於健康的影響了；而中國傳統醫學卻是從幾千年前就通過人體實踐檢驗，根據不同的症候表現、脈象、舌苔等身體信息對體質進行了分類。

中醫治病養生講究因人而異、量體裁衣、因人制宜。人體分先天的底子和後天的調理。體質分共性與個性，時間、空間、地域、生活方式、行為習慣等都是形成不同體質的影響因素。因此說，不同個體在生理上的身心特性，通過人體形態、機能、心理等各個方面的差異性表現出來，便稱為體質。

《黃帝內經·靈樞》中提到了「陰陽二十五人」，這應該是最早的中醫體質說。陰陽二十五種人，是根據陰陽五行學說，將人體稟賦的不同體質歸納為木、火、土、金、水五種類型，每一類型，又以五音的宮、商、角、徵、羽的陰陽屬性及左右上下等各分出五類，

合為二十五種人。我在這裡對此分類不一一細講了，因為許多內容過於複雜，咱們只簡單來看看最基本的五種分類。前面我們說過，人體、人生甚至一年、一月、一天都有對應的五行，有對應的四季變化，而《黃帝內經》中認為五行之人，各有偏頗，因此不同類型、不同年齡、不同體質的人的保養方法應該有不同的側重，有的要注重養「生」，有的應關注養「長」，有的應將重點放在養「收」上，而被更多人忽視的則是養「藏」。

木型體質的人：皮膚有些發青黑色，頭較小，臉較長，肩寬背挺，手腳靈便，勤勞，身體略弱，體力不強，常憂慮。肝屬木，因此應該少飲酒。

火型體質的人：膚色有些發紅，脊背肌肉豐滿寬厚，頭較小，臉稍尖，手腳略小，思維敏捷。心屬火，因此應該保護心腦系統，調和情緒，少熬夜。

土型體質的人：膚色略黃，頭較大，臉較圓，腹較大，大腿壯實，手腳不大，身體勻稱，舉足輕，內心安定。脾屬土，因此應該少吃甜食，這類人通常胃口很好，愛吃甜食，應注意節制。

金型體質的人：皮膚白皙，臉較方正，頭部、肩背以及手都較小，腳堅厚略大。肺屬金，尤其要克服吸煙這一不良嗜好，注意肺部保養，多呼吸新鮮空氣，遠離粉塵污染。

水型體質的人：皮膚略黑，頭較大，背長肩小腹大，臉部有些不光

整，兩腮清瘦，手腳好動，常無所畏懼。腎屬水，性愛生活應有節制，保養腎氣。

《黃帝內經》中的五行體質分類，在現代人眼中或許過於遙遠而玄妙了，在這裡我們從中醫的11種體質分類來具體講述不同體質的生長收藏。這11種體質分別為平和體質、陽虛體質、氣虛體質、陰虛體質、偏陽體質、氣鬱體質、血瘀體質、血虛體質、濕熱體質、痰濕體質、特稟體質。

不同的人為什麼會有不同的體質呢？體質究竟是由什麼決定的？這個問題與中醫的醫理相關。中醫之本在於持中守一而醫百病，使身體常保中和之氣，使人體的陰陽保持中和，既不陰虛，又不陽亢。

五臟之陽是五臟之氣中具有溫煦、推動、興奮等作用的部分，五臟之陰是五臟之氣中具有涼潤、寧靜、收斂等作用的部分。兩者協調平衡，五臟之氣才能沖和暢達、運動有序，各自發揮應有的作用。如果五臟之陰虛衰，那麼容易有虛熱的病症出現；如果五臟之陽虛衰，那麼容易有虛寒的病症出現。

所以說，中和包涵着平衡與和諧兩層含義。在正常情況下，人體的陰陽相對平衡協調，這是健康的生理狀態，一旦這種相對平衡被打破，陰陽失衡，人就會生病。因此，體質和疾病並不是一回事，不要一根據體質的描述，你發現自己不是平和體質，就覺得大病臨頭了。其實體質是一種正常的表現，一旦得了熱證、陰證，或是陽盛則陰衰、陰盛則陽衰，並超過了正常的尺度，那才是病態了。

每個人的生、老、病、死都帶有自己的個體特異性，因此，無論是保健養生還是防治疾病，都應該要充分考慮不同個體的體質差異。對於我們每個人來說，即便不是醫生，也要瞭解自己的身體狀況和體質特點，某種程度上說，每個人其實都能成為自己最好的保健師。

判斷自己的體質

你或許會問，體質與疾病究竟如何區分呢？怎麼才能知道是屬於體質正常範圍還是屬於非正常的疾病範圍呢？標準很簡單，就是身體有沒有感覺不舒服。比如說怕熱，如果熱得受不了，感覺非常不舒服，那往往就不是體質的問題，而很可能就是疾病的問題；怕冷也是如此，冷得受不了，非常痛苦，那就屬於疾病的範疇了。

所以，偏頗體質的人平常需要對身體多加關注。不過，即使體質不平和有所偏頗，只要平常有側重地保養，就可以保證健康不生病，而長期的飲食、生活方式的改善更是可以讓偏頗的體質漸漸恢復到平衡狀態。

一般來說，不同的職業背景對體質也有重要影響。氣虛體質在無職業者和農業勞動者中較為多見；陽虛體質在體力勞動的工人中較為多見；陰虛體質多見於學生；痰濕體質多見於應酬較多的企業家；血瘀體質在辦公室職員中多見。

如果從表面來看，一般目光炯炯有神的人都屬熱底子或平和體質；目光無神的人通常為虛性體質；如果眼睛鞏膜上有脂肪沉澱或小血絲，看上去渾濁，那麼有可能是血瘀、痰濕或濕熱。如果一個人說

話聲音輕淺，氣若游絲，那麼有可能氣虛；一般說話底氣十足的人都為平和或痰濕體質。

對照鏡子，看看自己的舌頭。如果舌體胖大，又淡又嫩，軟得有些過，那麼就可能是陽虛或氣虛；如果舌體胖大，很紅，食慾旺盛，那麼說明是熱性體質；如果舌體瘦小、色淡而萎軟，則說明是氣血虛；如果舌體小而紅，舌苔也不多，則有可能是陰虛或內熱；如果舌體邊緣經常有牙齒痕，那麼很有可能氣虛；如果舌體顏色發紫發暗，或者有瘀斑瘀點，那就是典型的血瘀體質了。當然，單憑個別特點無法準確確定，下面的章節中我會詳細列出不同體質的表現與特點以及對應的調養方式，大家可以有所參照。

不過，提到體質養生，有一點需要強調的是，很多人的體質都不是單一的某一種，而是幾種體質的混合，比如有的人是陰陽皆虛型的，有的人氣血皆虛，所以當你在兩種體質分類中都發現與自己身體的共同之處時，不必疑惑。

1辨體質看形體，胖多痰濕，瘦則多虛。

2辨體質看神氣，靜多偏虛；鈍則痰濕。

3辨體質看面色，暗多瘀血，蒼白則虛。

4辨體質看舌象，紅則熱性，苔厚則濕。

人體的寒底子，
冰涼也有大不同

人體有寒底子和熱底子之分，簡單來說，熱底子的人通常怕熱喜涼，寒底子的人則喜暖懼冷，當然不冷不熱的身體底子是最好的，這也就是健康的平和體質。

平和體質的人通常性格開朗，對自然環境和社會環境的適應能力強，精力充沛，身體勻稱健壯，面色、膚色、髮色潤澤，睡眠好，耐受寒熱，這種體質的人也不容易生病。

平和體質的人要注意的是，平時吃飯要適量，不要過飽，也不要刻意控制。飲食注意冷熱，多吃五穀雜糧、蔬菜瓜果，對過於油膩及辛辣之物要酌量控制。起居作息要科學而有規律，根據年齡和性別，進行適度的運動，同時要保持樂觀開朗的情緒，情感平和莫偏激，對於生活中一些突發事件要平心而待。

不過，隨着如今生活水準的提高，生活環境受到了很大的人為影響，健康的平和體質的人恐怕達不到1/3了，人們或多或少總有些體質上的偏頗。

寒底子也有分類，因為怕冷喜暖的因素有很多，在此，我主要講一下陽虛體質與氣虛體質。

陽虛，是指人體陽氣不足，「火力不足」，缺乏生命的能量，因此身體機能會有所衰減，是代謝熱量不足的一種體能狀態。

熱量不足，身體底子自然偏寒。因此，陽虛體質的人一般肌肉不壯，形體白胖，面色淡白少光澤；平時總是手腳發涼，腹部、腰部或膝部怕冷，衣服比別人穿得多，冬天不耐寒冷，夏天不受冷氣；不太敢吃涼的東西，喜進熱燙飲食；大便溏薄，小便色清量多；發病多為寒證，易感濕邪，易患痰飲、腫脹、洩瀉、陽痿。

陽虛體質的人的性格一般也多沉靜內向，精神不振，有些嗜睡。

之所以將陽虛與氣虛兩種體質結合起來講，是因為氣虛嚴重了就有可能導致陽虛。陽虛是氣虛的進一步發展，故而陽氣不足者常表現出情緒不佳，容易悲哀，因此調節心情很重要。

氣虛體質是指人的氣力不足，體力和精力都感到缺乏，稍微勞作便有疲勞之感。因此，氣虛體質的人大多不愛說話，好靜易驚，講話聲音低弱，性格偏內向，情緒容易有起伏，保守不愛冒險。

這種體質的人有的形體消瘦，有的體形偏胖但肌肉會有些軟弱。常出虛汗，同樣的活動量，氣虛體質的人容易氣喘吁吁，常感疲乏無力，面色萎黃，食慾不振。

這類人寒熱耐受力差，尤其不耐風寒，容易勞累，在寒冷、多風、暑熱季節容易感冒，生病後抗病能力弱且難以痊癒，還容易有胃下垂等內臟下垂、眼瞼或肢體浮腫等症狀。

體質也根據地理環境與職業特點有所偏重，中國東部地區的人、沒有工作的人、學生和長期從事腦力勞動的人，比較容易氣虛。

氣虛體質的成因和先天稟賦不足、後天失養等有關，或因孕育時父母體弱、早產、人工餵養不當、偏食、厭食，或因病後氣虧、年老氣弱等。對於女性來說，不科學的減肥極有可能導致氣虛，如果愛美的女孩在減肥中發現有上面所講的症狀，就要趕緊調整減肥計劃了。

總之，氣虛體質的人要注意補氣調養，不要讓氣虛進一步轉化為陽虛，這樣身體的底子便會越來越涼了。

陽虛和氣虛如何調養

陽虛體質的人尤其應該注重環境調攝，提高自身抵抗力。陽氣虛弱宜多吃一些溫腎壯陽的食物，多食羊肉、狗肉、鹿肉、帶魚、黃鱔、蝦類等肉食。根據「春夏養陽」的法則，夏日三伏，每伏可食羊肉附子湯一次，配合天地陽旺之時，以壯人體之陽；冬天則可以煮些當歸羊肉湯來吃，溫補陽氣。

多吃蔥、薑、蒜、花椒、韭菜、辣椒、胡椒等甘溫益氣的食物，少食黃瓜、藕、梨、西瓜等生冷寒涼食物，少飲綠茶，即使在盛夏也不要過食寒涼之品。

陽虛之體，適應寒暑變化的能力較差，在嚴冬，應避寒就溫，注意保暖；在春夏季節，可借自然界陽氣釋放之際培補陽氣，多曬曬太陽。平時經常按摩氣海、關元、足三里、湧泉等穴位。

氣虛的人夏季要適當午睡，平素注意保暖，不要過於勞作。體育鍛煉以柔緩運動為主，可選擇傳統健身法，如太極拳等，忌用猛力和做長久憋氣的運動，平時多按摩足三里穴。

氣虛體質的人應該多吃黃豆、香菇、粳米、小米、山藥、扁豆、胡蘿蔔、馬鈴薯、紅薯、雞肉、鵝肉、兔肉、青魚、鰱魚、大棗、桂圓、蜂蜜等益氣健脾的食物，少食具有耗氣作用的食物。

對於氣虛之人來說，食補效果通常比較有效，因此平時可以做些簡單的補中益氣的藥膳，我在這裡推薦兩道：黃芪童子雞和人參大棗粥。

取童子雞一隻，將生黃芪9克用紗布包好，同蔥、薑一起置於鍋內，加適量水熬煮，雞煮熟後，取出黃芪包，加入調味品，黃芪童子雞便做好了。

參棗粥更為簡單，取人參3克，大棗5枚，大米60克，大棗去核後與人參、大米一同熬煮成粥即可。

寒底子的人生長收藏都要重視，因為春夏養陽，春夏季是溫養調理體質的關鍵時段；寒底子容易傷藏，所以秋冬要注意防寒保藏。

一般來說，大部分人所患的疾病都與體內寒濕重有直接的關係，西醫沒有哪種藥物能祛除身體內的寒濕，所以現代人應該重視養藏，學會去寒就溫。

1 夏季人體陽氣趨向體表，毛孔、腠理開疏，陽虛體質之人切不可在室外露宿，睡眠時不要讓冷氣直吹。

2 陽虛之人夏季絕不可貪涼，應防寒，以免造成手足麻木不遂或面癱等中醫所謂的「風痹」疾病。

3 氣虛體質的人平時要注意調攝呼吸，可選擇學習氣功。

4 氣虛嚴重可選擇藥物調養：脾氣虛，宜選四君子湯，或參苓白朮散；肺氣虛，宜選補肺湯；腎氣虛，多服腎氣丸。

人體的熱底子，
火越燒越旺

有寒底子，自然就有熱底子。熱底子的人往往喜歡冬季，不喜夏天的暑熱，因為體內有火，火上澆油的感覺讓人心煩火燎。所以，熱底子的人要將保養的重點放在養收養藏上，因為陽氣生發太過，應該收藏養內，秋冬養陰，秋冬季節是調養滋潤體質的好時候。

火，其實也分真假虛實，有的火是實火，有的火卻是虛火，關於這個問題，後面我會用日常具體的病例來解釋。這裡咱們只說一下熱底子的兩種體質，即偏陽體質和陰虛體質。

偏陽體質的人大多都形體壯實，臉色發紅，心情時常煩躁，說話聲高氣粗，喜涼怕熱，口渴時愛喝冷飲，小便短而熱，大便熏臭。這類人的脈象都洪數有力。咱們在第一章講過，人的脈象也有四季變化，如果不管春夏秋冬寒暑變化，脈象一直都像夏季的洪水一般熱浪滔天，肯定人體會燥熱難安。偏陽體質的人一旦生病之後就容易發熱，高燒的病症十分常見。後面的章節裡我會給大家講感冒的幾種類型，其中風熱感冒就跟體質有很大的關係，因為有的人風寒入表也很容易入裡化熱。

陰虛體質，是指常有虛火的一類體質。由於精、血、津液等物質的虧耗，陰虛不能制陽，導致陽熱相對偏亢，機體處於虛性亢奮的一種狀態，使人適應能力減弱，機體容易衰老。陰虛的人身形多瘦長，天氣一熱便不舒服，經常感到軀體、臉上、手腳心發熱，面頰偏紅，皮膚偏乾，口乾舌燥，鼻乾唇燥，容易失眠，喜愛喝冷飲，但又總覺得不解渴，大便也經常乾結。

一般陰虛體質的人，平素能耐受冬季的寒涼而耐受不了夏天的暑熱，不能適應燥熱氣候，夏季要預防中暑。陰虛體質的成因可能和先天不足有關，如母親體弱或年長受孕、早產等，也有可能源於後天失養，積勞陰虧，或曾患出血性疾病等。此外，如今陰虛體質也多見於喜吃速食以及燒烤煎炸等食物，或嗜好煙酒、生活不規律、工作壓力大的年輕人。

偏陽和陰虛如何調養

偏陽之人好動易怒，因此平日要加強情志修養和意志鍛煉，培養良好的性格，以理智控制情感，學會制怒。這類人群在飲食上要多用滋陰降火、清淡之品，忌辛辣燥烈食物，牛肉、狗肉、鹿肉等溫陽食物宜少食用，多食水果、蔬菜。酒性辛熱上行，陽盛之人切勿酗酒。此外還有一個微調之法，很簡單，就是平時多喝水。

陰虛體質之人多性情急躁，常常心煩易怒，應遵循《黃帝內經》中「恬淡虛無」的養神法，寧靜致遠。

中午最好休息一會兒，早睡早起，避免熬夜，不要在高溫酷暑下工

作，運動不要太過劇烈，鍛煉時要控制出汗量，並及時補充水分。多聽紓緩、輕柔的音樂。可酌情服用六味地黃丸、杞菊地黃丸等滋陰之藥。

飲食方面，多食用糯米、豆腐、甘蔗、桃子、銀耳、綠豆、冬瓜、芝麻、百合等甘涼滋潤的食物，肉類選擇烏賊、龜、鱉、螃蟹、蛤蜊、海蜇、鴨肉、豬皮等，可滋陰清熱、生津潤燥。口味清淡些，少吃肥膩厚味、性溫燥烈的食物，滋陰替陽，滋補機體。

陰虛嚴重了就有可能導致血虛，因此一定要注意調養，尤其是女性。

對於陰虛體質的人來說有一道清代名醫王孟英所創的簡單膳食，名為「雪羹湯」：取白木耳、蓮子、百合、麥冬各6克，加入適量水和冰糖，煨煮1小時後服用，可養陰生津、清熱化痰。

1 偏陽體質的人可以常泡些菊花茶、苦丁茶飲用，沸水泡服。口乾舌燥者，可用麥門冬湯；心煩易怒者，宜服丹梔逍遙散。

2 偏陽體質的人應該積極參加各項體育活動，讓多餘的陽氣散發出來，游泳尤其有益。

3「秋冬養陰」對陰虛體質之人更為重要，特別是秋季氣候乾燥，更易傷陰。

4 女貞子、山茱萸、五味子、旱蓮草、麥門冬、天門冬、黃精、玉竹、玄參、枸杞子、桑椹等中藥均有滋陰清熱之用，做藥膳時可酌情選用。

林黛玉該不該吃
人參養榮丸

人參是一種名貴的中藥材，但其滋補功能並非對所有人都適用，比如《紅樓夢》中的林黛玉就不該服用人參養榮丸。

《紅樓夢》第三回「賈雨村夤緣復舊職，林黛玉拋父進京都」中寫到這樣一段：「眾人見黛玉年貌雖小，其舉止言談不俗，身體面龐雖怯弱不勝，卻有一段自然的風流態度，便知他有不足之症。因問：『常服何藥，如何不急為療治？』黛玉道：『我自來是如此，從會吃飲食時便吃藥，到今日未斷，請了多少名醫修方配藥，皆不見效。那一年我三歲時，聽得說來了一個癩頭和尚，說要化我去出家，我父母固是不從。他又說：既捨不得他，只怕他的病一生也不能好的了。若要好時，除非從此以後總不許見哭聲，除父母之外，凡有外姓親友之人，一概不見，方可平安了此一世。瘋瘋癲癲，說了這些不經之談，也沒人理他。如今還是吃人參養榮丸。』賈母道：『正好，我這裡正配丸藥呢。叫他們多配一料就是了。』」

人參是滋補的藥材，賈母服用可以，但林妹妹服用，就不太妥當了。雖然林黛玉身子虛，有「不足之症」，但她的病症由現代醫理來看

像是肺結核。肺結核的病機是陰虛內熱，症狀主要是咳嗽、咳血、潮熱、盜汗及身體逐漸消瘦等。人參是一味補氣的要藥，賈母作為老人，氣血俱衰，人參養榮丸以人參為主藥，輔以其他補氣之藥，補氣補血，自然對症。然而，此藥雖性味中和卻屬溫性，溫熱藥久服則傷陰，會口舌乾燥，渴飲煩躁，與黛玉的病機有悖。

林黛玉先天不足體質薄弱，陰體虛弱，陽氣本就虛亢，加之性格多疑，憂慮多思，生命的能量太過釋放，陽氣收藏不夠，這叫陰虛火旺，應該滋陰降火。人參補氣，氣有餘便是火，這時的火，又稱壯火，屬病理之火。壯火食氣，會使人機能亢奮，身體內的營養物質消耗得多。如果服用人參，等於火上澆油，更加虛耗陰氣。因此，人們平常說的，人參太熱，補多了上火，也就是這個道理。

對於黛玉來說，應該服用一些滋陰潤肺、益氣養陰的丸藥，如月華丸、六味地黃丸等。久病及腎，黛玉不僅肺陰虛，腎陰也虛，因此用甘寒滋陰的六味地黃丸要比人參養榮丸更為對症。

中醫常說陰虛陽虛、氣虛血虛等名詞，普通人怎麼能知道自己到底哪裡虛呢？這要看人的體質和平常的一些症狀表現了。以林黛玉為例吧，她是典型的陰虛症狀，經常失眠，時常睡了一個更次，便再也睡不着了；多慮敏感，五心煩熱，甚至到後來的欲哭無淚，其實都是陰虛的表現。

話說到此，還有一點需要強調，很多事情之間的影響與作用都是相互的，互為因果。比如，陰虛的人容易多慮敏感，而性格敏感的人容易

心火過旺而傷陰，因此，對於林妹妹這種類型的人來說，究竟是其病影響了她的性格，還是其性格衍生了病症，便不好說了。

性格放平和些，凡事不要過慮，心氣不要過高，氣性不要太大，對自己的健康也會很有好處。

陰虛體質吃什麼

陰虛體質是現代人出現比較多的一種體質，所以我借林黛玉的病例重點講解一下。中醫的原理和人們的病症自察，不是三言兩語能夠說清的，不過結合日常生活的種種和人們的具體問題，會更好理解。

在日常生活中，有些中老年人常常會一陣陣出汗，這既是更年期症狀，也是陰虛的表現。此外，還有其他一些表現，例如，有的人大便乾、小便熱，體溫雖正常，但自己常常覺得在發燒，等等。

其實，對於現代人來說，許多年輕人平常勞神過度，睡眠不好，競爭壓力之下心火過旺，心情煩躁，可以適當服用一些六味地黃丸，滋陰補腎，潤肺降火；不少步入更年期的中老年人，失眠多夢，盜汗烘熱，免疫力低下，心情煩悶，六神不安，也應該常服一些六味地黃丸，滋補腎陰，延緩衰老，緩解更年期症狀。不過，對於健康人來說，尤其是年輕人，藥不可隨便吃，如果平素沒有感覺任何身體上的不適，大可不必杞人憂天；如果僅有輕微陰虛的症狀，只需食補調養一下即可，多吃些荸薺、百合、梨等甘寒滋潤的食物，陰虛煩熱的不適便會減輕了。

我時常提及六味地黃丸，在這裡要叮囑大家的是，六味地黃丸也不能隨意服用。受廣告的影響，很多人都覺得自己腎虛，要補腎，人們不約而同地想到了六味地黃丸，廣告都說治腎虧嘛。其實六味地黃丸是宋代的兒科專家錢仲陽專門為小兒先天不足準備的一劑良藥，用以治療小兒五遲之症，也就是立遲、行遲、髮遲、齒遲、語遲這些發育遲緩的症狀，後來成人們將其拿來，小兒反倒用得少了。六味地黃丸雖然可以滋陰補陽，看上去調養陰陽皆可用，但它也有非常嚴格的適應證，適於陰虛有熱之人，是腎陰虛常用的一服藥。所以，要記住腎陰虛的明顯特徵：口乾舌燥，總想喝水，同時還伴有頭暈目眩、腰膝痠軟、失眠心煩、睡覺出汗、手足心熱、腦空耳鳴等症狀。

如果症狀與上述相差甚遠，那麼就要慎重用藥了。

1 陰虛也分臟器，肺陰虛，宜服百合固金湯；心陰虛，宜服天王補心丸；脾陰虛，宜服慎柔養真湯；腎陰虛，宜服六味地黃丸；肝陰虛，宜服一貫煎。

2 喜、怒、憂、思、悲、驚、恐，情緒波動太過，容易導致陰虛。

3 陰虛體質應該多攝取大地之陰氣，居住樓房的朋友，應常出戶外，去海邊、多水處、山陰旅行。

壓倒桃花、
淚水流乾背後的病症

淚水會越來越少嗎？真的有「眼淚流乾」這種說法嗎？讓我們依舊通過《紅樓夢》裡的林妹妹來解釋一下淚水與健康的關係。

《紅樓夢》中曾交待，林黛玉乃是西方靈河岸上三生石畔的絳珠仙草，只因未償赤瑕宮神瑛侍者（賈寶玉）的甘露灌溉之恩，故其五內便鬱結着一段纏綿不盡之意，特趁神瑛侍者下凡造歷幻緣之際，還淚報恩。雖然說還淚一說是作為書中的神話情節出現的，然而，林黛玉的還淚歷程從中醫上來看，卻與其病情變化有着密切的關聯，所謂淚盡人亡的確有着一定的醫學根據。

《紅樓夢》第三十四回「情中情因情感妹妹，錯裡錯以錯勸哥哥」中寫到受笞之後的寶玉因惦念黛玉，特命丫頭晴雯去瀟湘館送了兩方舊手帕，以表思念之意，而當黛玉體貼出手帕子的意思來，不覺神魂馳蕩，於其上作詩三首。

「林黛玉還要往下寫時，覺得渾身火熱，面上作燒，走至鏡台揭起錦袱一照，只見腮上通紅，自羨壓倒桃花，卻不知病由此萌。一時方上

床睡去，猶拿着那帕子思索，不在話下。」這一段清楚點明了黛玉的第一個明顯症狀：五內沸熱，渾身似火，面上作燒，腮若桃花。雖然說人面桃花豔麗非常，但在這裡卻是肺結核的典型症狀，因此，從中醫的角度說，曹雪芹的這句「病由此萌」非常有道理。

黛玉夜間常咳嗽失眠，這也是心火過旺、虛火上升造成的。第五十二回「俏平兒情掩蝦鬚鐲，勇晴雯病補雀金裘」中，寶玉關切詢問黛玉身體：「如今夜越發長了，你一夜咳嗽幾次，醒幾遍？」黛玉道：「昨兒夜裡好了，只咳嗽了兩遍，卻只睡了四更一個更次，就再不能睡了。」

水火不平衡，水不足，火太盛，內裡炙熱，常常會讓人晚上睡不着覺，彷彿抱着一個火團，燥熱難安，加之憂思焦慮，心中鬱結的事情太多，自然夜不能安。

題帕三絕全是寫淚珠，淚水的確反映了黛玉的病情。第四十九回「琉璃世界白雪紅梅，脂粉香娃割腥啖膻」中，對於黛玉的流淚一事，曾這樣交代：「黛玉因又說起寶琴來，想起自己沒有姊妹，不免又哭了。寶玉忙勸道：『這又自尋煩惱了。你瞧瞧，今年比舊年越發瘦了，你還不保養！每天好好的，你必是自尋煩惱哭一會子，才算完了這一天的事。』林黛玉拭淚道：『近來我只覺心酸，眼淚卻像比舊年少了些的，心裡只管酸痛，眼淚卻不多。』寶玉道：『這是你哭慣了心裡疑的，豈有眼淚會少的。』」

其實，寶玉不知道的是，對於陰虛尤其是腎陰虛的人來說，眼淚的確

是會越流越少的。心主火，腎主水。在正常生理情況下，心火下降以溫腎水，腎水上承以濟心火，心火下降腎水上升，少陰心腎水火交通既濟，才能保持心腎功能之正常平衡。如果心火上升腎水不足，腎水不能上濟於心，制約心火，便會造成虛火上升，灼陰，因此便會陰虛。

林黛玉陽氣消耗太多，消耗得多，收藏得又少，長此以往，陰自然更虛弱了。陰虛，腎水不足，自然到了最後會欲哭無淚，淚水流盡也就相當於腎陰衰竭，如花生命也走到了盡頭。

人的眼淚其實也是健康的指示燈，淚多淚少不只是心理的作用，生理健康也會通過眼淚向人體作出警示。對於現代人來說，應該注重身體內在的陰陽平衡，避免心腎不交。中醫說，少火生氣，生理中正常的火能夠使人生機勃發，虎虎有生氣；壯火食氣，多餘的火，不但不能增添健康的活力，反而會消耗人的陰氣，造成陰陽失調。

古時，平常人家飲食一般粗淡，火氣不會太旺，但現代人的生活水平與古時相比，相當於富貴人家的「膏粱厚味」，很容易心火過旺，讓人「上火」，因此，富貴病更容易存在「火災」隱患。

不能缺水

身體熱會上火，大家都知道，其實，體內寒同樣也會上火。《黃帝內經》中就說過，熱病的根源也是由傷寒、傷藏所造成，這也就是虛火。林黛玉的欲哭無淚就是如此。

體內寒重，必然傷腎，腎氣虛弱，其他臟器的功能也會隨之下降。腎主水，這個水是灌溉全身的，當水不足時，就如大地缺水一樣，土地會乾燥。

對於人體的臟器來說，如果缺少了水的滋潤、潤滑，就易生熱。我們前面說過，肝屬木，木其實是最需要水的潤澤和灌溉的，一旦缺水，肝就燥，肝火就非常明顯，所以林黛玉動不動就會生氣，健康與性格其實是互為因果的。

下面一節會詳細講解一下臟器的「上火」，在這裡我們先簡單看幾個身體的部位。

當身體的水源不足時，氣血不能上達，人體頭部和面部的血液供應也會缺少，所以人們會出現眼睛乾澀、口乾、舌燥、咽乾、咽痛等症狀。這種情況下，鼻炎、咽炎、扁桃體炎、中耳炎就會趁虛而入，如果身體一直不調節的話，就會得慢性鼻炎或扁桃體動不動就發炎。

由於身體寒重最終導致的上火發炎，是不能用寒涼藥物去火的，這樣會讓身體越來越虛，這種情況就需要疏通經絡，然後補血補腎。後面的章節我會給出一個具體的病例。

之所以要強調這一點，是為了讓大家知道人體的「火」也是分為很多種情況的，有很多時候都是虛證，虛證的一個表現就是「瘦」。

一般來說，身形消瘦的人多虛，如果形體消瘦，體重不達標，皮下脂肪又少，基本上就可以確定是虛性體質。如果瘦而肌肉鬆軟，臉黃，說話氣若游絲，語聲低怯，那麼多半以氣虛體質為主；如果精瘦結實，靈活，精力不錯，通常就是陰虛內熱體質。如果形體乾瘦，面色口唇發暗，皮膚乾燥，舌質紫暗，多數是以血瘀體質為主。

人的一生通常會流下三種眼淚。最基本的淚水會在每次眨眼睛時出現，它浸潤着人的眼球。第二種淚水是反射性淚水，當眼睛受到意外傷害，或接觸到刺激性氣體的時候，眼睛就會湧出這種淚水。第三種是情感性淚水，也就是人們哭泣的時候流出的淚水。情感性淚水的成分與其他兩種有所不同，其中蛋白質、鉀、錳以及激素成分都要多於前兩者，所以情感淚水是一種情緒的宣洩，適當流淚對人體健康有好處。

上火，
真真假假，虛虛實實

上火，這個詞平常大家經常說，喉嚨腫痛了，說上火；嘴角長皰了，說上火；便秘了，說上火。

上火是中醫的理論，西醫一直沒有明確的對應說法和解釋。咽喉腫痛時，西醫會說有炎症。中醫認為生命靠一股真火來推動，這種真火倒不是什麼三昧真火，而是指人體內的一團真陽，它是生命的能源，推動生命機能，也維持着五臟六腑的正常功能。

人們常說，年輕人火氣盛，無論是身體還是性格，老年人普遍都有些火力不足。也正因為火不足，所以老人的身體就比較虛弱、怕冷，身體的抵抗能力也弱。當然，能量也有一個度，過猶不及，如果火太旺，累積在體內也會出現病症。

因此，人體中這個所謂的火應該保持在一定的範圍內，比如人體的正常體溫是37℃左右，溫度高過正常範圍便是發燒了，身體會有紅、腫、熱、痛、煩等症狀表現。《黃帝內經》中稱人體正常的陽氣為「少火」，超過正常範圍的亢烈之火為「壯火」。

中醫說：「熱自外受，火自內生。」上火便是指身體內的「壯火」失去了正常潛藏功能，有外部因素的刺激，也有直接的「火熱之邪」，例如夏季中暑，或許是辛辣厚味的飲食過量，或許是情緒波動與壓力過大。

以五臟來看，人體的每一個部位的上火都對應着一種臟器。例如，目赤腫痛是「肝火」，口舌生瘡是「心火」，鼻扇氣喘是「肺火」，手足心熱是「腎火」。

其實，上火也有真假之分，即中醫說的實火與虛火。五臟之火也有虛實之分。一般症狀重，來勢猛的就是實火；症狀輕，時間長，並伴有手心腳心煩熱、潮熱盜汗等的屬虛火。虛火是表面有火，但其實內在的能量並不足，因此不能實實在在地燒起來。這一點在腎火上有明顯的體現。前面我說過，腎對應五行中的水，是水臟，對應的季節是冬季，這也是腎火多虛火的一個原因。

中醫診病的過程中，腎火多為陰虛火旺的虛證。五心煩熱，潮熱盜汗，頭暈目眩，耳鳴耳聾，牙疼尤其夜間疼得厲害但牙齦不腫，或有反復發作的口腔潰瘍，還有尿路感染、腰膝痠軟等症狀都是腎陰虛的表現。

腎陰虛的原理可以用一個日常生活中的實例來解釋。大家可以觀察一下，家中有木塞的暖水瓶，正常的保溫的暖水瓶的瓶塞一定是濕潤的，出了問題的不保溫的暖水瓶的瓶塞一定非常乾燥。因為暖水瓶不保溫了，水的溫度下降，熱氣蒸騰不上去，所以瓶塞就十分乾燥。

瓶塞的乾燥，相當於人體表面的熱燥。人體是一個陰陽平衡的整體，如果陰陽失調，便會不適。雖然瓶塞乾燥，但其實內在的熱量卻在虛耗，因此暖瓶裡的溫度在一點點流失。

肝火，說起來很好理解，有個詞叫做「大動肝火」，古人云「暴怒傷肝，五志化火」，所以肝火通常與情緒變化密切相關。

肝對應五行中的木，對應着春季，應生發，最忌鬱結，而現代人常掛在嘴邊的「鬱悶」，其實對肝損害很大。因為一旦鬱悶不快，就容易導致肝鬱氣滯而肝火上炎。我們常見到有人氣性大，一點小事常氣得面色通紅，氣紅了眼，氣得胸悶，甚至頭暈耳鳴，口苦咽乾，這就是動了「肝火」。對於肝有壯火的人，可以服用龍膽瀉肝丸、當歸龍薈丸等藥。平日裡容易大動肝火的人，就要學會調節疏解情緒，學會宣洩，不要將生氣的事反復溫習，自己氣自己。

心火，心對應火，對應夏季，心煩失眠，口舌生瘡或潰爛腫痛，口中老是乾渴想喝水，小便少而黃，常便秘，都說明心火亢盛。心火過旺通常是由於情緒抑鬱不舒，有的人心氣太高，遇事常覺得不符合自己心意就容易氣鬱化火，有時火熱之邪內侵，辛熱、溫補的食品補養過量也會讓心火亢盛。心火有實有虛。虛火常由血虛或陰虧所致，心陰不足就會出現陰不制陽的情況，虛熱化火。通常低熱、盜汗、心煩、失眠等都是虛火的表現。

要知道虛實的治療保養是不同的，虛火宜補，實火宜清。有實火，可將蓮子心代茶泡飲；有虛火，可服用酸棗仁湯、補心丹等。

說起胃火，很常見。最簡單的一點：有的人嘴巴裡味道很重，這就是胃火的表現。脾胃屬土，對應季節之交，是運化水穀滋養人體的。

現在生活好了，很多人都飲食過量，膏粱厚味、辛辣肥甘吃得太多，形成「食積」，化熱生火，以致胃火熾盛。因此，很多人會覺得胃熱、胃疼，口乾口臭，還有牙齦腫痛、腹痛便秘等症狀，這種情況應該服用清胃黃連丸等，要注意飲食的葷素搭配和食量控制。如果平日飯量並不大，但卻有便秘腹脹、舌紅少苔等不適，這就是虛火了，同樣要以補為主，可取糯米、百合、玉竹各適量，煮粥來吃。

肺火，肺對應金，對應秋天，中老年人處於人生的秋季，因此肺火的問題在中老年人中比較常見。通常會有呼吸氣粗、高熱煩渴、咳痰黃稠等症狀，肺主氣，這種呼吸系統的不適就是肺火亢盛的表現。這種情況有時是由於勞累過度，有時是源於不良的煙酒嗜好，有時是由於辛辣厚味吃得太多。

上火，人人難免；滅火，卻也不難：一是心靜自然涼，二是飲食要健康。

實火、虛火

首先，看身體的發熱情況。如果身體出現發熱的症狀，體溫超過37.5℃，全身燥熱、口渴，這就是內熱大，是實火；如果發熱時手腳冰冷，身體一會兒冷一會兒熱，也不想喝水，這樣就是體內有寒，為虛火。

其次，就是觀二便。小便和大便是人體每天排洩的必需，如果小便顏色黃、氣味重，同時舌質紅，就可能是實火；如果小便顏色淡、清，則說明體內有寒，是虛火。對於大便來說，如果大便乾結，同時舌質紅，那麼多為實火；如果大便乾結，舌質淡，舌苔白，那麼就為虛火；如果大便稀軟，或者經常腹瀉，那麼說明體內有寒，是虛火。

所以，在日常生活中如果感覺身體內有熱燥，或者有些上火症狀，就應該先自我判斷一下，究竟是虛還是實。對於現代人來說，由於普遍忽視了身體的養藏保暖，所以虛火的情況非常多。

實火要清，虛火要補，實火可用蓮子心、苦丁等清火之物，虛火多吃些綠豆、紅豆、大棗等熬煮粥品。

酸甜苦辣鹹五味之中有兩味是可以滅火的，這就是酸和苦。中醫說酸甘化陰，苦能防火外散，因此，烈日炎炎的夏季多吃些酸梅、苦瓜等酸或苦的食品能夠防止火上生炎，是天然的人體「消防員」。

清代吳鞠通在《溫病條辨》中講了一個果藥汁即「五汁飲」，由梨汁、荸薺汁、鮮蘆根汁、麥冬汁、藕汁共同組成，有滋陰潤肺、消渴除煩的功能，祛火效果顯著。

做法也很簡單：取梨100克、荸薺50克、鮮藕50克，去皮洗淨切碎，再取麥冬10克、蘆根20克，洗淨切碎，混合後榨汁即可。

五汁飲除可以預防「上火」外，糖尿病前期患者適量服用還可以減輕口渴症狀，不過需要記住的是，怕冷、大便稀等陽虛及脾胃虛弱的人，不適宜飲用。

1 春季多風燥，如果上火，可以多吃些豆芽，幫助五臟從冬藏轉向春生，利肝健脾胃，清熱利水，當然豆芽最好現吃現買，或自己泡發。

2 炎炎夏日，要防「外火」，盡量避免烈日的直接照射，外出或工作時戴好遮陽帽；同時室內要注意通風降溫，以防外火內侵。

3 秋燥上火，可以選擇多喝粥品，如黑芝麻粥、雪梨玉竹粥、生山藥粥、沙參二冬粥等，養收潤燥。

4 冬季，天氣寒燥，圍爐烤肉、麻辣火鍋、香鍋乾鍋之類要有所克制。

「鬱悶」，
被性格決定的體質

現代人常把「鬱悶」一詞掛在嘴邊，其實這還真不是什麼好詞，有一種偏頗的體質就是因為性格多鬱悶而形成的。

在體質分類中，有一種體質是性格決定健康的絕佳詮釋，那就是氣鬱體質。氣鬱體質，顧名思義就是長期氣機鬱滯而形成的性格內向不穩定、多愁善感、憂鬱脆弱、敏感多疑的狀態。這種體質的人一般身形瘦弱，經常悶悶不樂，無緣無故地歎氣，容易心慌失眠。疲憊時常覺得胸口脹悶，有的女性在經前會有明顯的乳房脹痛感，甚至還會覺得走路的時候肋骨部位發痛。

氣鬱的人通常對社會環境適應能力較差，對於人際關係的處理常感心力不足，平常容易觸景生情，十分反感陰雨天氣。氣鬱體質的成因有的是先天遺傳，有的是因為突受驚嚇、壓力過大，或所欲不遂、憂鬱思慮等。

氣鬱體質應該如何調養呢？憂思鬱怒、精神苦悶是導致氣血鬱結的原因所在，這種氣鬱在先、鬱滯為本的病機其實都是「鬱悶」惹的禍。

既然說氣鬱體質的根源在於性格，那麼就應從改變性格開始做起，讓自己的性格完善起來。氣鬱體質者性格多內向，缺乏與外界的溝通，情志不達時精神便處於抑鬱狀態。所以，要克服自己的抑鬱情緒，學會放寬心，樂觀地看待生活。

氣虛體質與氣鬱體質的人群比較易發生慢性疲勞綜合徵，因此這兩類體質的人要以預防為主，最好多吃點鹼性食物以消除疲勞，學會自我減壓保持心理平衡。

氣鬱體質如何調養

睡前避免飲茶、咖啡等提神醒腦的飲料，因為氣鬱的人因思慮過多常會輾轉難眠，能夠讓自己盡快安然入睡也是紓解氣鬱的一個好方法。此外，家中可常放置些玫瑰花、菊花、梅花等花卉。

平時的飲食也要注意合理搭配，穀物類多吃小麥、蕎麥、高粱、粳米、糯米、粟米、綠豆，葷類多吃火腿、豬肝、瘦肉、雞肉、蛋類、牛奶等，蔬菜類多吃蔥、蒜、海帶、海藻、芹菜、白菜、金針菜、萵苣、茴香菜、白蘿蔔、百合、苦瓜、薺菜等，水果多吃金橘、橙子、山楂等。這些消食醒神的食物對於解鬱均有食療效果。

食物中有一樣不得不着重提起。大家都知道，人參補氣，蘿蔔洩氣，通常多吃蘿蔔，就會放屁，這其實就是在排除體內鬱結的氣。有的人生氣憤怒，胸腹脹悶，如果放出屁來，不適感就會消除了。

在此，向大家推薦一種食療方法：蘿蔔炒豬肝。鮮豬肝150克，白蘿

蔔250克，分別洗淨切片，蘿蔔片翻炒至八成熟備用，豬肝爆炒成熟後加入蘿蔔片，放入調味品，翻炒出鍋。這道菜可以補肝清熱，寬中下氣。

氣鬱體質的人一般情緒過於內斂，所以要注重養生養長，無論是陽氣還是情緒都要側重生發釋放。

1 氣鬱體質的人，閒暇時可以蹲蹲馬步，着意鍛煉呼吸吐納，以開導鬱滯。

2 由於氣鬱體質的人對季節氣候、環境適應能力較差，所以易患花粉症，出現鼻癢、鼻塞、打噴嚏、眼癢、流淚，甚至哮喘等症狀。

被血影響的女人體質，
血瘀與血虛

在體質分類中，有兩種體質在女性中比較常見，即血瘀體質與血虛體質。

血瘀體質的人很容易出現「熊貓眼」，這也是很多女性對於眼霜、眼袋霜十分青睞的一個原因吧。眼睛常有紅絲，鼻子部分也有黑影，面色晦暗，口唇暗淡或紫，刷牙時牙齦易出血，皮膚常乾燥粗糙，容易出現皮膚瘀青、瘀斑或者有色素沉着。這類人體形多瘦，還常常出現身體疼痛的感覺，性情急躁，易煩躁常健忘。血瘀的人們不能耐受風邪、寒邪，冬季以及多風的天氣易得病。

血瘀體質的成因主要是遺傳或懷孕期間養護不當，也有性格方面的原因，經常憂鬱、不愉快，導致氣血不暢；有的是因為生病時間太長，「久病必瘀」。血瘀體質在女性中較常見，很多南方人尤其是腦力勞動者中血瘀體質的人也比較多。這類體質的人平常大多缺乏有氧運動，飲水也比較少，對於寒暑問題不太重視，常常過寒或過熱，如果平日的跌打損傷太多也容易變成血瘀體質。

血虛體質是指血液不足或血的濡養功能減退的一類體質。這類人群一

般面色蒼白或萎黃，面少光澤，視物不明，四肢麻木，肌膚乾燥，唇色淡白，頭暈眼花，失眠多夢，注意力不集中。

或許大家會說，這不就是貧血嗎？雖然血虛與貧血的症狀相似，但中醫說的血虛並不完全等同於西醫所說的貧血。通常血虛體質會出現在月經過多的女性和偏食的人群身上。血虛的人要保證生活規律，注意勞逸結合，適當參加運動鍛煉。中醫講「久視傷血」，因此要養成良好用眼習慣，不可勞心過度。

血瘀和血虛如何調養

血瘀體質的人如果身體感覺不舒服了，要着重考慮活血化瘀。血瘀體質的人不適合過於安逸，應該多做些有益於心臟血脈的運動，並保持足夠的睡眠。飲食方面，可多食黑豆、海帶、紫菜、蘿蔔、胡蘿蔔、芋頭、桃、山楂、醋、綠茶等具有活血散結、行氣解鬱作用的食物，少食肥肉等油膩之物。在此也推薦一種水果飲料——山楂茶。取新鮮山楂15～30克，沖洗乾淨，去核打碎，加清水煮沸約20分鐘，沖泡代茶飲用，也可加入少許紅糖。這種酸甜的山楂茶可以活血散瘀，消食化積。

此外，還有許多關於活血化瘀方面的調養方法，將在後面相應的章節介紹。

血虛，也是很多人都有的健康問題，究竟怎樣才是氣血充足或虛弱呢？

首先，可以通過面色來判斷。中國人是黃種人，正常面色應該是黃

而有光澤，透出少許血色。當然，膚色有深淺，但不論白皙還是黝黑，都應該有光澤。一般來說，皮膚白裡透着粉紅，有光澤、有彈性、無皺紋、無斑代表氣血充足；皮膚粗糙，沒光澤，發暗、發黃、發白、發青、發紅、長斑都說明氣血不足。具體來看，如果面色萎黃，也就是黃而沒有光澤血色，如同枯萎的黃葉，那麼便是典型的血虛；如果油膩，多半有些濕熱；如果面色、口唇發暗，月經前或受寒、失眠時常出現黑眼圈，多是血瘀體質；面色發白，缺乏血色，沒有光澤，則是陽虛。

第二，看頭髮。如果頭髮烏黑、濃密、柔順則說明氣血充足；頭髮乾枯、分叉、發黃、發白或脫髮都說明氣血不足。因為頭髮是身體的末梢，血液循環如果不好不足的話，末梢就得不到滋養。

第三，看手腳溫度。如果手腳一年四季都是溫暖的，或者夏涼些冬暖些，那麼說明氣血充足身體好，如果手腳心偏熱，或者經常出汗，或是手足冰冷，冬冷夏熱，那麼都說明氣血不足。

第四，看睡眠。一般孩子的睡眠都比較好，因為孩子心思比較簡單，而成人通常思慮過多。如果成人像孩子一樣入睡快、睡眠沉，呼吸均勻，一覺睡到自然醒，表示氣血很足；如果入睡困難，易驚易醒，夜尿多，呼吸深重或打呼憋氣，那麼就表示血有虧虛。

第五，看運動。如果稍微一運動，就覺得出現胸悶、氣短、疲勞難以恢復，那麼說明應該培補氣血；如果運動後精力充沛、渾身舒泰，通常氣血充足。

如果陰虛嚴重了，也會進一步導致血虛。對於氣血不足的朋友來說，補血補氣很重要。常用於補血的食物有黑米、芝麻、蓮子、桂圓、荔枝、桑椹、蜂蜜、菠菜、金針菜、胡蘿蔔、黑木耳、蘆筍、番茄、牛奶、烏雞、羊肉、豬蹄、豬血、驢肉、鵪鶉蛋、甲魚、海參等。此外向女性推薦一道溫中補血、調經止痛的膳食，即當歸生薑羊肉湯。取當歸20克、生薑20克、羊肉500克，羊肉切塊，加入黃酒、生薑燜燒，再加入當歸以及其他調料煮開慢燉，直至羊肉酥爛。這道藥膳對於血虛身寒、腹痛連脅、月經後期的女性來說，食用效果很好，不過要記住，如果自身火氣太盛則不適宜服用。

1血瘀體質的人可以適當飲用些紅葡萄酒，有利於活血化瘀。

2除紅花、當歸、丹參等人們熟悉的活血藥外，地黃、五加皮、地榆、續斷、芫蔚子等也是活血養血之藥。

3血虛體質除多吃具有補血作用的食物外，還應多吃高鐵、高蛋白、高維生素C的食品，以及具有補氣、補腎、健脾作用的食物，忌食生冷。

4血虛體質平時可以常沖泡桂圓綠茶，既能補血，又能補充葉酸，預防貧血。

肥胖者各不同，
濕熱與痰濕

如今，肥胖是個困擾許多人的煩惱，不過這裡的肥胖指的是真的體重超標，愛美的女孩子不要依據自己的標準將自己劃分進來。

肥胖的人一般容易跟兩種體質結緣，一是濕熱體質，一是痰濕體質。

濕熱體質的偏胖者，通常臉部和鼻尖總是油光發亮，容易生痤瘡、粉刺、瘡癤，常常感覺口乾、口苦、口臭或口中有異味，大便也時常黏滯不爽，小便發熱發黃。

濕熱體質的人心情容易煩躁，常有困倦之感，眼睛老是紅紅的。情緒急躁，易發怒。對濕環境或氣溫偏高的氣候比較難適應，尤其是夏末秋初、寒熱交替的時候。

濕熱體質的形成與先天遺傳、長期居住在比較潮濕的地方、平時喜歡吃油膩甜食，或者長年喝酒導致濕熱蘊藏在體內等原因有關。

濕熱體質其實也是熱底子的一種。濕熱與痰濕體質的人一般汗味、體

味、口氣都特別重。同濕熱體質相比，痰濕體質有個明顯的特點，即有濕但不熱。

痰濕體質的人大多腹部鬆軟肥胖，面色淡黃而暗，臉部出油，出汗多而且黏膩，手腳心潮濕多汗，常感到肢體沉重，身體困倦，眼泡微浮腫，嘴裡常有黏膩或甜的感覺，平素痰多。這類人群對梅雨季節及潮濕環境適應能力較差。不過與濕熱體質人的急躁易怒不同，痰濕體質的人一般心寬體胖，性格溫和，處事穩重，善於忍耐。

痰濕體質的成因和先天遺傳或後天吃得太好、太油膩等有關。胖人多痰濕，形盛氣虛。這種體質的人以中年男性人群居多，平時偏愛甜食、肉食，喜歡睡覺，不愛運動，因此，容易患糖尿病、腦卒中、冠心病等。

水和食物原本都可以轉化為營養物質，膏粱厚味吃得太多，又運化不了，水液不歸正化，這些原本應該成為營養的東西便轉化為廢物，變成痰和濕，這些都是致病的因素。

比如，磚窯燒磚，用土坯和水燒製，正常情況下可以燒製成堅硬有用的磚塊，但如果在燒製的過程中沒燒透，沒能達到應有的程度，那麼原本可以有用的成品磚只會變成軟糯的磚坯，這就是不能用的廢品了。

古時說的「怪病多痰」就是這個道理。

一般來說，肥胖之人都要側重養生養長，依照身體狀況，選擇合適的運動，生發釋放陽氣，不要過於靜藏。

當然，肥胖之人也並非一定就屬於單純的濕熱或痰濕體質。

如果摸上去很結實，行動靈活，體重並未達到肥胖標準，只是超重，這種人多數是平和、濕熱、痰濕體質，氣虛不明顯。如果很慵懶，動作拖泥帶水，走路拖拖逕逕，經常一屁股坐那兒，整個人顯得沉重倦怠，這種人多數是痰濕間夾陽虛或氣虛體質。

濕熱體質的人居住環境要避免低窪潮濕，保持充足而有規律的睡眠，不要熬夜。適合做些大強度、大運動量的鍛煉，如中長跑、游泳、爬山、各種球類、武術等運動。平時要注意調整情緒，煩躁時學會平靜心情，寧靜致遠。

飲食上應以清淡為主，多吃綠豆、空心菜、莧菜、芹菜、黃瓜、冬瓜、藕、西瓜等具有甘寒、苦寒功效的食物，少食辛溫助熱的食物，煙酒要克制。

痰濕之生一般與肺、脾、腎關係最為密切，所以調補方法可以側重這些臟器。如果因肺失宣降，津失輸佈而導致液聚生痰，那麼可以選用二陳湯宣肺化痰；如果因脾不健運，濕聚成痰，可以選用六君子湯健脾化痰；如果因腎虛不能制水，水泛為痰，可以選用金匱腎氣丸溫陽化痰。

痰濕體質的人要多進行戶外活動，堅持體育鍛煉，不要過於安逸、貪戀床榻，節制大喜大悲。

飲食宜清淡，多食蔥、蒜、海藻、海帶、冬瓜、蘿蔔、金橘、芥末等健脾化痰的食物，少食肥肉及甜、黏、油膩食物。

痰濕體質的人應在保健中側重養生養長，水穀運化功能不好，說明收藏太過，需要生發。

在此推薦一道清肝利濕化痰的家常涼菜——涼拌芹菜。芹菜500克，切小段，焯水後備用；海蜇150克，洗淨切絲；加入少許調味品拌勻即可。

1 濕熱體質的人夏季可以多吃些沙參老鴨湯、綠豆薏苡仁粥，清熱祛濕。

2 痰濕體質的人夏季可以選擇菊花薏苡仁粥，化痰除濕。

3 傷及脾胃形成痰濕，一般面色發黃，身形偏瘦；氣血不足產生痰濕，一般又黃又胖，肌肉鬆弛，沒有力量。

4 通常濕氣重的人會感覺下肢特別沉重，痰濕的人減肥要先瀝水，再減脂肪。

特稟體質與過敏原

在諸多體質中，有一種體質的人十分苦惱，因為自己的身體非常敏感，對於許多東西都有過敏反應。西醫將容易對花粉或某類食物過敏的體質稱為過敏體質，中醫將其稱為特稟體質，因為身體稟賦特別，所以對某些季節、食物或物品十分敏感，會產生過敏反應或致病因素。這種體質的人一般對過敏季節的適應能力差，有的是由於先天遺傳，有的是環境因素造成的。

此外，乙肝健康帶毒者、父母患有腫瘤者、遺傳基因中有糖尿病的人以及氣道順應性差的人都要關注一下自己是否有過敏原，以免對某些東西過敏卻沒有及時發現。

大家都知道白癜風是一種很難治癒的皮膚病，會在身上蔓延，但並不傳染。白癜風的病因尚不太明確，有的病例有遺傳的因素，有的是環境的影響，也有相當一部分是由過敏引起的。

有位親戚家的女孩是特稟體質，過敏原很多。某次感冒後，身體抵抗力降低，身上起了許多白斑，皮膚色素脫失，患上了白癜風。當時，她去醫院經過咽試子實驗確定是對梧桐子過敏，從而引起了這種頑固的皮膚病。

由於服用了許多抗過敏的藥物都沒有效果，因此她決定服用中藥調養治療。我用了蟬蛻、蛇蛻、桃仁、紅花、赤芍、白芍等十幾味中藥，讓她內服配合一定的外敷，消除了過敏反應，也祛除了這種極為難治的皮膚病。

其實，除去遺傳因素不談，許多皮膚病都和如今的環境污染有關。由於環境惡化，許多人的體質開始敏感起來，一些皮膚病的致病基因也生發起來，所以，很多人會在莫名的情況下，患上了一些皮膚病。

如何判斷孩子是否為特稟體質

特稟體質的人群也更容易成為環境條件變化下病原變異的襲擊者。因此，特稟體質的人群要清楚明確自身的過敏原，平時注意調養身體，增強體質和抵抗力。

對許多父母來說，最好能夠及早判斷自己的孩子是否為特稟體質，這樣既有利於平時的飲食調養，又能有所警覺。

下面我就告訴父母一個辨別的方法，有八種日常現象，有可能是過敏體質的表現。

第一，孩子經常揉眼睛、摳鼻子、流鼻涕、打噴嚏，而且時常連續打噴嚏。

第二，孩子從小就容易長濕疹，經常身上起疙瘩，而且發癢。

第三，孩子總有青眼圈，哭的時候有紅眉毛。

第四，晚上睡覺，剛睡下半小時到兩小時，孩子經常容易出汗。

第五，孩子日常多汗、多動、夜驚、易感冒。

第六，跑步或者大笑之後，孩子總會咳嗽。

第七，孩子大多數情況下精力都很充沛，但走路或上樓梯時往往不願意走，容易氣喘。

第八，父母或兄弟姊妹有過敏病史。

如果有以上情況中的一種或幾種出現，那麼家長最好能夠帶孩子去醫院找過敏專科醫師做進一步檢查，未雨綢繆。

醫學上把過敏（變應性）分為四種不同的種類，並以羅馬數字I至IV來命名。其中最常見的是I型和IV型。

I型有時也被稱為「特應性」或者「速發型變應性」。人體在被昆蟲蜇傷後幾秒鐘就會作出反應，動物毛髮過敏和花粉過敏在幾分鐘內就有反應，食物過敏的時間則在30分鐘以內。

IV型過敏的反應則要慢得多，症狀要在一天或者幾天之後才會出現。例如裝飾物過敏和許多類型的職業過敏等。因此，人們把其稱

為「遲發型變應性」。

特稟體質人群的調養方式也是要飲食清淡、均衡，粗細搭配適當，葷素搭配合理。少食蕎麥、蠶豆、白扁豆、牛肉、鵝肉、茄子、濃茶等辛辣之品，腥膻發物及含致敏物質的食物。消風散、過敏煎等中藥是防治過敏的藥劑。

1 當連續打噴嚏的時候，可以按揉迎香穴（位於鼻翼旁凹陷處，在鼻翼外側旁開約一厘米皺紋中），經常按摩迎香穴還可以預防感冒。

2 一般對某類海產品過敏，都是由於異性蛋白質而引起的過敏反應，但海鮮類食品引起身體過敏的機會並不比其他動物性蛋白質多，所以無須盲目忌口。

3 過敏體質的人群要謹慎使用正紅花油，否則易引起過敏。

4 過敏體質者到醫院就診時，應將家族及自己的藥物過敏史告知醫務人員，從而避免過敏藥物的再度使用，日常應盡量考慮口服用藥。

便秘
也分三六九等

有一本書叫做《大便書》，將大便的各種指標當作人體健康的信號，這是有道理的。有句俗語說：若要長生，二便常清；若要不死，肚裡無滓。不過，現代很多人都在困擾的就是：拉不出來，便秘。為什麼會便秘呢？原因很多，正如人的體質分很多種，結合體質來看，其實便秘也分幾種。

其一，熱秘。熱秘的人通常大便乾又臭，小便發黃。這種便秘在熱底子人群中比較常見，很多也跟「上火」有關，膏粱厚味、辛辣刺激的食品吃得過多，或是大補過量，平日喝水又較少造成的。熱秘的人很多都嗜辣，並有口臭的症狀表現。不過熱秘不一定是習慣性的，有的人會因為飲食問題有偶爾的熱秘，這種情況服用些三黃片或牛黃解毒片即可，如果是習慣性的熱秘，可以服用麻子仁丸。

其二，氣秘。氣秘的人除了大便乾之外，還會伴有肚子脹、上廁所時常常放屁的情況。患有氣秘的人通常脾氣暴躁，因為這種便秘與性格有一定關係。這類人應該平時多吃些水蘿蔔，學會腹式呼吸，保持氣機通暢。

其三，虛秘。虛秘又分血虛和氣虛兩種。因血虛而虛秘的人一般臉上缺少光澤，經常頭暈心慌，而女性在來例假時便秘情況更為嚴重。因為前面我說到，血虛體質的人女性居多，同樣這種因為血虛而虛秘的情況也多出現在女性身上。血虛便秘應該以「增水行舟」的飲食方法進行調養，這種情況下最好多吃些豬血、鴨血等，可以起到通便、補血、補鐵的作用。女性可以平日服用一些當歸丸，活血補血，促進血液循環。因氣虛而便秘的人在大便時會有一種「虛掙怒責」的感覺，即有便意，但解不出來，要拚命使勁，下來的大便並不乾硬。這種情況便是氣力不足，應該補氣。平時除了依據氣虛體質的培補方法進行食補之外，還可以適當服用補中益氣丸。

其四，冷秘。有冷秘情況的人通常缺少活力，手足冰涼，喜熱怕冷，肚子老有涼的感覺。由於腸道蠕動無力，傳送無力，才導致便秘。這種情況服用一些促進胃動力的藥會有效果，但最重要的還是由於運動量太少，缺乏鍛煉。女性白領冷秘較多，因為一是平日缺乏運動，二是冬季保暖不夠，愛風度勝過溫度。既然都是女性中常有，那麼血虛便秘和冷秘有什麼不同之處呢？女性冷秘的情況下，在例假前有可能出現便秘，而例假時則有些輕微腹瀉的症狀。血虛便秘時則因為生理期的失血造成便秘加重。習慣冷秘的人可以吃一種以各類堅果為主的中藥丸，即五仁丸，由杏仁、桃仁、柏子仁、松子仁、郁李仁組成。平時還可以多飲用杏仁露和牛奶。

對於以上幾種不同原因的便秘來說，除熱秘外，其他三種都應該多吃些帶油脂的東西，這樣可以潤腸通便，而粗纖維的食物、蜂蜜水、蔬菜瓜果等潤通的食物都應該多吃些。

大便排洩與飲食的關係非常密切，飲食也是體質偏頗的一大因素。

一般來說，如果日常營養過剩，水穀太多就會消耗元氣，那麼身體就很有可能氣虛，所以有些人食量很大，身體肥胖，卻全身沒力，便秘時也容易氣秘。此外，過剩的水穀攝入還會導致痰濕和血瘀體質的形成。營養不良通常會導致虛證，如氣虛、陽虛、血虛，所以偏食、節食的人有時吃得不多，卻依舊會便秘。如果飲食偏鹹，鹽分攝入過量，容易導致痰濕和陽虛體質；無辣不歡則容易導致濕熱或陰虛體質；常吃宵夜易打擾夜間藏匿於內的陽氣，陽氣損傷，便容易水穀不化形成痰濕，或者導致氣虛、陽虛。

所以，便秘是一個很明確的健康信號，它能夠清楚指明你的日常生活習慣中的不合理之處。

如何解決便秘問題呢？首先，可以從「水」上找到一個方法。每天早晨起來最好能空腹喝一杯溫開水，水溫宜在35℃至38℃之間，和體溫相近，最好一飲而盡，可以起到沖洗腸胃的目的，沖刷、洗滌整個消化道。經過一夜的睡眠，機體已消耗了大量的水分，會處於一種生理性缺水的狀態，此時飲水會很快滲透入血，補充血容量，防止便秘。喝過水後不要馬上吃早餐，最好過上半小時，以免稀釋胃液，影響消化。對於陰津虛損的便秘來說，可以將荸薺洗淨去皮，用水煮熟，將水澄清後喝下，再把荸薺吃掉，上、下午各吃一次，每次吃上五六個，也比較有效。

患有便秘的人通常都會有一個更為鬱悶的事情，那就是因為便乾

難解而生了痔瘡。痔瘡的治療藥品有一些活血的膏栓，不過如果生活方式和飲食習慣不作出調整，僅僅利用藥物是無法徹底解決問題的。如果因便秘而導致痔瘡出血，可以取荸薺500克，洗淨打碎，地榆30克，加紅糖150克，水煎約一小時，每日分兩次服用，效果不錯。不過，不要等到出血了再亡羊補牢，平日多坐的人要多起身適當活動一下，飲食上要每天限定自己吃下定量的蔬菜水果。此外，還有一個易行的方法——提肛運動。睡覺之前，躺在床上，收縮肛門，最好配合腹式呼吸，提氣時要感覺兩腎連同前後二陰同時提起，然後再緩緩放下，這樣重複8次。每天做一次，可以改善直腸血液循環，讓痔瘡自己慢慢痊癒。想通過個人調整克服便秘，治癒痔瘡的朋友要學會這個簡單的提肛運動，並持之以恆。

1 痔瘡患者可以選用中藥痔瘡栓，消腫化瘀，生肌止血。

2 出現便秘症狀的人，一定要慎重選擇市面上的排毒膠囊、腸潤茶等。

3 便秘的人，飲食要食量適中，食量過少也容易便秘。

4 飲食清腸道，多飲水，食果蔬，勤排洩，偶爾餓。

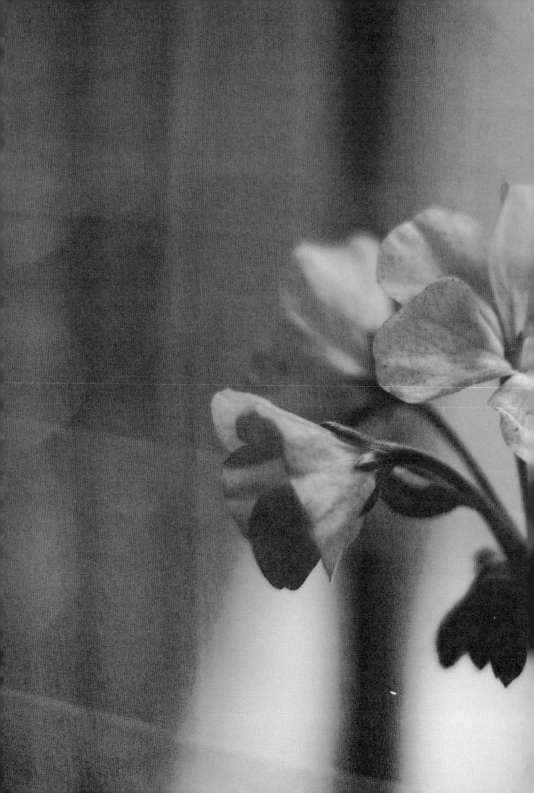

第四章　人生四季與生長收藏

人體的階段養生是人生四季的體現，生長壯老是人的生命週期的最大單位。春夏時節的生長釋放，是爲了健康成長；秋冬時節的收藏積蓄，是爲了延年益壽。年輕時的寒涼會成爲年老時的病痛，年輕時的外放會成爲年老時的病邪。人生四季最重要的就是「收放自如」，該生時生，該藏時藏。

孔子「三戒」與
生長收藏

人生也是一個四季變化、生長收藏的過程，生長壯老死，如同天地萬物的變化。

0歲至20歲，是人生的春季，是生發的季節，生長發育，朝氣蓬勃。

20歲至40歲，是人生的夏季，是成長的階段，這段時間也是人體生育能力最旺盛的時候，是人體生命活力的巔峰。

40歲至60歲，是人生的秋季，是壯實的階段，當人由夏季步入秋季的那刻起，生命的陽氣便由頂點開始衰減了。

60歲至80歲，是人生的冬季，是衰老的階段，人體各臟器的功能都開始變得虛弱，此時尤其應該養藏，休養生息，積蓄生命的能量。

生長壯老是人的生命週期的最大單位，隨着年齡的逐漸增長，對於老人們來說，每年都有一個生長壯老的小週期，每年的生長收藏都要符合人體規律，每年的冬季都要尤其注意身體的調節，為下一年的開春

養精蓄銳，這也是保持健康長壽的關鍵季節。已經高壽的老人，要把生長收藏的小週期細緻到每個月甚至每天。

幼年、青少年、壯年、老年，人生的春夏秋冬，不僅生理上要有相應的生長收藏，心理上的收放調節更是要符合人生四季的要訣。

20歲左右的年輕人，處於生命的盛夏時節，這時要養「長」，要全面發展，為「三十」而立做好充分的身心準備。

《黃帝內經》中按照人體生理功能的變化——主要是腎氣的強弱，劃分出了具體的生命週期，其中女子以「七」為基數，男子以「八」為基數，女子28歲，男子32歲，身體進入全盛時期。女子和男子在「五七」35歲和「五八」40歲時，身體機能開始衰退。此刻人的心理也已經不復年輕時的「初生牛犢不怕虎」了，對於社會也有了清晰的認識，四十而不惑，人們走入生命的秋季。

秋季是收穫的季節，這時也是蓄積能量的開始。這個年齡階段要懂得健康的收支平衡，如此才能抵抗深秋的寒意，千萬不要寅吃卯糧，透支健康。

更年期是現代中年人普遍被困擾的一段時期，心情煩躁，身體不適，看什麼都覺得不順眼，聽什麼都覺得不順耳。

中醫說身體內有一種很重要的能量叫做天癸，是腎臟產生的一種最重要的生命物質，也是促進生長發育和繁衍孕育的物質，一旦天癸停止

分泌，那麼人的生育能力也就喪失了。更年期便是這種精微的生命物質的波動時期，如果生育能力喪失了，人便正式邁入了人生的冬季。

所以，對於女性來說，過早地閉經其實是一種人體季節的異常變化，會讓你更快地開始衰老，所以要對生理和內分泌進行調節。處於更年期的中年人也要針對自己的身體狀況和實際年齡，對身體和心情進行相應的調養，避免衰老過早地降臨。

60歲時已經經過了更年期的變化由中年步入老年，這時如果能將心情調整到人事「順眼」、「順耳」的程度，那麼身體自然也會強健，正所謂養心勝於治病。

人老先老腦，人衰先衰腿，如何讓自己活得年輕，就需要多用腦、邁開腿、常動嘴。學會給自己尋找隨心所欲的樂趣和愛好，心不老，身體自然年輕。

人體的十個階段

《黃帝內經》以10歲為一階，按年齡將人體劃分為10個階段。

10歲時，五臟六腑的生理功能基本成熟，生機勃勃，以走路為例，這個階段的人喜歡小跑。

20歲時，氣血旺盛，身體協調，喜快步走。

30歲時，身體達到最佳，走路不快不慢，穩健。

40歲時，身體各項指標達到巔峰，新陳代謝旺盛，但也是曲線下降的起點，開始愛坐。

50歲時，身體器官開始衰老，肝氣不足，目花不明。

60歲時，心氣衰弱，氣血不暢，氣機阻滯，喜歡臥着。

70歲時，脾氣虛弱，脾主肌肉，皮膚鬆弛，衰老明顯。

80歲時，肺氣衰弱，神志離散，言語不利。

90歲時，腎氣虛弱，經脈空虛，老態龍鍾。

100歲時，五臟皆虛，行將就木。

孔子曾說過：「君子有三戒。少之時，血氣未定，戒之在色；及其壯也，血氣方剛，戒之在鬥；及其老也，血氣既衰，戒之在得。」這句話是人生四季養生中心理調節的智慧箴言。

少年戒之在色，男女之間如果有過分的貪慾，很容易毀傷身體；壯年戒之在鬥，這個鬥不只是指打架，而指一切意氣之爭，意氣不順，自然氣血不暢；老年人戒之在得，年齡不到可能無法體會，許多原本年輕時可以放開的名和利，到了老年反而無法放下，因為放不下，所以心中常鬱結。

養生貫穿一生，在人的一生中，各種因素都會影響最終壽限，因此，養生必須貫穿人生的始終。孔子的「三戒」與年齡分析其實也告訴我們一個道理：春養生，要向上，莫雜；夏養長，要全面，莫激；秋養收，要積蓄，莫透；冬養藏，要生息，莫懶。

金元時期著名醫家劉完素指出，人一生需要秉持「養、治、保、延」的養生思想。平時，健康的時候，要注意調養；有了小病小痛，要及時治療，不要拖延，不要硬扛；當年齡漸長，步入中年時，要注重保養，自我保護意識要加強，不能像年輕時那樣隨意；當步入老年，就要將重點放在延年益壽上，好好養藏，延緩衰老。

1 對於小孩子來說，零食、補品一定要少用，日常飲食才是最好的營養品。

2 缺少睡眠、吃油太多、只吃菜不吃飯是年輕人飲食的健康誤區，需要調整。

3 中年人一旦經常出現頭暈、乏力、胸悶、心悸、胃痛、失眠、氣短、關節痛、食慾差等症狀，最好及時就醫調養，以免小病拖大。

4 老年人吃東西，要軟一點、少一點、溫一點，在吃的過程中細嚼慢嚥。

聰明爸媽的「笨小孩」，宮內窘迫的後遺症

嬰幼兒時期是人生的春季，主「生」。其實當寶寶還在媽媽腹中孕育的時候，就已經進入初春萌芽的階段了。

對於懷孕媽媽們來說，市面上已經有很多指導準媽媽胎教保健的書了，我在這裡只講一個需要注意卻又容易被忽視的問題。

我認識一位年輕的準媽媽，要待產了但還沒有去醫院，之前B超發現，她的寶寶臍帶繞頸兩周，但這位母親沒有太重視這個問題。這天，她請我到家中做客，我便順便幫她診聽胎心，平常寶寶的胎動是每分鐘140次，那天胎心發生了變動，變成了每分鐘120次。我讓這位準媽媽活動了一下身體，再次診聽，發現又變回了140次，但五分鐘過後，胎心再次變為120次。我想到這肯定是寶寶臍帶繞頸影響呼吸了，於是趕緊送她去醫院進行剖宮產，不過由於路途遙遠，當寶寶要被剖出來時，胎心已經變成每分鐘60次了。寶寶出生後，各方面倒也都十分健康，但隨着寶寶的長大，這位媽媽發現，自己的孩子有些不太聰明，雖然程度不嚴重，但與同齡孩子相比的確笨了一些。這位媽媽總是為寶寶當初的宮內窘迫感到自責。

的確，宮內窘迫會造成寶寶腦部缺氧，胎心會比原來的正常值有所下降，一段時間後，又會出現心跳過快的情況，等到胎心跳動忽快忽慢，最後數值逐漸下降的時候，就說明寶寶快要喘不過氣來了。如果寶寶在媽媽子宮中缺氧，就會影響孩子出生後的腦部發育，影響寶寶的智商。因此，無論是想要自然分娩還是需要剖宮產的準媽媽，要特別注意平日對胎心的監聽，平常要計算好前往醫院的路程和時間，待產前最好提前入住醫院。

前面提到準媽媽的生產，咱們順便說一下自然分娩與剖宮產的問題。

現代很多女性出於對分娩的恐懼，或者對身材的要求，會主動要求剖宮產，醫院一般也都會答應。其實，大多數情況的孕婦都是可以自然分娩的。國外對於剖宮產的要求是有一定標準的，只有必須剖宮產的情況才會採取這種人工分娩的方式。那麼對於孩子和母親來說，自然分娩和剖宮產有什麼區別呢？在這裡我們着重講一下分娩方式對孩子的影響；對於母親的影響我會在後面的章節舉例講述。

先給大家講一個日常的事情吧。毛毛蟲化繭成蝶的過程大家都知道，毛毛蟲破繭而出的過程是十分簡單的，需要衝破一定的束縛，在自己的努力之下獲得新生。如果在毛毛蟲掙扎的時候，用人力幫助它從繭中掙脫，那麼這樣重生的便不是美麗的蝴蝶，而是無法飛翔的怪蟲。之所以要講這個例子，是因為寶寶的出生是一個新生的過程。還記得我前面在講述四季脈象的時候說過，春天應有的脈象是像用手指按琴弦一樣，略略感到有些緊。這種緊便是一種束縛。早春陽氣升發釋放，但冬季殘留的寒氣還未完全消退，生命的陽氣應該具有一種要突

破抵抗的張力,而自然分娩正是讓寶寶全身心地充分感受這個過程,對寶寶出生後的成長發育也能打好堅實的底子。適度的「緊」是生長的動力,「笨小孩」是由於過緊,壓住了生機,而如果太鬆,又無法化繭成蝶,獲得身體更為蓬勃的張力。

胎孕保健很重要

在生命萌芽生發的時候,氧氣和營養是最為重要的。媽媽們都知道,寶寶發育所需要的營養物質,都是以臍帶為傳送媒介由母親體內輸送交換的。正常臍帶長度為30毫米至70毫米,內含一條較粗的靜脈和兩條動脈。臍帶過長很易造成臍帶纏繞,其中繞頸佔90%。如果臍帶繞頸後,纏繞周數過多過緊就會影響寶寶的呼吸,造成宮內窘迫。

胎兒是否窘迫可以通過聽胎心來觀察發現,通常胎動計數可以通過早、中、晚自行監測各一小時來計算,三次的胎動次數相加乘以四,即為接近12小時的胎動次數。胎動減少是胎兒窘迫的一個重要指標,每日監測胎動可預知胎兒的安危。普通家庭中,可以用聽診器來聽胎心,每天在早、中、晚特定的時間段聽三次,或者中間可以隨即多聽幾次,按每分鐘胎心跳動來計數。

明代張景岳特別強調胎孕保健的重要性。他曾說:「凡寡慾而得之男女,貴而壽,多慾而得之男女,濁而夭。」這也是在告誡為人父母者,在孕育寶寶之前,父母的身體狀況就是寶寶一生身體強弱的決定性時期。因此,想要孩子的家庭應當高度重視節慾節飲,克制煙酒等不良嗜好,以保全精血,讓寶寶贏在起跑線。

自然分娩也是讓寶寶健康的一個基本方法，不過很多女性出於對疼痛的恐懼會有多種顧慮。現在很多女性都會選擇無痛分娩。無痛分娩其實並不是完全感覺不到疼痛，在醫學上稱之為「分娩鎮痛」，是用各種方法使分娩時的疼痛減輕甚至使之消失。目前通常使用的分娩鎮痛方法有兩種：一種方法是藥物性的，是應用麻醉藥或鎮痛藥來達到鎮痛效果，這種就是人們普遍認為的「無痛分娩」；另一種方法是非藥物性的，是通過產前訓練、指導子宮收縮時的呼吸等來減輕產痛。

我建議各位媽媽或者準備要孩子的女性，在選擇無痛分娩時一定不要選擇藥物性的。分娩時按摩疼痛部位或利用中醫針灸等方法，也能在不同程度上緩解分娩時的疼痛，這也屬於非藥物性分娩鎮痛。各位媽媽可以從運動、飲食、呼吸、按摩等各種產前訓練着手，實現無痛或少痛的順產。

1 孕婦控制體重是順產的一大要素，最理想的懷孕體重是在孕早期懷孕3個月以內增加2公斤，中期懷孕3到6個月及末期懷孕7到9個月各增加5公斤，前後共12公斤左右為宜。

2 孕婦體操，既有利於控制孕期體重，還有利於順利分娩，可以通過孕婦課堂學習或看錄像。

3 學會呼吸與正確用力，孕期練習時千萬不要向骨盆底用力。

幼時的發燒鍛煉
與白芷去胎記

有人開玩笑地說，人的夢想大小跟自己的腎氣足虛有關，小孩的夢想一般都比較大，這是因為小孩的腎氣比大人的足！這句話其實有一定的道理。

小孩子從出生到青春期，處在不斷的生長發育中，其生理特點是生機蓬勃、發育迅速，好比旭日初升、草木方萌，生命的活力蒸蒸日上，如春季般欣欣向榮。《顱囟經・脈法》中說：「凡孩子三歲以下，呼為純陽，元氣未散。」小孩子的陽氣是十分旺盛的，猶如人生四季之中的「紅五月」。由於小孩子生機旺盛，發育迅速，所需的營養物質也多，因此偏食、厭食的孩子容易營養不良。小孩子屬稚陽之體，不耐寒熱，抵抗力較差，加上寒溫不能自行調控，乳食不知自節，因此一些小病很容易入侵。

脾胃為後天之本，運化營養物質，生化氣血。小孩子的腸胃運化功能尚未健全，而生長發育所需的水穀精氣卻較成人更為迫切，因此容易被飲食所傷，出現積食、嘔吐、洩瀉等脾胃病。不過，純陽之體，活力充沛，臟器清靈，反應敏捷，病因通常比較單純，又少七情的複雜

變化，因此小孩子雖然易感寒邪，但同時也易於康復，得病容易，好得也快，只要方法對症得當，治療起來也很簡單。家長們一定要注意不要過度治療，要知道過猶不及，健康需要一個平衡的度，藥吃夠了療程就一定要遵醫囑減或停，不要擅作主張，父母認為的鞏固有時卻會帶來藥性的失衡。

對於幼兒來說，「五月」正是生機旺盛，不須補陽益火，而應該多吃些涼潤的水果蔬菜，多喝水，因為小孩子容易上火發燒。

說到小孩子的「春生」，我想到一個實用的事例。

有個小寶寶生下來時額頭上便有西瓜籽大小的一塊褐色胎記，隨着小孩子長大，胎記也隨之變大。當孩子六個月的時候，媽媽來找我，希望找個方法祛除孩子的這塊胎記，因為是個小女孩，媽媽怕胎記的繼續長大會影響寶寶漂亮的臉蛋。那時剛好是夏天，我讓這位媽媽將中藥的白芷片放入濃度為50%的酒精中浸泡24小時，然後用泡過的白芷片蘸母乳輕輕塗擦胎記，擦得寶寶皮膚微微發熱，因為酒精有活血的功能，白芷也屬溫熱之藥，等胎記和周圍的皮膚略微發紅，就將白芷片貼到胎記上。我叮囑她可以趁寶寶快睡覺時擦拭，在寶寶睡着之時貼上，讓白芷片在胎記上覆兩個小時。就這樣每週兩次，兩個月後胎記便消失了。如今，小寶寶已經長成一個小姑娘了，臉上的胎記一點痕跡也沒有，我也很是欣慰。

白芷是一種沒有什麼副作用的藥材，家常煮肉時還會經常用它作為調料。醫書中說，白芷有解表、止痛、除濕的功效，善於治頭面皮膚之

風。除了白芷之外，白朮、白芨、白茯苓、白蘚皮都有養顏增白的功效，這也是茯苓霜備受女性喜愛的原因。其實，有些小孩子的胎記會隨着年齡的增長而慢慢變淡，如果是長在身體的暗處，其實也可以等待其慢慢變淡消失。不過，也有的胎記會比較頑固。

小孩子的免疫系統還不完善，體質稚嫩，容易受病邪侵擾，但偶爾發燒並不見得是壞事，因為孩子在抵抗寒邪的過程中，其免疫系統也得到了鍛煉。

中醫對不同的病症有不同的見解，有些病需要快治，有些病則要故意放緩。對於感冒、血栓、胃脘疼等急性發作病，中醫中藥通常見效很快，但有些病醫理上不允許那麼快，發燒就是這種情況。中醫認為發燒是身體素質和病邪搏鬥的一個反映，是身體調整的過程，這就好比鍋燒紅了，不允許一瓢涼水下去，而是只能用開水，或自然降溫，否則鍋就會炸裂。很多小孩子一發燒，打上點滴，立馬退下，但藥力一過又燒上來，形成惡性循環。所以，小兒發燒只要不超過38℃，家長不要過早干預或緊張，可以靜觀其變，注意小兒的保暖休息，多喝水，先不要隨意用藥。如果需要用藥，也都要注意藥物時間的間隔必須有4小時至6小時，以免西藥的化學藥性對寶寶有不利影響。

一般1歲以前的小孩子發過幾次燒，其免疫系統會更加完善，如果從未發過燒，反而日後容易成為特稟體質，容易體質敏感，抗病能力差。

還有一點需要注意的是，大人通常會給寶寶捂很多的衣服，發熱時，怕寶寶病情加重通常包裹得更為嚴實，其實父母應該給寶寶穿着與周圍溫度相適應的衣服，發熱時更要注意不要因為衣服太多造成寶寶的脫水熱。大人一般來說給寶寶穿衣喜歡把寶寶束縛得很緊，此時的「緊」就不太健康了。對於小孩子來說，尤其是嬰兒，一天一個樣，是最需要無拘無束生長的時候，衣服將四肢包得太緊是不好的。所以，一般來說，母親秋季受孕，寶寶夏季出生比較好，夏天衣薄，寶寶的束縛就少。

1 小兒為「純陽之體」，宜少食或忌食溫補滋膩厚味的食品，如羊肉、雞肉、火腿、海參等。

2 小兒精神怯弱，易受驚嚇，大驚卒恐可致疾病，成人平時不要恐嚇孩子。

3 10歲以內兒童，每天至少保證2小時至3小時的戶外活動，增強機體抗病能力，但不要進行過多力量活動。

4 新生兒期至幼童期的兒童最好定期體檢，重點為1歲以內的小兒。嬰兒期，1至3個月檢查一次；幼兒期，3至6個月檢查一次；幼童期，6至12個月檢查一次。

「四縫」，
讓孩子個頭再躥高的秘密

青少年處於人生的春季，是進一步生長發育的時段，現在生活條件越來越好了，大多數的孩子都比父母長得高，發育時間也提早了。

不過，孩子在青春期的時候，父母要注意不要給孩子滋補過量以免孩子提前發育。這種情況下，孩子發育長個兒的時間就會提前，但最終的身高卻不容樂觀。因為現在很多孩子營養過剩，加之如今的許多食品都有添加劑，會促使孩子荷爾蒙分泌，讓本應處於春季的孩子過早邁入夏季。

當然，也有孩子發育緩慢的情況。我就曾遇到這樣一個病例。

一個12歲的男孩個頭如同六七歲的小孩，身體很瘦，平時飯量也很小。父母本身對孩子的個頭就很擔心，因為父母本身個子就不高，怕遺傳基因對孩子不利。他有些小兒疳積的症狀，即瘦弱與不能吃飯。我採用的是針灸的方法，針刺其四縫穴。四縫穴在兩手食指、中指、無名指、小指的掌側面，當第一指間關節橫紋之中點處。速刺一分，擠出少量黃白色透明樣液體或出血為度，這樣是在用針灸刺激他的骨

化中心，可以促使生長激素的分泌，也能增強孩子的食慾，有助於孩子飯量的增加和營養的攝取。那一年，孩子的個頭躥高了不少。

骨化中心是人體生長的一個指示表，通過骨化中心的透視可以看出一個人的年齡，即所謂的骨齡，這個部位也跟孩子們的成長發育密切相關。大多數的孩子沒有上述男孩的疳積症狀與遺傳缺陷，但平時，父母也可以讓自己的孩子多掐按自己的手掌和四縫穴，因為手掌和四縫穴也是骨化中心的所在，這樣有助於孩子的長高。24歲之前的年輕人都可以經常按掐這兩個部位，因為民間有句俗語：「二十三，個頭躥一躥。」

青少年正處於人生的春夏之際，正是「瘋長拔節」的時候，穴位的適當刺激是有好處的，平時還應該多伸伸「懶腰」，此外飲食的調理也很重要。處於青春期的女孩一般都會有一段時間的發胖，只要不過度，就無須刻意控制，此時如果盲目減肥，不僅會影響發育、身高，還會為以後埋下健康隱患。如果身體過胖，可以採取運動加合理飲食的方法進行調節。

家長可以給青少年多熬些骨頭湯，因為對於成長期的孩子來說，鈣的補充很重要。因為這時期，青少年運動量大，如果缺鈣容易造成運動中骨折。

在此，還要強調的一個問題是，骨折以後人們通常也以喝骨頭湯為主，認為這是以骨養骨。其實，骨折後骨頭湯也不能喝太多，因為骨頭裡含有大量脂肪，進入人體後會轉化成脂肪酸，而脂肪酸不利骨折

癒合。

骨折之初，骨折部位有大量瘀血，患者常會出現低熱、口渴、心煩等症，此時應食一些清淡易消化的食物，如瘦肉、雞蛋、魚肉等，可以清蒸或煲湯，同時多吃一些蔬菜、水果，忌酸、辣、油炸食物。

骨折中期，局部瘀腫開始消退，疼痛減輕，骨頭也進入生長期，此時可吃些河鰻、黃鱔、甲魚、鴿子等，也要以清蒸、煲湯為主，可以添加一些黃芪、黨參、枸杞等中藥，補氣養血，加快骨折部位的癒合，同樣酸、辣還是要忌口。

骨折後期，X光復查，骨痂已癒合，患者拆除固定後開始體育鍛煉，此時不須忌口，飲食可以恢復正常，並適當增加各類食品的攝入量，以補充體育鍛煉的消耗。

穴位的重要性

對於成長期的少年來說，常常激發一下身體的穴位，有利於健康成長，尤其是四肢的穴位。下面再向大家介紹一個簡單的手指操。這套手指活動可以在任何時段做。

第一，雙手手指盡可能地分開，從1數到5，然後將手攢成拳頭。第二，鬆開拳頭，將手指保持挺直姿勢，然後從大拇指做起直至小指，依次將手指逐一向內彎曲直至接觸到手心。第三，左右手交替進行，雙手始終保持向上姿勢。第四，手指分開，攢成拳頭，雙臂在身體兩側自然垂下，收尾。

這套動作，對於青少年來說有助於成長，課間可以多做一些；上班族工作的時候，如果頭腦昏沉，四肢無力，也可以做一做這套手指調節操，老年人如果常待在家裡，感覺精神不振，也可以多做做此類紓緩的調節操。

無論是人生的哪個階段，穴位都在人體的生長收藏中發揮着重要的作用，人體中的許多穴位都可以用在日常生活中緩解病痛。比如：有的人打嗝一直不停，非常難受，這種情況就可以配合腹式呼吸，點按膻中穴、中脘穴（人體上腹部，前正中線上，胸骨下端和肚臍連接線中點處）和足三里（外膝眼下3寸，脛骨外側約一橫指處），就可以讓打嗝很快得到控制。

打嗝，即呃逆，西醫稱之為膈肌痙攣，其病機主要是胃氣上逆。因胃氣要通降下行才能順暢，如果胃氣上逆，就會使得氣機不暢。點按氣海，氣沉丹田，並配合深腹式呼吸，就可以讓上逆的胃氣降下來，讓膈肌做有規律的升降運動，這樣就可以紓解痙攣。

另外，還有一些穴位可以起到快速止痛的效果。

我曾經遇到一個年輕人因為急性胃腸炎入院，上吐下瀉，腸胃劇烈疼痛。當時，護士已經給他打上了點滴，用以消炎鎮痛，只不過藥力發揮尚需要一定的時間，但他實在難忍疼痛。於是，我用針刺其內關穴（內關穴在手掌後，前臂掌面的下段，距離手腕2寸，在兩筋即掌長肌腱與橈側腕屈肌腱之間，約與外關相對）。一針下去，針尖由內關透至外關，疼痛立即消除。

這個穴位是腸胃的快速止痛穴，平常如果家中有人胃痛，就可以使勁按一下內關穴。除此之外，穴位對應的身體部位還有一些順口溜：「肚腹三里留，腰背委中求。頭痛循列缺，面口合谷收。」

家庭中可以準備一張大的穴位經絡圖，找出穴位對應的器官部位，平時對照穴位圖多做些按摩，對身體很有好處，也可以解決一些簡單的健康問題。

1 變聲期的青少年應多吃些富含膠原蛋白和彈性蛋白質的食物，如豬蹄、豬皮、蹄筋、魚類、豆類、海產品等，少食酸、苦味的刺激性食物，如大蒜、辣椒、生薑、韭菜等。因為發音器官主要是由喉頭、喉結和甲狀軟骨組成，這些器官又是由膠原蛋白和彈性蛋白質構成的，聲帶也是由彈性蛋白質薄膜構成。

2 對於青少年來說，牙齒和眼睛的保護十分重要，要養成科學的用眼習慣和口腔衛生習慣。

3 家長如果想給孩子補腦健體，一定不要選擇市面上的補品，食物才是最好最健康的。

年輕時受寒涼，
老了才痛

年輕沒有什麼不可以。這句話我常常從許多年輕人口裡聽到。

的確，20多歲的年輕人，身強力壯，活力旺盛，身體的各個臟器都處於巔峰狀態，正當人生的夏季。不過，年輕時真的可以無所顧忌，沒有什麼健康禁忌嗎？其實不然。俗語說，年輕惜力防備老，用現代年輕人的話說就是：「出來混的，早晚還是要還的」。養生養藏其實要從年輕時就開始。

我遇到過許多病人，都是由於年輕時的寒涼而埋下了年老時的疼痛與病根。有一位女性年輕時由於勞累不知不覺靠着冰涼的牆壁睡着了，直到兩個小時後醒來才感覺腰骶部非常麻木，沒有什麼知覺，不過，過了一會兒也就恢復了。等到50多歲時，她得了腰椎間盤突出的毛病，而且是椎體滑脫這種沒有什麼好的治療方法的慢性病，無法根治，只能好好保養。

還有一位朋友，20多歲時的一個冬天，在泉水中玩耍，在冰冷的水中站了一個小時，冰涼的水沒過腳踝，漸漸感覺小腿麻木，不過從水

中出來後又漸漸溫暖了，他感覺沒有什麼大礙，也沒有往心裡去。也是等到50多歲時，才時常感到腿痛難忍。為什麼年輕時的寒涼會給身體帶來如此大的隱患呢？這其實是由於生命的陽氣在寒冷中受到了影響，從而使得氣血不暢，因為血液遇寒則凝，血液有了瘀積，留下了病根。

年輕時，陽氣旺盛，恢復得快，會使得寒涼留下個病根隱藏起來，等到年邁體弱，陽氣也虛弱的時候，寒凝引起的氣血鬱結便會作祟了。寒主收斂，會讓人筋脈攣縮，身體伸屈困難。寒氣侵襲身體表面，會讓肌膚氣孔閉塞，身體寒涼少汗，頭痛身熱；濕氣犯上，使人頭重昏脹、眩暈耳鳴；濕氣困中，讓人脾胃壅阻、胸悶腹脹；濕氣重濁，讓人有種沉重的感覺，排洩液渾濁；濕氣下趨，讓人的下部肢體有明顯的不適，因為「傷於濕者，下先受之」。

一時寒涼對於身體的損害並不是溫暖之後就可以消除的，這些寒氣積聚在體內，就是隱蔽的「宿疾」。總之，年輕時，對於風、濕、寒等要尤其小心，不要揮霍年輕時健康的資本，老了才為身體埋單。

年輕也要重養生

「冰凍三尺，非一日之寒。」人體的病痛就如同冰凍，不是一時突發的，而是慢慢形成的。

生長收藏貫穿人的一生，並不是說只有中老年人才需要收藏，對於年輕人來說，一年、一月、一天都需要生發和收藏。不要總覺得活力旺盛，不畏寒涼，這一時的寒涼傷害的是體內的陽氣，破壞的是

這一個時間段內養藏的過程。

如果着涼受寒了，那麼機體就會「傷寒」，這樣在機體的自我調控作用下，陽氣作為生命的能量就會自動開啟，就會從「沉睡」中「蘇醒」過來，會馬上由閉藏轉入釋放的狀態。陽氣一旦被擾動，「養藏」過程便被破壞了，如同把一個熟睡安眠的人吵醒，第二天這個人就會覺得精神不振。

由此來看，傷寒本質上的確就是傷藏，會破壞整個「養藏」的系統，傷害陽氣需要涵養的機體，使得人的機體器官這一健康的基礎設施遭到破壞，基礎不牢固，能量的效用發揮也會大打折扣。陽用不能衛外而為固，那麼什麼中風、濕溫、熱病、溫病等病便有了可乘之機。

看似一時的傷寒對於身體沒有什麼影響，其實內在已經出現了漏洞。

年輕人尤其是男性一般都喜歡打籃球等運動量大的項目，不過一定要注意運動中的一冷一熱，避免受寒着涼。運動前先熱身，然後慢慢除去外套；運動後由於血液循環快，身體正在迅速散熱，所以短時間內感覺不到寒冷，但此時毛孔張開，寒涼很容易刺激身體，造成隱性傷害，因此運動後應當及時穿上外衣，做好保暖工作。女性最重要的就是做好秋冬季節的保暖工作，衣着一定要關注溫度。

對於其他防寒防涼的具體方法，可以在下面的章節中瞭解。

總之，中青年時的過度消耗與透支，會使組織器官提前衰老，等到六七十歲時才開始養生，各臟器組織的衰老已不可逆轉。所以，養生要從中青年開始。

1 年輕人喜歡上班時喝咖啡，喝咖啡過多會造成人身體內鈣的流失，所以，喝咖啡時一定要添加三大匙牛奶，這樣既可以促進新陳代謝，又不會使鈣流失。

2 年輕人普遍愛吃零食，寒冬胃腸功能不濟，適當補充一些零食有益健康，不過應多選擇一些益氣養陰、補脾養心、滋腎健腦的零食，比如堅果類、葡萄乾、巧克力等。

冰庫中的寒涼
與活血化瘀

一年有春夏秋冬，冬季是溫度最低的一段時間。人體也有如同四季一般的變化，也感受着外界環境的季節更替。四季變化有異常，人體內的陽氣變化也有異常，這也就是我們講過的寒涼的問題。

如果冬季持續很長時間，或者人在冷庫裡待上一段時間，那麼會出現什麼情況呢？雖然人體在回暖後身體表面看不出什麼異常，但實際上在體內會出現血瘀。

人在日常生活中雖然不會遇到被冰在冷庫裡這種極端的情況，但瘀血的狀況卻會經常出現。中醫認為，血液溢於脈外，停留於體內，或者血液運行不暢，停滯於脈中，或者脈不通，血不流以及污穢之血，都叫瘀血。

中醫講的瘀血，是肉眼看不見的，但如果你發現身上的某些部位有刺疼的感覺，或者舌頭上有瘀斑、瘀點，舌頭發紫發黯，或者女性月經量少顏色暗淡，其實這就說明你的體內有瘀血了。

因此，無論是血瘀體質的人群，還是平時不注意保暖使得身體寒涼的人們，以及月經不調的女性，都有一個問題要特別引起重視，那就是活血化瘀。

清代有位名醫叫做王清任。王清任30歲時，正在河北灤州稻地鎮行醫。時值瘟疫大流行，小兒屍裏甚多。王清任路過墓地，見到被狗拖咬的屍體內臟外露，他不嫌臭穢，每天清晨都去觀看小兒屍體，連續10天觀察了30多具，發現與古書所描繪的臟腑圖形有不符之處。此後他在奉天和北京三次去刑場偷偷觀察刑屍及其內臟，以瞭解人體臟腑結構。有時，王清任沒有屍體供解剖研究，就解剖家畜，他也是中國解剖史上第一個做動物解剖實驗的醫學家，為醫學研究提供了新的方法。

就在王清任的解剖過程中，他發現了「瘀血」這一問題，雖然他曾提出過一個錯誤的「心無血說」，當然這也同他長期通過屍體進行實地考察和解剖有關，因為他觀察的是死人，但這並沒有影響他的「瘀血」說對於中醫病機學和方藥學的貢獻，他留給後世最大的醫學瑰寶就是他研究創新的活血化瘀藥方。

在王清任的著作《醫林改錯》中有關活血化瘀的方劑有22例，如五逐瘀湯、通竅活血湯、血府逐瘀湯、膈下逐瘀湯、身痛逐瘀湯、少腹逐瘀湯、補陽還五湯等。其中紅花、當歸、桃仁、赤芍、雞血藤、丹參等是藥方中被廣泛運用的藥材，也是活血化瘀的常用藥。

活血化瘀這一點有時不僅是治病的關鍵，還能夠成為傷後康復的好幫

手。以紅花為例，紅花的活血功能很多人都知道，女性如果月經黑或者痛經，可以喝紅花茶，每天泡10克，生理期服用，可以止痛活血，不過月經量過多的女性不要服用就是了。

除此之外，我還通過一個病例發現了紅花的外傷康復用途。

我曾遇到一個年輕人的母親向我諮詢，由於兒子年輕氣盛與人爭鬥，遭遇了武俠小說中看似離奇卻殘忍的事情，被人挑斷了手筋和腳筋，也就是四肢的肌腱。幸運的是，由於送治及時，肌腱都通過手術接好了，但手術後兩個月，絲毫無法運動的手足腫脹得十分厲害，他的母親便來詢問中藥康復的方法。

由於經受了如此嚴重的外傷和手術，這位年輕人的傷口中肯定有着大量的瘀血無法排出，因為不能活動，無法通過運動按摩來活血化瘀，所以腫脹得厲害。我讓他每天10克紅花水煎後服用，十天後傷口的腫脹便消除了，效果很好。

講述這個病例的原因在於，對於一些外傷來說，西醫手術是比較好的治療方法，但是手術後的康復，西藥的效果就會有一定的局限。這時，中藥的藥性更能充分發揮作用，這也是中西醫結合的益處。

出血 「汗、涕、淚、涎、唾」人人都有，在體外稱五液，在體內則由血氣所化，所以人的體內外隨時都會出「血」和出「液」，在內則是我們常說的水腫、積水、胃出血、腦出血等，在外就表現為盜汗、

傷風及七竅出血，這都是由身體失調造成的。

不過，日常生活中，偶爾出血在所難免，大家也不要過於害怕。每個部位出血都有原因和相應的器官問題，找到原因，也就找到調養身體的方法了。

有的是血不歸源，有的是營養上不去，都是有其原因的。

鼻子出血是最為常見的，如果把鼻子堵上血就會從嘴裡出來，那麼這就是血不歸源，應補氣血，使血液循歸路線。

如果大便出血，有內痔的情況，那麼是腎虛不主二便、腸寒造成的。

眼底出血，迎風流淚，是肝腎不足，五臟不能施液、攝液。

對於腦出血，是大腦勞累過度緊張，使血上下循環斷檔，也是血不歸源、血虛引起的。

對於補氣血、補腎虛等方法，可以參看我們文中提到的飲食和藥物調補，下面的章節我還會介紹給大家一種活血功，這裡先告訴大家一個日常的活血保健法：

擦背，用溫熱濕毛巾自上而下從風府穴（位於人體後頸部，後髮際正中直上一寸，枕外隆凸直下，兩側斜方肌之間凹陷處，即頸頂窩

處），沿頸椎、胸椎、腰椎、骶椎，揉擦至長強穴（尾骨尖下0.5寸，尾骨尖端與肛門的中點處，即俗語尾巴根），反復揉擦，以感覺舒服為度。擦背可以刺激穴位、疏通經氣、振奮陽氣、活血通絡，調整臟腑器官的功能，從而達到氣血的通暢。

對於年輕人來說，做桑拿的時候可以試着做一下，祛除體內的寒涼；老年人則可以時常擦一擦，每日1至2次，每次3至5分鐘，力度不要太大，要使柔勁。

除了中藥活血補血外，血瘀體質以及體內有瘀血的人平時應該多喝湯水，以此來稀釋血液，因為血液黏稠對身體是不好的，容易讓血液運行不暢並形成血栓，造成瘀積。活血化瘀，還有助於改善微循環，對於老年人和愛美的女性來說大有裨益。

1 引起血瘀的原因有三種：外傷而沒有傷口，僅在局部造成瘀塊腫痛；血液運行不暢或無力；受寒氣或熱氣影響，導致血液滯留。

2 可多食山楂、紅糖、紅心蘿蔔、黑木耳、醋泡花生（去皮）等食物，經常煲一些山藥粥、花生粥、薏苡粥等具有活血化瘀功效的粥品。

3 血液最容易在頭部、四肢這些遠離心臟的位置堆積，可以經常做頭部、面部、腳部保健按摩消散瘀血。

半身不遂老太太的
健康恢復記

前面說到瘀血的問題，老年人的中風問題便跟瘀血、血栓密切相關。有的老人中風偏癱後臥病在床十分痛苦。像這種由於腦栓塞或腦瘀血而半身不遂的病症還可能恢復健康，恢復到正常的狀態嗎？其實是可能的。

有位平時愛練氣功的老太太，體型偏胖，身體狀況一直不錯，但也有很多老人都被困擾的高血壓和高血脂。這天是老人的生日，老人忙裡忙外很是高興，但也比較勞累，凌晨兩點去洗手間時，老人突然暈倒了，被及時發現的兒子送往了醫院。雖然及時救治脫離了危險，但腦血栓的後遺症卻讓老人偏癱在床。老人出院後，在家康復，雖然半身不遂，但語言思維都很清晰。

由於老太太平時很注意鍛煉，所以病情相比同類病人還屬於比較輕的，只是腿抬不起來，右側胳膊不能活動，不能做出繫扣子等細微動作。

在這位老太太的康復過程中，有三點發揮很大作用：

一是前面我們提到的清代名醫王清任的活血化瘀方中的補陽還五湯，這個方劑有個方歌：「補陽還五芪歸芎，桃紅赤芍加地龍。半身不遂中風症，益氣養血經絡通。」方歌中提到的這些藥材是黃芪、當歸、川芎、桃仁、紅花、赤芍和地龍，地龍其實就是蚯蚓。蚯蚓有個特性大家都知道，那就是當蚯蚓被切成兩段時，它傷口斷面上的肌肉組織會立即收縮，部分肌肉溶解形成新的細胞團，傷口癒合，細胞再生，蚯蚓的康復再生便完成了。中藥的方劑配伍正是充分運用了各種藥材的特性與藥性。

第二點便是調攝呼吸。老太太之前一直堅持練習氣功，因此便每天堅持腹式呼吸，這樣可以保持腦部充沛的供氧。同時讓老人充分運用氣功的導引之法。武俠小說裡常說要打開體內的任督二脈，任脈其實就是將上丹田、中丹田與下丹田連起來，上丹田是泥丸穴和印堂穴，中丹田便是我們前面提過的「氣海」即膻中穴，下丹田就是丹田穴（在肚臍下方四指併攏處）。督脈則是背後的百會穴（在頭頂正中線與兩耳尖聯線的交點處）、大椎穴（位於人體的頸部下端，第七頸椎棘突下凹陷處）和長強穴。

想像着一股氣流由長強穴沿背後的正中線，向上，到頭頂的百會穴，再由眉中的印堂穴（道家稱泥丸，現代醫學中，此穴正對的是腦垂體）向下至兩乳之間的膻中穴，到肚臍眼下方的丹田穴，由丹田穴再達長強穴，如此循環往復。這樣氣運行一周其實便是一個「小周天」。在小周天開通的基礎上，周身諸經脈皆開通，則稱為「大周天」。無論是大小周天還是所謂打通經脈，其實都是一種意念調息。

第三點便是老人自身強烈的康復意念，因為家庭等各方面的狀況，老人迫切希望自己能夠恢復到之前的健康狀態。同時我讓老人自己努力按摩肢體，勤梳頭，多泡腳，以促進血液循環，並堅持多多使用不遂的一側身體去完成一些動作，越是運動得艱難，越能讓不協調的身體得到充分的鍛煉。

就這樣，一個月後，老人由半身不遂完全恢復了健康。

不過，既然說到半身不遂，就要多說幾句。前面我們說到，要在病未成形時就將其發現防治，才是養生的最佳狀態。

半身不遂是中風後的一大症候，氣虛血瘀，經閉不通，氣不能行，血不能榮。這通常是由於氣血虧虛，心肝腎三臟陰陽失調，加之憂思惱怒，或飲酒飽食，或操持勞累，或外邪侵襲等原因造成。

中風多見於年邁的老人，中年人自更年期之後，陽氣開始衰退，氣血也漸漸衰弱，如果偶爾將息失宜，加上情志所傷等誘因，就容易中風。猶如巍峨大廈，基礎不固，一遇大風，則頹然崩塌。

中風一旦發病，大多難以治療，後遺症也往往不能短期恢復或完全恢復，而且有復中的可能，復中之後病情會更加嚴重。因此，未雨綢繆很重要，如有中風預兆，必須加強防治。

《症治匯補·預防中風篇》中提及：「平人手指麻木，不時暈眩，乃中風先兆，須預防之，宜慎起居，節飲食，遠房幃，調情志。」

下面給大家詳細介紹一種行氣活血功，無論年老年少，自行練習，均可行氣活血通絡：

第一步，兩腳平行而立，與肩等寬。全身自然放鬆，舌抵上腭，眼睛微閉或望定樹木等。兩手掌如抱球狀，置小腹前數寸，兩掌的勞宮穴（該穴在手掌心第二、三掌骨之間，偏於第三掌骨，握拳屈指時中指尖處）對着肚臍，意守丹田，進行腹式呼吸。

第二步，10分鐘之後，先將雙手掌向頭前上方伸舉，掌心朝身後，手指朝天，兩掌相距如肩寬，伸舉時慢慢呼氣。然後緩緩將雙掌回收到小腹前，掌心向下，手指相對，同時吸氣入丹田，待氣停穩，才能呼氣，依據動作調攝呼吸。

第三步，恢復直立動作，換換下蹲成騎馬步，即站樁的姿勢，也就是練武之人說的「馬步」。雙手掌心向上，自下緩緩上托至鼻前方，同時吸氣，小腹收縮。稍停，翻掌向下緩緩降至小腹前，同時呼氣，小腹鼓起。上托和降下都是手指相對，上托時意念雙掌托起兩座寶塔，降下時意念將兩根木樁壓入地下。反復練9次。

第四步，依舊保持馬步，先雙手往兩側平伸，掌心向下。接着雙掌捲曲由下緩緩回收至腋下，同時吸氣，小腹隨着收縮，吸足氣稍停；然後雙掌轉腕成豎掌，向兩側慢慢平推出，掌心朝外，同時呼

氣，鼓腹，意念一股氣流下沉丹田，另有兩股氣流由膻中向兩側肩、臂、手掌勞宮穴運行，氣貫掌心，但不能發出。反復練9次。

第五步，再次恢復直立，兩手垂直貼於兩腿側，先意守丹田片刻，然後練習肚臍—命門—會陰（男性當陰囊根部與肛門連線的中點，女性當大陰唇後聯合與肛門連線的中點）的循環呼吸和運氣。先用意從肚臍吸氣至命門，小腹略收。稍停，將氣緩緩下沉會陰，同時呼氣；達會陰後勿呼吸，用意將氣提至肚臍，再行肚臍吸氣。循環不斷，練10分鐘。

第六步，意守丹田片刻，將氣下沉會陰穴，此時開始吸氣，並提肛，氣從會陰到長強，上背脊沿督脈過玉枕穴（位於人體的後頭部，當後髮際正中直上2.5寸，旁開1.3寸平枕外隆凸上緣的凹陷處），入百會。稍停，開始呼氣，氣從百會向下經祖竅（兩眼正中鼻根盡處向內1寸），通任脈下入膻中，然後返回丹田，周而復始，循環9次。這也就是我前面所說的「小周天」。

第七步，恢復為馬步，雙手豎掌平伸前方，兩掌相距如肩寬。吸氣時，意想將兩掌中之氣循手三陰經（循行方向由胸部經過上肢屈側抵止於手部）返回膻中，下歸丹田。待停穩，呼氣並意念運氣上行到膻中，然後從兩側肩按原路線運至掌中，意在勞宮，但不能發出，以免耗氣。如此反復9次。

最後，恢復站立放鬆姿態，雙掌心對着丹田，意想抱球，意守丹田片刻即可。

1 老年人及體虛之人，有四種藥不能輕易用，一是發汗藥，二是瀉下藥，三是寒涼藥，四是消炎藥。

2 50多歲的人如果經常出現頭痛、眩暈、肢麻、肌肉哆嗦，以及一時性語言不利等症，多屬中風先兆，要及時防治調養。

3 高溫天氣，老人一旦感覺「悶熱」難受，常可能是中風的信號，如果忽然出現症狀輕微或「一閃而過」的頭痛、頭暈和眼花以及半身麻木、肢體感覺異常等，切勿誤認為是天熱吃睡不佳之故，應及時去醫院診治。

高血壓老人的
降壓養生茶

前面說到活血化瘀與中風的防治，便不得不順勢說到高血壓的問題。
如今，高血壓的人群已經由老年人慢慢擴散到中年人，甚至有的年輕
人也有了高血壓的症狀。

除了西藥的降壓藥物之外，其實有一種降壓養生茶，既經濟又有效。
高血壓的老人都知道丹參針劑，一般病人都把打丹參針點滴稱作「充
血管」，因為丹參具有活血化瘀的功能。

最初想出這種丹參茶也是源於一位病人的契機。有位中年的高血壓患
者，40多歲，腦血栓形成，也有中風後遺症，正處於恢復期，因為治
療了很久所以不想打針吃藥。於是，我便配了一服丹參茶給他，雖然
藥量很小，但飲用了20天之後，他的恢復情況非常好，血液循環好，
頭髮也烏黑亮澤。

配方很簡單：丹參6克、黃芪6克、枸杞3克、女貞子3克，沸水沖泡
代茶飲，每日一劑。丹參可以活血化瘀，因為血液停滯壅塞、瘀結不
散是致病因素；生黃芪可以補氣，氣行則血行，血行則瘀散；枸杞、

女貞子可以涵養陰血，補益肝腎，使氣血平穩而不亢盛。此茶的整體功效在於通過調整機體內在機制，達到水火既濟、上下相召、升降有序、運動不息的目的，從而恢復機體的動態平衡，消除瘀血，促進氣血的化生和運行。

對於普通家庭來說，打一次丹參點滴包括一盒丹參針劑，也就是十支，再加上葡萄糖水、輸液器、針管等，花費不菲；而這樣一杯丹參茶就相當於一盒丹參的藥量和功效，一元錢丹參可以喝一天，一直喝乏，直到藥效完全喝盡，還配有其他藥材的輔助功效，經濟又高效。對於中藥注射液來說，雖然是中西結合的形式，但中醫原本是藥食不分的，中藥是應該從飲食的渠道進入人體去影響臟腑的，如今將中藥注入血液中發揮作用，反倒不如讓藥性慢慢滲入人體更為安全。

不過，服用這種養生茶需要有一個注意事項，即對丹參過敏的特稟體質人群不要服用，平時經常用丹參針「充血管」的人可以放心飲用。

血壓的正常值是舒張壓（低壓）60至90mmHg，收縮壓（高壓）90至140mmHg。高血壓的人通常服用西藥控制血壓變化，服藥時血壓正常，一旦停藥血壓便高上去了。

其實，同心臟用藥一樣，降壓西藥同樣對於血壓的控制有着機械化的弊端，所以，對於服用西藥降壓的人來說，一定要小心「吃錯藥」。

對於高血壓的老人來說，最好家中自備一個血壓計，天天量最好，或者經常去社區衛生服務中心，最起碼也要幾天量一次。

高血壓患者在服西藥降壓藥時有三點禁忌：一是沒有規律，二是自己隨意加減量，三是不遵醫囑。

對於丹參過敏的人，就要在用藥的時候避免使用丹參。通常有冠心病、高血壓而又對丹參過敏的老人在活血化瘀時可以選擇使用另一種中藥——三七。

三七的特點是治血不留瘀，活血不破血。明代著名醫學家李時珍在《本草綱目》中譽之為「金不換」。清朝前期的醫學著作《本草綱目拾遺》中說：「人參補氣第一，三七補血第一，味同而功亦等，故稱『北參南七』，為中藥之最珍貴者。」蜚聲中外的「雲南白藥」就是以三七為主要原料製成的。

所以，三七茶也是活血化瘀的一個很好的選擇：每天取1克三七粉，分2至3次沖服。三七粉茶對於患有高血脂、冠心病、腦血管病且有體虛乏力者較為適宜。但三七性溫，久服可能出現口乾舌燥、咽痛等症狀，故經常口乾、大便乾燥的老人不宜服用。如果覺得麻煩或喝不習慣，還可以口服三七片。

此外，高血壓老人還要記住身體保養的「三個三」。

三個半分鐘：睜眼後繼續平臥半分鐘，然後在床上坐半分鐘，雙腿

下垂床沿半分鐘，最後再下地活動。

三個半小時：早上散步半小時，中午休息半小時，晚上散步半小時。散步時應該遵循「三五七」原則，每天步行3000米以上，保證每次30分鐘；一週至少要運動5次以上，運動後心率與年齡相加最好等於170。

三杯溫水：晚上睡前飲一杯溫開水，半夜醒來飲一杯溫開水，早晨起床飲一杯溫開水。夜間血流緩慢，易形成血栓，睡前一杯水可稀釋血液；早晨8點到10點是血壓高峰期，此時飲杯水可以稀釋血液。

1 每天吃兩三瓣大蒜，是降壓最好的簡易辦法，不過蒜有百益獨害目。

2 老年高血壓病人一般晚餐應清淡，宜吃易消化食物，並配些湯類，食量不宜多，不要怕夜間多尿而不敢飲水。

3 同普通人相比，高血壓病人食鹽攝入應略少些，每天攝入鹽量應少於5克。

糖尿病與乾燥病，
秋梨古方與花生豆漿

對於步入人生冬季的老人來說，一定要讓自己的健康預警系統靈敏些，同時對於一些不適的信號要及時準確地捕捉。

曾經有位60多歲的老太太去找醫生開洗液，因為她外陰瘙癢，並持續了很長一段時間。當時，我有些猜測，讓她去查了一下尿糖，結果發現有四個加號。因為糖尿病症狀不明顯，容易忽視，很多糖尿病患者自己都不知道，總覺得胃口很好。這位老人由於尿糖高，所以小便後殘留的尿滴便會對皮膚產生刺激，因而導致外陰瘙癢。

古人對糖尿病的診斷其實十分特別。由於古時候沒有尿糖試紙，所以對尿糖的觀察，便借助於螞蟻，因為螞蟻的嗅覺很靈敏，對於糖更是靈敏，一般的尿在地上是不招螞蟻的，因為螞蟻不喜歡這種味道，但是糖尿病人的尿拉到地上，很快就會招來許多螞蟻。古人就通過這個方法來確診糖尿病。

不過古時沒有糖尿病這一說法，而是說消渴病，消渴病包括乾燥症與糖尿病兩種，這兩種病症有許多相似的症狀。那對於消渴病，古人有

什麼方法嗎？的確有，而且是個很簡單的食療方法。

五代時，有一位在朝中任職的官員，來找名醫梁新診病。梁新診後說：「為何不早來看病呢？你這是消渴病，已經很嚴重了，你還是趕快回家料理一下後事吧。」這位官員聽了，心中驚慌，急忙告別，催馬回家。此時，陝西富縣有位馬醫趙鄂，剛來京城，他在大街上貼了一張榜文，上寫自己的姓名，聲稱善於治病救人。這位官員下馬求診，趙鄂診後也說是病情嚴重，與梁新所說相同。他告訴這位官員：「你的病還有一線生機，你盡量吃秋梨，如果口嚼不濟事，可擠壓梨汁當水喝，或許還可治癒。」這位官員在回家途中，一連十天不停吃梨，很快感到身體爽朗起來，病也不再發作了。他後來回訪梁新，向其說明了趙鄂的治療方法，梁新深感佩服。

上面這則醫林典故中的官員所患的便是消渴病中的乾燥症。秋梨正是當季的水果，味寒多汁，滋陰潤燥，對症應時。不過，乾燥症與糖尿病的病理同是陰虛內熱，都有口渴的症狀，但糖尿病人吃梨需要適量。上面這則秋梨古方是針對乾燥症的，下面我再給大家推薦一個糖尿病人的食療方法：

我有一位朋友，50多歲，原來體型偏胖，有170斤，三個月時間沒見他，偶然相遇差點認不出，他身形消瘦，體重只有110斤了。原來他患了糖尿病，去醫院檢查，空腹血糖竟高達27mmol/L，正常人是3.9mmol/L～6.1mmol/L之間，由於經濟條件不好，他沒有住院治療。

糖尿病人的症狀一般是三多一少，即多飲多食多尿身體消瘦。但他

吃得卻很少，因為不覺飢餓，只是煩渴多飲，多飲多尿。如果吃得多一些，消瘦不會如此明顯，但他此時陰陽俱虛，病情發展較快。

我讓他服用了沙參麥冬湯並略作加減，同時配以花生豆漿做食療輔助，將花生、大豆泡發之後磨漿煮透，以之代水飲用。花生又名長生果，能補虛，他肺脾腎皆虛，喝的水迅速流失，而花生豆漿是乳化劑，水包油，容易被身體吸收，不易流失。喝了幾天之後，口渴的症狀明顯有了緩解。

我叮囑他平時多吃南瓜、山藥等新鮮蔬菜，飲食保證多樣化，飯量不需刻意控制，與平常一樣即可。20天之後，他的血糖便降至8.1mmol/L，體重也增至130多斤，此時，花生豆漿就不必天天代水飲用了，食量也需要適當控制。這種花生豆漿的食療方法只是一種輔助手段，如果糖尿病人口渴和消瘦症狀明顯，可以採用這種方法，症狀不明顯的要注意不要飲用過量，平常可適當飲用一些，對病情會有好處。

對於糖尿病患者來說，服用六味地黃湯可以活血、滋陰、降血糖，或者也可以服用六味地黃丸，這也是為什麼有的品牌的六味地黃丸要在廣告中突出自己「不含糖」的特點，只不過丸劑沒有湯劑藥性大。

對於平素腎陰虛的人以及有糖尿病困擾的人來說，有兩個穴位如果經常按摩，有利於身體的調養。那就是湧泉穴（位於足前部凹陷處第二、三趾趾縫紋頭端與足跟連線的前1/3處）與太溪穴（位於足內

側，內踝後方與腳跟骨筋腱之間的凹陷處）。

對腎陰虛的人以及有腎陰虛糖尿病的人來說，常常會感到口渴，我們前面講過這個原理。那麼這兩個穴的作用在哪呢？單純從名字上看，就可以理解，湧泉是湧出的泉水，湧出的泉水流向何處呢？流向湖泊，也就是太溪，我們也可以理解為人體的水庫。

按摩時可以先湧泉後太溪，用左手拇指按摩右足，用右手按摩左足。按摩時，可反復摩搓30至50次，以足心感覺發熱為度。

此外，除了湧泉湖泊之外，還可以給身體補充些天然的甘露，那就是我要向大家說的玉竹茶。將玉竹炒一炒泡茶喝，可以祛除胃火肺火，生津止渴除煩，還可以美容呢。

常按揉這兩個穴位，並配合飲用玉竹茶，就可以促進身體的自我調節，有天上的甘露，有甘潤的泉水，水庫也不乾涸，身體消渴的症狀自然就會緩解。

「糖尿病足」是糖尿病人比較擔心的一種情況，除了平時身體的調養與食療之外，還要對足部多加呵護。

在此，我告訴大家兩個有效防止「糖尿病足」的中藥泡腳法。

腿部有個穴位叫做承山穴（小腿後面正中，當伸直小腿和足跟上提時腓腸肌肌腹下的凹陷處，即俗語說腿肚子轉筋的地方）。每晚臨

睡前，可以用黃芪泡腳，最好用深一些的木桶，要讓熱水泡到承山穴，可以補腎通絡，益氣補神。

另一個方法是地丁泡腳，選用地丁50克、蒲公英30克、赤芍30克、萬年青30克，熬煮後泡腳，可以清熱解毒，除濕祛癢，而且現代醫學發現地丁可以有效殺滅金黃色葡萄球菌，這種細菌正是糖尿病人足部壞死的殺手。

一般來說，中藥都要熬煮後或內飲或外敷或泡浴，這樣藥效才能充分發揮，當然藥茶直接泡飲即可。

「人老腿先衰，腿衰要看腳」，除了糖尿病患者之外，老年人都應該注重腿部足部的保養，因為擁有一雙健康的腳可以有效地延緩身體的衰老。

1 冬季是糖尿病足的好發季節，所以糖尿病患者在冬季應特別注意護肢保暖，防止凍傷。

2 糖尿病人平時要注意修剪趾甲，避免甲溝損傷而引起壞疽。

3 糖尿病人的鞋子應該軟硬適度，過硬、過緊的都不行，還要經常換襪子，保持腳部的清潔乾燥。

從眼睛
看五臟六腑

人生有四季，人體有四季，人體的一些臟器其實也可以細分出四季。

以人的眼睛為例，眼睛的功能與臟腑經絡的關係非常密切，它是人體精氣神的綜合反映。《黃帝內經·靈樞·大感論》指出：五臟六腑之精氣，皆上注於目，並將眼睛分為五個部分：「精之窠為眼，骨之精為瞳子，筋之精為黑眼，血之精為絡，其窠氣之精為白眼，肌肉之精為約束。」後世醫家據此發展成為「五輪學說」。

五輪學說是依據不同部位的形色變化，把眼睛分為五圈，依據每部位的症狀變化都可以診察出每一圈所對應的臟腑的病變。

由外到內，這五輪分別為肉輪、血輪、風輪、氣輪、水輪。

肉輪，是指包裹眼睛的肌肉皮膚，如眼皮、眼袋、眼膜等。肉輪是人體生長衰老的最明顯的顯示，一般來說，女人從二十五歲開始，眼部肌膚開始出現衰老。現在的年輕女性對自己的眼部肌膚也比較關心，因為眼袋、魚尾紋是時光流逝留下的明顯痕跡。

血輪，是指眼眶內眥及外眥的血絡，也就是眼角的紅血絲。這個部位對應着心，對應着夏季。由於心主血，如果一個人眼角的血絲赤紅異常，而且有眼屎，那麼說明這個人心火太旺，炎熱的夏季尤其要注意保養。

風輪，就是指黑眼珠，這個部位對應着肝，對應着生發的春季。肝主筋屬風，筋的精華便是目中的黑睛。如果一個人有橫目斜視的症狀表現，那麼說明他肝風內動，這是肝在發出健康的警示，說明有病邪入侵，肝鬱結不舒。

氣輪，是指白眼珠，也就是人們所說的眼白，這個部位對應着肺，肺主氣。如果某人的眼白發紅，那麼說明這個人有肺火，肺氣不順。許多有吸煙嗜好的人眼白都會有些發紅。雖然有些人在胸透檢查時沒有什麼病症，但其實此時肺的功能已經受到了影響，只不過病未成形，還沒有形成器質性的病變。

水輪，是指眼中的瞳仁，這部分對應着腎，腎屬水，主骨。前面我說過小孩子的腎氣通常十分充足，所以小孩子的瞳仁十分有神采，眼睛水汪汪的，明亮動人；年邁的老人由於骨精虧耗，腎陽不足，就會有晶體暗濁的症狀出現，文字作品中也時常將老人的眼淚稱為「濁淚」。

現在很多老人都會感覺眼中不太清澈明亮，這其實也是陽氣不足的表現，老年人經常患的白內障其實也是由於腎陽虛弱。古代針灸醫術高明的人可以用針尖祛除眼中的白內障。

針灸去白內障其實也算是古代中醫的白內障手術了，對於普通老人來說，如果感到眼中渾濁，有什麼調養之法呢？

我的母親已經80多歲了，偶爾我發現她時常做一個用手在眼前抓什麼東西的動作，我問她原因，她說總感覺眼前像是有個黑色的小蠓蟲在飛，所以總是不由自主地想把它抓住，免得在眼前鬧心。我仔細看了一下，發現母親晶體混濁，有個黑色的結晶，隨晶體流動，時不時會遮住瞳孔，所以讓老人有了小蟲飛過的錯覺。

我為母親配製了一服藥茶，用的是決明子和蟬蛻，水泡代茶飲用。決明子有清肝明目、降血脂的功用，可用於目赤、眩暈、視物昏花、青盲內障；蟬蛻具有解表、祛風、退翳明目的功效，是一味治外障眼病的良藥。

兩種簡單的藥材配在一起味道不苦，老人易於飲用，這也是我經常為一些身體有細微不適或慢性病的老人搭配藥茶的原因，因為中藥湯大多苦澀難嚥，而中藥茶可以像茶水一樣沖泡着喝，易於入口，又能長期堅持，效果持久。

保養眼睛

許多老人現在或多或少都有些高血壓，而高血壓的老人白內障等手術是不好做的，喝些藥茶效果同樣很好，或者平時可以服用明目地黃丸進行調養，對昏花不適的眼睛也很有好處。

高血壓老人還可以熬些菊花粥：取菊花10至15克、粳米30至60克，

先用粳米煮粥，粥成調入菊花末，再煮一兩分鐘沸即可，可以養肝明目，尤其適宜高血壓患者。

「目者，五臟六腑之精也，營衛魂魄之所常營也，神氣之所生也。」所以，眼睛的保健既要重視局部，又須重視整體與局部的關係。

眼睛是「視萬物、別黑白、審短長」的器官，眼睛的健康與工作、學習及日常生活密不可分。下面我就向大家介紹幾種保養眼睛的方法：

最簡單的就是運睛，也就是以眼珠運轉來完善其功能。

早晨醒後，先閉目，眼球從右向左，從左向右各旋轉10次；然後睜目坐定，用眼睛依次看左右，左上角、右上角、左下角、右下角，反復四五次；晚上睡覺前，先睜目運睛，後閉目運睛各10次左右。

這樣可以增強眼珠光澤和靈敏性，並能祛除內障外翳，糾正近視和遠視，老年人和處於假性近視、遠視的年輕人都應該多多「運睛」。

還有一種就是遠眺，用眼睛眺望遠處景物，以調節眼球功能，避免眼球變形而導致視力減退。無論是清晨，還是夜間，都可以眺望遠山、樹木、草原、藍天、白雲、明月、星空，不過不要長時間專注於一處，這樣反而不好。

《千金要方‧七竅病》中就把「夜讀細書，月下看書」和「久處煙火，泣淚過多」等，並列為「傷明之本」。所以，不要學習梅蘭芳大師為練眼神而長時間盯鴿子的方法。

此外，還可進行眨眼、虎視、瞪目、顧盼等多種表情練習來使得眼周圍的肌肉得到更多的血液和淋巴液的營養，保護眼睛，增強視力。

除了鍛煉眼珠之外，眼角也很重要，中醫古代有種方法叫做「捏眥」，即閉氣後用手捏按兩目之四角，直至微感悶氣時即可換氣結束，連續做三至五遍，每日可做多次，這樣對眼睛也很有好處。在後面按摩的章節我還會為大家介紹一種「熨目」法。

1 歷代養生家都主張「目不久視」、「目不妄視」，因為久視、妄視耗血傷神，所以長時間工作時要學會「閉目養神」，排除雜念，全身自然放鬆，閉目靜坐三至五分鐘。

2 飲食保健對增強視力也是至關重要的。一般而言，多吃蔬菜、水果、胡蘿蔔、動物的肝臟，或適當用些魚肝油，對視力有一定保護作用。

3 家中可自製明目枕，枕芯選用蕎麥皮、綠豆皮、黑豆皮、決明子、菊花，可以疏風散熱，明目退翳，經常使用，至老目明。

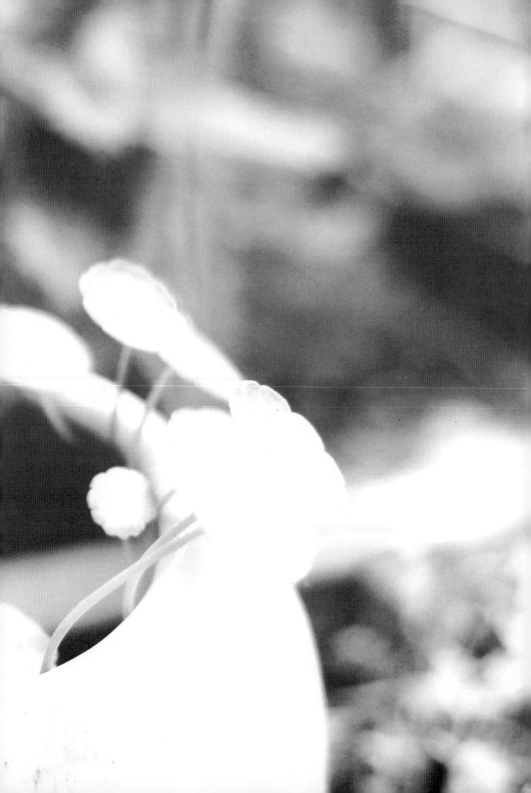

第五章 一年四季的生長收藏

一年四季，寒暑交替，春夏秋冬，各有不同。生長收藏，應有側重。自然的四時規律是最好的保健老師，人工的四季異常是最大的病邪外敵。起居追隨四季，穿衣效仿天地，春夏莫誤「生長」，秋冬避免「傷藏」，才是一年四季的生長收藏之法。

春夏養陽，
秋冬養陰

春夏為陽，秋冬為陰。

因為陽的本性是屬熱的，春夏的陽氣處於釋放狀態，熱的東西散發出來了，所以，天氣變得溫熱。但是，春天釋放的程度要比夏天小，因此，春天的溫度要比夏天低。到了秋冬，陽氣由釋放轉入到收藏，熱的東西收藏起來了，關閉起來了，天氣也就漸漸變得寒冷。但是從程度而言，秋天的收藏不及冬日，因為，冬日的氣溫更為寒冷。

《黃帝內經》則據此給出了一年四季養生的總原則，即春夏養陽，秋冬養陰。現代許多人對於養陰養陽不理解，其實春夏養陽並非火上澆油，而是促進陽積極地發揮作用；秋冬養陰也不是雪上加霜，而是要把體涵養得更好。「陽在外，陰之使也，陰在內，陽之守也。」陰為體，陽為用，就如同男主外女主內一樣，陰的意義主要體現在如何幫助陽去發揮應有的作用。

那麼究竟如何養陽、養陰呢？張介賓曾說過：「善補陽者，必於陰中求陽，則陽得陰助而生化無窮。善補陰者，必於陽中求陰，則陰得陽

升而泉源不竭。」具體來說，就要落在四個字上，即「生、長、收、藏」。春天要養「生」，夏天要養「長」，秋天要養「收」，冬天要養「藏」。強調一年四季的生、長、收、藏，就是要通過自然的陽氣變化來調節人體的釋放與收藏。

《黃帝內經・素問・四氣調神大論》裡說：「故陰陽四時者，萬物之終始也，死生之本也，逆之則災害牛，從之則苛疾不起，是謂得道。」也就是說，人體應該順應一年四季的陰陽變化，遵循自然的變化規律，才能不生疾病。

生、長、收、藏如何養

養「生」，就是春天應借助大自然的生機，去激發人體的生機，鼓動生命的活力，從而進一步激發五臟，盡快從冬天的藏伏狀態中走出來，進入新一年的生命活動。春天重在養肝，因為肝主生機，肝應於春。養「長」就是利用夏天天地的長勢，去促進人體的生長功能，重點在養心，通過調動心的氣血運行功能去加強人體的生長功能。養長包括夏天要長個子、長肉、長骨骼。養「收」就是順應秋天大自然的收勢，來幫助人體的五臟盡快進入收養狀態，讓人體從興奮、宣發的狀態逐漸轉向內收、平靜的狀態。養「藏」是指順應冬天天時的藏伏趨勢，調整人體的五臟，讓人體各臟經過一年的辛苦後，逐漸進入休整狀態，也就是相對的「冬眠」狀態。

在依據自然界的陽氣變化來調節人體的釋放與收藏時，還要注意一年四季的「六氣」變化。四季生六氣，即風、寒、暑、濕、燥、火。

春天之氣多風，夏天之氣多熱，秋天之氣多燥，冬天之氣多寒，交替之時多濕。陽氣變化是保養的關鍵，六氣適應則是避病的重點。因為正常六氣養人，異常六氣生病。六氣與人體相通的規律是風氣通於肺，熱氣通於心，濕氣通於脾，燥氣通於肺，寒氣通於腎。

因此，春季注重生發陽氣的同時，要避免風邪入侵；夏季在陽氣盡情釋放、生命盡力生長的同時，要避免暑熱傷心；秋季陽氣需要收斂向內，肺氣需要宣發肅降，此時要避免燥氣傷肺；冬季是積蓄能量的時候，寒氣最易傷藏，此時應該藏得嚴實一些；季節交替的時候，由於陽氣的蒸騰釋放有變化，所以溫度差異下容易生濕，脾胃怕濕，這時要注意腸胃的保護，小心腸胃病。

從季節寒暑來看，傷寒與溫病是兩個不同情況的外感病。傷寒一般冬季出現較多，表現為發燒、鼻塞、咳嗽、嗓子疼；溫病是夏、秋季較多，反應為上吐下瀉，肚子疼。所以還要落腳到「收藏」與「生長」這兩個點上。

以夏天來說，飲食衛生是一個問題，氣血陽氣是另一個問題。陽氣在外，體內相對不足，此時如果太貪涼，就容易鬧肚子；冬天呢，陽氣收藏在內，外表相對不足，所以就容易讓寒邪侵入身體表面。因此，生長時吸收營養，要護脾胃；收藏時要防寒，防受涼。

春養「生」，
生發也有大智慧

一年之計在於春，春是四季的開端，是「生」的開始。

春天是生發的季節，皮膚病的患者要特別注意疾病的復發，而特稟體質的人群更要小心花粉、柳絮等過敏原的刺激，同時要提高免疫力，以免風邪入侵。

春季多風，中醫裡有個名詞叫做「風邪」，是指風氣太過、致人疾病的風。風為百病之長，尤其會引起許多外感病，其中皮膚病、咳嗽、肺炎、風濕病等屬於外風；中風偏癱、高血壓等則屬於內風。

春天是陽長陰消的開始，所以應該養陽。春天主生發，萬物生發，與肝氣內應，所以養生之道要以養肝為主。要順應自然的陽氣變化，向上向外疏發人體的陽氣，在陽氣由弱到強逐漸旺盛的過程中調理臟腑機體的功能。

中醫認為，人的氣血運行狀態和五臟是直接相關的，春天的時候，氣血從裡面向外走，裡面的氣血相對不足了，這個時候人常常會有肝陰

不足的狀況。中醫認為，春氣與肝氣相通，中醫說的肝，就是把人的氣血從裡面向外調動的主要臟器，而春天正是氣血生發的過程，所以說春氣與肝氣相通。因為春季陽氣與氣血都從裡往外調動，有的人春天的時候經常夜半醒來或入睡困難，這是因為人的陽氣白天行於外，晚上歸於內，如果肝血非常充盈，那麼陽氣就能蟄伏起來，人們便容易入睡；如果肝血不足，血不歸經，那麼陽氣找不到藏身之處，就會乾瞪眼睡不着。

此外，春天還是精神病患者易發病季節，一般人也可能情緒不穩、多夢、思維活躍而難以集中，出現困倦乏力，精神不振等「春困」症。尤其年老體弱多病者，對不良刺激承受能力差，春季常多愁善感，煩躁不安，正如《老老恆言》指出：「老年肝血漸衰，未免性生急躁。」改變這種不良情緒的最佳方式，就是根據個人的體質狀況和愛好，尋求各自的雅興，以陶冶情操，舒暢情志，養肝調神。春暖花開時，可約上親朋好友外出踏青、散步練功等，有利於人體吐故納新，採納真氣，以化精血，充養臟腑。

春季如何養「生」

《黃帝內經》提出，春三月要夜臥早起，披髮緩行，多到庭院中散步，使志氣生發。不過，生發太過，容易乾燥，因此，春季可以多吃些烏雞白鳳丸、六味地黃丸等，滋養肝陰，避免出現肝臟的疾病。唐代醫家孫思邈說：「春七十二日，省酸增甘，以養脾氣。」明代高濂《遵生八箋》中也記載：「當春之時，食味宜減酸增甘，以養脾氣。」也就是說，春季肝旺之時，要少食酸性食物，否則會使肝火更旺，傷及脾胃。

春季可以多食一些性味甘平的食品，比如山藥、春筍、豌豆苗、韭菜、香椿葉等，不過香椿葉是「發物」，有宿疾者勿食。

初春，乍暖還寒，溫熱毒邪開始蠢蠢欲動，一些微生物、細菌、病毒等致病因素，也開始了生長繁殖。所以，現代醫學所說的流感、肺炎、麻疹等傳染病通常比較多。家庭中要多進行大掃除，買點兒中性的消毒水，除菌滅蟲；平時注意房間內新鮮空氣的流通，可以在室內放一點兒薄荷油，淨化空氣；民間常用的熬醋熏蒸法也可以使用，預防流感；春季多風，風入竅，所以人體九竅的通暢潔淨很重要，這一點可以參見後面的章節。

此外，春分、夏至、秋分、冬至也是一年養生的關鍵時刻，因為這四個節氣是陽氣變化的轉捩點。因此，春季的養生中，春分這個節氣是很重要的。

春分之後，日漸長夜漸短，天地之間的陽氣也慢慢由「生」向「長」做準備。隨着外界氣溫的逐漸升高，人體皮膚、肌肉血管的舒張由弱轉強，血液循環加快，大腦皮層興奮度增高，以適應散發體熱及白晝延長的需要。所以，這段時間，衣着方面要注意及時減衣，切忌晨起外出時的着裝到中午較熱時仍捂在身上，弄得滿身大汗，這樣反而容易着涼。但春天晨起時應多穿件衣服，不要在乍暖還寒時節着急換夏裝。飲食方面，儘管天氣逐漸變熱，但尚未進入高溫期，因此不可稍感暑熱就過量飲用清涼飲料，以免損傷陽氣。

春分節氣平分了晝夜、寒暑，因此，在保健養生時應注意保持人體

的陰陽平衡狀態，由於此時人體血液正處於旺盛時期，激素水準也處於相對高峰期，易發高血壓、月經失調、痔瘡、過敏性疾病等。

春分到清明這段時間，人們的膳食更需要側重平衡，偏熱、偏寒、偏升、偏降的飲食都是禁忌。在烹調魚、蝦、蟹等寒性食物時，其原則必佐以蔥、薑、酒、醋類溫性調料，以防止菜餚性寒偏涼，食後有損脾胃；在食用韭菜、大蒜、木瓜等助陽類菜餚時，要配以蛋類滋陰之品，以達到陰陽互補之目的。

1 初春，乍暖乍寒，可適當吃些蔥、薑、蒜、韭菜、芥末，祛散陰寒，助陽升發，還可殺菌防病。

2 仲春，溫暖和煦，可以多吃些大棗、山藥、蜂蜜來滋補脾胃，減少過酸、過油膩、不易消化的食物，也可多吃些山野菜，如薺菜、馬齒莧等。

3 晚春，氣溫日漸升高，此時飲食要略偏清淡，除適當進食高蛋白類食物及果蔬之外，還可多飲用些赤豆湯、綠茶等，防止體內積熱。

「長」到夏至
便是「收」

炎炎烈日似火燒的夏季正是對應着五行中的火，也具備了火的特點，就是熱。

不過，夏季的熱也是有變化的，因為夏季三個月其實前後又分為兩個階段。前一階段，從立夏開始到夏至結束，即農曆四、五兩個月，這段時間，天氣日漸炎熱，萬物生長茂盛，但天氣多乾熱；後一階段，特指農曆六月，也就是小暑、大暑兩個節氣，此時天氣酷熱而蒸悶，也就是暑濕。

夏天是陽長陰消的極期，夏天主長，萬物茂盛，故此夏天要注重養「長」；夏又對應着五臟中的心，所以更要注重養心，可以多服用些前面我說過的生脈養心茶來補養心陰。《黃帝內經》中說，夏季的三個月是萬物蕃秀的時刻，要使氣得洩（當汗出就汗出），因為夏天屬陽，陽主外，所以汗多，逆之則傷心，秋天就會得痎證（呼吸方面的病），那麼就會降低了適應秋天的能力，所謂奉收者少。

比如夏季人們時常發生中暑的情況，如今還衍生出一種「情緒中暑」

的現象。隨着夏日氣溫的升高，許多人的心情會變得煩躁，總希望向外發洩，雖然適當的宣洩有益身體健康，但如果一點小事就引發情緒的洪水，那麼便是心理學家所說的「情緒中暑」了。特別是在氣溫超過35℃，日照時間超過12小時以後，發生「情緒中暑」的幾率就會急劇上升，所以在炎熱的夏季保持平靜的心境尤為重要。「靜在心，不在境」，心理的調節對於盛夏的養「長」是很重要的。養長需要補充能量。有人以為，夏季，特別是三伏天，不宜進補，其實這是一種誤解，因為「進補」也分好幾種，並不是只有雞鴨魚肉、人參、鹿茸等補益藥食才能補。

中醫根據採用不同性質的食物或中藥進行補益的方法，將「進補」分為平補法、清補法、溫補法、峻補法四種，夏季宜選用清補的方法來調養人體。

當到了夏至，便是陽氣最旺的時節了，不過，最高點也就是開始下降的時刻，古有「夏至一陰生」說法，因此夏至之後就要由一開始的養「長」慢慢向養「收」準備了。

夏季如何養「長」

前面說到了飲食清補。飲食清補法，是指採用寒涼性食物進行補益的方法。屬於涼性的食物有小米、薏米、綠豆、豆腐、蘿蔔、冬瓜、絲瓜、油菜、芹菜、蘋果、梨、鴨蛋、豬皮等；屬於寒性的食物有苦瓜、黃瓜、茭白、西瓜、蓮藕、海帶、紫菜、蜊肉、田螺等。藥材之中偏於寒涼的益氣滋陰類中藥，如生曬參、西洋參、百合、麥冬、女貞子、沙參、石斛等也是暑熱之邪耗氣傷陰之時的補

體良藥。

夏天，人體內的陽氣都會向外生發，外部陽氣十分充盈。夏季對應心，所以，大家在天氣悶熱、大汗淋漓的時候常會氣喘吁吁，這其實就是心氣與夏熱的表現。夏季心氣容易外散，所以常說夏日吃點「苦」比較好，因為苦可以收斂心氣。

很多人喜歡夏季吃火鍋，覺得汗流浹背很過癮，其實火鍋還是冬季吃比較好，夏季腸胃內的陽氣也向外跑，因此，胃裡是寒的，這樣一冷一熱，容易傷胃。所以，夏季最好少吃火鍋、麻辣香鍋。

「疰夏」大家或許沒怎麼聽說過，這是一種季節性病症，主要源於暑熱和體質虛弱。古人預防疰夏一般分兩個階段：第一階段從立夏開始，這一時段的習俗很多，比如，上海人就有立夏之日吃茶葉蛋的風俗；第二階段則從夏至開始，有「冬至餃子夏至麵」的說法，夏至食麵，一般指的是麵條，比如北方的打鹵麵和炸醬麵。民間有「吃過夏至麵，一天短一線」的說法。

前面說過，夏至一陰生，夏至作為四季中的一個轉捩點，同樣在夏日養「長」的過程中要引起重視。

夏至的「至」有三層含義：一是點明陽氣至極，二是點明陰氣始至，三是點明太陽行到北至。雖然，陽氣在夏至這一日達到極致，但夏至並不是天氣最熱的時候，就好比正午太陽最強烈，但溫度最高的時候卻是午後兩點。

夏至太陽直射點雖然逐漸南移，但地表吸收的太陽輻射仍比地面放出熱量多，氣溫還在繼續升高，直到大暑。從小暑到立秋，人稱「伏夏」，即「三伏天」，是全年氣溫最高、陽氣最盛的時節。對於一些每逢冬季發作的慢性病，如慢性支氣管炎、肺氣腫、支氣管哮喘、腹瀉、痹症等陽虛證，是最佳的防治時機，也就是所謂「冬病夏治」。

1 酷暑不宜做過分劇烈的運動，因為劇烈運動，會導致大汗淋漓，傷陰損陽，出汗過多時，可適當飲用鹽開水或綠豆鹽湯，以補充體內鹽分，不要大量飲用涼開水。

2 初夏，通常衣單被薄，即使體健之人也要謹防外感，一旦患病不可輕易運用發汗之劑，以免汗多傷心，飲食應以低脂、低鹽、多維、清淡為主。

3 芒種過後，午時天熱，人易汗出，衣衫要勤洗勤換，要常洗澡，發洩「陽熱」，不過出汗時不要立即洗澡，因為「汗出見濕，乃生痤瘡」。

4 盛夏多暑濕，在避暑的同時不要貪涼，冰鎮飲食要適量適當。

秋「收」不要燥，
忘秋思

人們一提到秋季，就會想到一個字——「燥」。

秋季為什麼會如此之燥呢？這是因為春夏的陽氣蒸蒸日上，所以連帶出的濕氣自然就很多；秋冬的陽氣由發散轉為聚合，聚合了就無以蒸騰。無以蒸騰，那構成濕的條件就缺少了，所以秋冬少濕。少濕的連鎖反應便是——燥。燥濕相對，多濕自然少燥，少濕自然多燥。

時至秋令，地氣清肅，萬物成熟，正是收穫的季節。從立秋開始，歷經處暑、白露、秋分、寒露、霜降六個節氣，其中的秋分為季節氣候的轉變環節。立秋至處暑，秋陽肆虐，溫度較高，加之時有陰雨綿綿，濕氣較重，天氣以濕熱並重為特點，故有「秋老虎」之說。白露過後，雨水漸少，天氣乾燥，晝熱夜涼，氣候寒熱多變，稍有不慎，容易傷風感冒，許多舊病也易復發，被稱為「多事之秋」。

《黃帝內經》中說：「秋令之應，養收之道。」因為秋天是陰長陽消的時候，人體經春夏發萌長足之後，將進入收藏之時，陽氣收藏得好了，體魄才能涵養，才能為入冬後的潛藏提供良好的物質基礎。

秋天主收，主肅降，萬物收斂，很多樹木都會落葉，這是因為葉子雖繁茂，但卻是末梢，是不太重要的東西，正如有人得了脈管炎之後，指甲會脫落，這是身體自身在捨末求本。樹落葉是為減少蒸騰，保留收藏陽氣來抵禦寒冬。

秋還對應着五行中的金與五臟中的肺，因此養生應以養肺為主，如果秋季不去收斂神氣，就會損傷肺的功能，冬季就容易出現完穀不化的腹瀉。

由於早秋多溫燥，晚秋多涼燥，所以秋季的飲食要以潤燥為主，水果汁多水潤，應該多吃一些，尤其是梨、甘蔗、荸薺、枇杷等潤肺的佳品。不過，潤燥水果也並非人人皆宜，對於那些脾虛濕重經常拉肚子或生痰的人來說，這類水果吃得太多容易讓腹瀉和咳痰更加嚴重。所以，還是要根據體質搭配飲食。

《黃帝內經》中還告訴我們秋季可以效仿雞的作息時間，早臥早起，與雞俱興，對於身體會很有好處。

秋天的情緒調和應該注意什麼呢？秋季多肅殺，在古代許多罪犯也通常在「秋後問斬」，所以人們常常會有「悲秋」的感覺，尤其是肺氣虛的人情緒變化會更為敏感，容易產生抑鬱情緒。《黃帝內經》中說，秋季的情緒調節，應該是「使志安寧，以緩秋刑。收斂神氣，使秋氣平。無外其志，使肺氣清。此秋氣之應，養收之道也」。情緒安寧，就可以忘記秋天的蕭索；神氣內斂，則可以意氣平穩，不會意氣用事；不要讓心志過於向外，要向內向下，才能清肺氣，忘秋思。

「收」也要講過程，不能一下從生長的最高點突然滑下來。

立秋民間素有「貼秋膘」一說。夏季炎熱，很多人會因暑、濕、熱三氣交蒸而「苦夏」厭食。一旦立秋，雖然溫度還未降下，但濕黏不適之感沒有了，人們就會在此時用豐富的飲食尤其是肉食來補償入夏以來的虧空，也就是所謂的「貼秋膘」。這也是民間的養收智慧，很有道理。

秋天落葉的時候，是體內的陽氣從外向裡收的時候，此時，可以熬些梨糖膏潤肺通肺氣。由於燥邪傷人，會耗人津液，所以秋季人們常見口乾、唇乾、鼻乾、咽乾、舌上少津、大便乾結、皮膚乾裂等症狀。秋季防燥要注意各種維生素的攝入，可以使用一些宣肺化痰、滋陰益氣的中藥，如沙參、百合、杏仁、川貝等。 《飲膳正要》說：「秋氣燥，宜食麻以潤其燥，禁寒飲。」一些芝麻、糯米、粳米等柔潤食物對於腸胃來說是很好的。入秋時節還可以適當熬些生地粥，以滋陰潤燥。選取生地黃鮮品熬出藥汁，將大米洗淨煮成白粥，趁熱加入生地汁，還可加入一些冰糖。

中國古代民間有重陽節（陰曆九月九日）登高賞景的習俗，這一點其實是我們秋季養「收」應該借鑒的。因為秋思重，秋季蕭索，人們的情緒容易產生淒涼憂鬱的變化，而登高遠眺，可使人心曠神怡，眼界放高，自然憂思頓消，這也是一種秋收調神的方法。所以，秋季家庭活動可以選擇登山遠眺。

對於想要寶寶的家庭來說，現代醫學研究顯示，雄性激素水平會隨

季節變化，雖然春天男性常感到「心神蕩漾」，但其實此刻處於一年中男性體內雄性激素分泌的最低點。而性行為頻率最高的月份是10月份，也就是說，雄性激素在秋天才開始洶湧澎湃。秋天時「播種」，小寶寶就會擁有一個溫暖豐盈的成長之夏，有利於身體的發育成長。所以，對想要寶寶的家庭來說，秋季是最佳受孕期。

1 秋季鍛煉時一定要順應「養收」原則，在運動中避免動之過劇，防止汗液流失，陽氣傷耗，可選擇一些「慢」運動，如慢跑、瑜伽等。

2 秋季可時常按揉魚際穴，這樣可以避免因肝火旺而引起肺熱咳嗽。魚際穴在手掌的大拇指根部，由於肌肉明顯突起，形狀如魚。

3 秋天是心腦血管病多發季節，因溫度變化容易引起冠狀動脈痙攣，所以有心腦血管疾病者需注意。

4 深秋最忌腹瀉，一旦有拉肚子的傾向，一定要趕緊調節，不然到了冬天就閉藏不好，因為「瀉」就是不收。

冬日千萬莫傷「藏」

冬季的標誌是什麼？寒冷。

寒實際上是反映陽氣的收藏狀態，是陽氣收藏的外在表現。所以，寒不但是冬之氣，其實也是藏之氣。冬日氣寒，這個寒是由於天地間陽氣在蓄藏、在儲存，外在釋放的能量有所減少所致，而人要與天地相應，所以，這個時候人的陽氣也要內藏，不要外放。不過，寒與陰邪，易傷陽氣。《傷寒雜病論》中有一個核心的理念——傷寒即傷藏，因為人體容易傷藏，所以更要重視養藏。

《黃帝內經・素問》中說：「夫熱病者，皆傷寒之類也。」又說「人之傷於寒也，則為病熱」。張仲景則根據自己的醫學實踐在此基礎上有了進一步的闡釋。他認為傷寒是一切熱病的總稱，也就是說，一切因為外感而引起的疾病，都可以叫做「傷寒」。

冬季三個月應該如何養藏呢？怎樣才能適應陽氣閉藏的狀態，讓身體充分休養生息積蓄生命能量呢？《黃帝內經》告訴我們四個字：切勿打擾。

俗語常說：「瑞雪兆豐年。」冬日的瑞雪將陽氣封藏得很好，陽氣

蓄藏得好，體器就能夠得到很好的充養，體充用足，來年的釋放就會好。陰陽的關係協調平衡，同時又順應自然變化規律，自然預兆着來年的豐收。

我們在冬季保養的時候，也要學會把自己藏好，把陽氣藏好，把情志藏好。

陽氣藏好，是為了讓陽氣去休養，去生息。怎樣才是藏好了呢？最簡單的衡量標準就是身體不覺得寒冷，因為一冷，陽氣就會忍不住向外跑。

冬季如何養「藏」

首先要讓人體暖和，藏「陽」。

然而，冬季很多人的身體都不夠暖，不夠有活力，一個明顯的表現就是手腳冰涼。手足冰涼依據陽氣與人體的關係也分為兩種情況：

有的人手腳冰涼，但多添些衣物，手腳就會慢慢由涼變熱，身體也會溫暖起來。這種情況說明身體內的陽氣不足，應補充陽氣，比如，冬季正午好好曬曬太陽，讓溫暖的陽光曬着頭頂的百會穴，能夠迅速補充陽氣。

有的人不管穿多少衣服，手腳總是冰涼，一直暖不過來。這種情況就是内在陽氣收藏得不夠，陽氣不達四末。這種情況有的是先天的遺傳因素，有的是因為後天的收藏不夠。

《黃帝內經》中說，補陽氣，養腎精，先天不足，後天可補。在這裡告訴大家一個簡單的按摩方法，可培補體內的生命能量：

身體站立，兩腳分開，與肩同寬，手搓熱，雙手擺起用手心按揉丹田穴，逆時針、順時針各60下，這也叫做「摩腹」。中醫有句話說，丹田常溫利養生。當小腹寒涼時，多做按摩能夠激活體內的陽氣。摩腹時最好能夠配合腹式呼吸，具體方法我將在後面章節講到。

然後，用手背按揉肚臍正對着的背後的命門穴（位於人體的腰部，當後正中線上，第二腰椎棘突下凹陷處），命門是陽氣的根本，先按後揉，全身放鬆，幅度不要太大，同樣是逆時針、順時針各60下。

其次是要藏精。

冬天脾胃吸收功能好，是藏精的好時候，也是儲備精氣的大好時機。一般人在冬天體重可增加1.5千克左右。所以，大家要記住冬天不能隨便減肥，減肥應放在夏天，因為冬天是主藏的季節，不應該違背四季法則。

「冬不藏精，春必病溫」，如果冬天養「藏」不夠，來年打春就會缺乏物質基礎，容易生病，流行病也會趁機而入。男性可以根據自己的身體狀況吃點六味地黃丸、金匱腎氣丸，女性除了補養氣血外，也可服用六味地黃丸。

再來說說藏情志。

冬季的情志應該是「使志若伏若匿，若有私意，若已有得」。這是《黃帝內經》中告訴我們的方法，也就是說，冬季時的情志應該收藏一些，不要顯山露水，有什麼慾望，好像已經得到了，不用再到外面去尋求，可以悄然安住。總之，這個心志，這個情緒，應該伏匿，不應該張揚，這樣才有利於養藏。

1 冬日鍛煉，要避免在大風、大寒、大雪、大霧天氣進行，秋冬有霧時不要深呼吸。

2 冬季，如果發現皮膚有發紅、發白、發涼、發硬等現象，應及時用手搓熱輕摩傷處，促進血液循環，以免出現凍瘡。

3 冬季飲食忌黏硬生冷，早晨如果能喝點熱粥，可以養胃，利於養藏。

4 冬季，老年人要謹防面癱，不要讓寒風長時間直接吹拂面部，要學會保暖避風。

起居隨着四季走

人們常說早睡早起身體好。這句話有　定道理，但也要分春夏秋冬。具體而言，人們的作息不但要分冬夏，而且應該具體到四季，根據《黃帝內經》中的「四氣調神大論」來制訂作息的時間。

陽氣是生命的能量，天地在這個時候收藏，人也要在這個時候收藏；天地在這個時候釋放，人也要在這個時候釋放。陽氣的耗損可有多方面的原因，比如：食生冷，衣薄寒，息擾亂。陽氣虧損了身體就會藏寒，就會導致「腹滿而吐，食不下，自利益甚，時腹自痛」等不適症狀的發生。

以生活為例，睡覺就是收藏，工作就是釋放，現在許多年輕人是「夜貓子」工作類型，習慣晚上工作，白天睡覺，這種晝夜的倒置對身體的健康平衡是很不利的。總的來說，春季養生，應晚臥早起；夏季養長，也應晚臥早起；秋季養收，應該早臥早起；冬天養藏，應該早臥晚起。

在此，我們重點說一下冬季：

冬季的早臥晚起，有什麼具體要求嗎？《黃帝內經》中給了答案，即

「必待日光」。冬天之所以要早臥晚起就是為了適應養藏。冬季晝短夜長，睡眠的過程是一種很好的藏的狀態，因此與夏季相比，睡眠的時間要適當地延長。所以，夏日起宜早，冬日起宜遲。

不過，居住在北方的人們應預防清晨的寒氣，居住在廣東、廣西等南方省市的人早起要預防山嵐瘴氣。所以，要等到「日光」出來再起床，出去鍛煉。對於居住在城市的人來說，早晨不要太早出去鍛煉，因為早晨在太陽沒有出來之前，地下道的污氣、濁氣正往上走，這些氣對人體的損傷是很嚴重的。

除了注意起臥，冬日的氣候十分寒冷，陽氣內藏會讓身體覺得寒涼，所以人們也要在生活起居上作出調整。古人為何鑽木取火，為何圍爐夜話，為何冬穿襖裘？這是因為人們需要借助外力來做「去寒就溫」的工作，讓起居的小環境保持一定的溫暖，才能讓陽氣在冬季安然地休養生息。在冬季的三個月裡，自己可以做一些簡易輕柔的按摩，但一些手法較重的按摩如足底按摩需要減少，冬季按摩太過容易洩腎氣。另外，中青年冬三月同春夏相比要減少房事，因為冬三月是主藏的，最重要的就是藏腎氣。

對於運動鍛煉來說，也需要依據四季來區別對待，因為雖然「生命在於運動」，但運動也有其適宜的時間和階段，比如，春夏宜動，秋冬宜靜。

冬季養藏應該「無洩皮膚，使氣亟奪」，洩皮膚也就是皮膚的開洩。什麼是皮膚開洩呢？如果經過一番劇烈的體育運動，人就會出汗，如

果汗出得過多，陽氣就會耗損，氣就會被奪走。冬季是陽氣閉藏的時候，這個時候皮膚也應該相應地閉藏，不要做過多的開洩。這就提示冬天的運動應該避免像其他的時節一樣，應該有它的特殊性，應該多做靜功，這樣才能與冬季相應，這樣才有利於養藏。

自然界中那些喜靜的動物往往壽命比較長，比如龜、仙鶴等。道家講致虛極，守靜篤；儒家講燕坐，講知止；佛家講禪定。這些都是強調靜，強調藏。無論是起臥、運動還是生活，養生養藏都是循序漸進的過程，每天堅持不懈，日積月累才能達到好的效果。

《黃帝內經·素問·上古真論》說：「食飲有節，起居有常，不妄作勞，故能形與神俱，而盡終其天年，度百歲乃去。」也就是說日常飲食應該定時定量、不偏食，起臥時間符合四季變化規律，加上適當的運動與心神調節，依次來適應四季的生、長、收、藏，保持機體內外的協調，自然可以防病保健，安享天年，長命百歲。

起居與自然同步

隨着季節的變化，人們的起臥時間需要有所調整，雖然每個人的情況有所不同，但一般而言，春夏宜晚睡早起，每天大約睡5至7個小時為宜；秋季宜早睡早起，每天大約睡7至8個小時為宜；冬季宜早睡晚起，每天大約睡8至9個小時為宜。這樣才符合四季生長收藏的自然規律，陽光充足的日子一般人睡眠時間短，天氣惡劣的日子裡一般人的睡眠時間長。隨地區海拔增高，一般人的睡眠時間會稍稍減少。隨緯度增加，一般人的睡眠時間稍要延長。

每日的日常生活，還有三個溫度要求，即冷水洗臉、溫水刷牙、熱水泡腳。尤其是在冬天，這三個溫度要求很重要。

用熱水洗臉，當時會感覺溫暖，一旦熱量散失，毛細血管又恢復原狀，這樣一脹一縮，易使面部皮膚產生皺紋。而晨起用冷水洗臉，頓時就有頭清眼明的感覺。冷水的刺激既能改善面部血液循環，又可增強皮膚彈性。冬季還可有效預防感冒、鼻炎，對神經衰弱的神經性頭痛也有好處。不過，冷水溫度不能太低，以略高於10℃為宜。出於清潔面部的需要，可以先用溫水洗淨之後，再用冷水洗。

之所以要用溫水刷牙，是因為人的牙齒在35℃至36.5℃的口腔溫度下新陳代謝功能才能更好發揮。若經常給牙齒以驟冷驟熱的刺激，長久會引起牙髓出血和痙攣，甚至導致牙周炎、牙齦炎等病症。所以，刷牙時應該用35℃左右的溫水含漱，平時飯後漱口時要大力一些，避免齒縫留有食物殘渣和細菌。

熱水泡腳更是中國古代就有的養生之道，如果水溫涼，那麼僅僅是「洗」而非「泡」。睡前用55℃至70℃的熱水泡腳，既解乏，又有助於睡眠，而且人體足部穴位有很多，在熱水的浸泡下，可以舒筋活絡，加速血液循環。對於一些腳部容易生凍瘡、足部靜脈曲張的人來說，熱水泡腳更不可少。

最後告訴大家起居調養的幾句口訣：「吐納肺腑，活動筋骨，十常四勿，適時進補。」

其中「十常」即：齒常叩，津常嚥，耳常撣，鼻常揉，睛常轉，面常搓，足常摩，腹常運，肢常伸，肛常提。「四勿」就是：食勿言，臥勿語，飲勿醉，色勿迷。

1 冬季使用空調時，至少要注意兩個問題。首先，室內外溫差不宜過大，最好保持室內比室外高8℃。如果室內外溫差過大，人在驟冷驟熱的環境下，容易傷風感冒。

2 平時，腦力勞動要與體力活動相結合，腦力勞動偏重於靜，體力活動偏重於動。動以養形，靜以養神，體腦結合，則動靜兼修，形神共養。

3 一個人經常合理地用腦，不但不會加速衰老，反而可以有效防止腦老化，老年人可以多玩一些益智玩具，如魔方、九連環等。

4 日常休息也要注重多樣化，除了睡眠這種靜式休息外，還可以採取聽音樂、觀景、釣魚、打太極拳等動式休息。

向天地四季
學穿衣

春、夏、秋、冬溫度不同，衣着肯定也要跟着作出調整。

有句俗語叫做「春捂秋凍」，這便是春秋穿衣的指導原則。

春天是陽氣上升的時候，春主風，風為百病之長，所有的病往往是從風開始的。春天要是不捂，風邪就很容易進來，進來就使你的陽氣無法上升，所以春天要捂。

秋天要凍，是因為秋天陽氣開始往回收，人體不能太熱，如果太熱，陽氣就會向外釋放，讓人體冷一點兒涼一點兒，陽氣才能收回來，陽氣收回來了才能藏得住，才能達到冬季養藏的效用，這樣才能為第二年打春做準備。

夏季，天地在這個時候也在充分顯露，白晝特別長，大地能長出來的東西也都長出來了。人們衣着涼爽，也正是對應了這個特點，要「長」便要脫去多餘的束縛，讓身體舒展。但少束縛，不等於完全沒有束縛。夏天的衣着該露的地方要露，該藏的地方還是要藏。

冬季呢？冬日氣寒，這個寒是由於天地陽氣在蓄藏，人要與天地相應，所以，這個時候人的陽氣也要藏。這個時候皮膚也應該相應地閉藏，不要做過多的開洩。

這裡還有一個人體保健的矛盾，即寒風凜冽的冬天，人體也需要釋放更多的陽氣來為機體取暖，此刻，如果要收藏，人們或許會有疑問，到底是放呢，還是收呢？這就需要人們自身主動地去養藏了。《黃帝內經》中告訴人們，冬季要「去寒就溫」。

冬季，尤其是在北方，人們都棉裹裘衣，手套帽子圍巾一應俱全，全身封閉得嚴嚴實實，這種衣着不就是一個「藏」嗎？將整個身體封藏起來了，閉藏起來了。如今，冬季許多女孩子只要風度，不要溫度，其實對於身體的損害是很大的。年輕時的寒涼，等到老了才會顯現出來，會出現關節疼痛、骨質增生等病症。

此外，人們還會借助人工與科技改善居住的小環境，從古代的火爐、熏籠、火炕到現代的水暖、空調，這些全都是「去寒就溫」的外在措施，為的是讓陽氣安然地休養生息。

當然也正是由於人工環境的調節，所以大家覺得反正室內溫度適宜，那麼我即便不按照四季規律來穿衣也沒有關係。其實，這正是健康的一大隱患。

四季穿衣，除了春捂秋凍外，夏天與冬天是最容易穿衣不當的。

夏天，很多男性喜歡赤膊，其實這樣對身體十分不好，因為高溫之下，人出汗較多，腠理開洩，風邪或寒邪很容易從肌膚表面入侵人體而發生外感疾病。對於女孩來說，露背裝、露臍裝同樣有悖於人體保養之道。因為背部是督脈所在，主管着人體一身的陽氣，背部受寒會阻礙全身陽氣的運行，而臍部的神闕穴屬於任脈，任脈的主要功能是調節陰經的氣血，小腹寒涼的女性通常會有很多婦科困擾。

如今的女孩子在冬季的衣着普遍太過「清涼」，非常容易受寒傷藏。由於房間內暖氣或空調溫度比較高，這樣當從暖環境走入冷環境的時候，身體就需要迅速開啟陽氣的釋放開關作出調節，等到回到屋裡，陽氣又要作出調整，就如同機器設備一樣，總是一開一關，必然要影響設備的使用壽命。

中醫認為，人有三個部位最易受寒邪侵襲，即頭、胸、腳，因此冬天保暖應講究「三點式」：帽子、圍巾、保暖襪是防寒的貼身武器。其實，時尚現在講求混搭，女性完全可以在尤其需要保暖的重點部位搭配穿着，既時髦又健康。

最後提醒一下老年人，同年輕人不同的是，年輕人通常穿得偏少，老年人則通常穿得過多，對於老年人來說，穿衣有三個「緊」忌。

一是領口緊，這樣影響心臟向頭頸部運送血液，壓迫頸部的頸動脈

竇中壓力感受器,通過神經反射,引起血壓下降和心跳減慢,使腦部發生供血不足,出現頭痛、頭暈、噁心、眼冒金星等症狀,尤其是患有高血壓、動脈硬化、冠心病、糖尿病的人,很容易發生暈倒甚至休克。

二是腰口緊,這樣會緊縛腰部的骨骼和肌肉,影響這些部位的血液流通與營養供應,使腰痛加重,同時還會影響腸胃的正常蠕動,腰部和腸胃有病的老人尤其要注意。

三是襪口緊,腳是人體的第二心臟,勒得太緊,會影響末梢血液循環,時間長了,便會引起腳脹、腳腫、腳涼、腿腳麻木無力,更會影響心臟與四肢的血液回流。

1 春季陰寒未盡,陽氣漸生,早春宜減衣不減褲,以助陽氣的升發。

2 夏日天熱多汗,衣衫要勤洗勤換,久穿濕衣或穿剛曬過的衣服都會使人得病。

3 秋季氣候轉涼,亦要注意加衣,但要避免一次加衣過多。

4 冬季衣服要隨天氣變化及時增減,切不可急穿急脫,忽冷忽熱。

跟鼻子學養生

說到調情志，其實人們可以向「鼻子」學習一下。

明朝方孝孺在《遜志齋集》裡寫了一篇有趣的有關養生的文章，用擬人的手法記錄了一段主人感冒後與鼻子的對話，作者原本是以疾病調理之法暗喻政治，但的確說出了養生的真諦。借鼻子的一番回答，點明了「服食以節，起處有常」的治身保健之法，並進而論及治國之道必須「上宣下暢，無所凝滯」，方能驅逐奸邪，夷平禍亂，治大國如烹小鮮，修自身亦如治大國。

一個姓方的人（指自己）受涼感冒了，鼻子不通，他靠着火爐坐，迸出的火星燒到了外衣，等衣服都燒到膝蓋了，他才覺察。他十分惱怒，責罵鼻子說：「12個器官，各有各的工作，你這鼻子應該幹什麼？聞味道，察變化，連味都聞不出，還做什麼鼻子？現在火燒了衣服，那麼強烈的味道你都冥頑不知，都快從外套燒到內衣了。這難道不是你鼻子堵塞的過錯嗎？」

過了許久，鼻子忽然像嘴巴一樣出聲了。鼻子說：「我受命作為你的鼻子，已經22年了，蘭草桂花，氣味芬芳，我一聞便知；腥惡臭氣，我覺得污穢，聞到立馬讓你躲避。你足不忘履，山不遇毒，都是因為

我恪盡職守。你如今疏於治身，一會兒冷一會兒熱，脫去厚襖着單衣，受風着涼，外鑠內鬱，讓我鼻子失去了嗅覺。至於現在火燒衣衫差點兒燎及皮膚而沒發覺，完全就是你的過錯，與我何干？如果你穿衣飲食順應季節變化，起居作息符合規律，依據陰陽變化進行調理，不讓身體受到病邪侵襲，我能聞不出味道嗎？

「古代的有志之士，即使到了七老八十，也會冷暖適度，不會一味追求舒適，這是生於憂患死於安樂的道理。即便寒冬大雪皸裂了肌膚，也不會離火爐太近，唯恐圖一時舒適被爐火的邪毒侵害，知道火上生炎的道理，動臥難道不應該謹慎行事嗎？如今你才20多歲，應該自制勤奮，而你卻放縱懶惰。大寒天氣，自溺於火，已經偏離了身體調理之道，還在這裡譏諷罵我幹什麼。如果說我鼻子嗅覺雍塞，那麼根源在你那裡。」

此人仰面嗟歎，低頭懺愧，屏火捐爐，凝神養氣，鼻子的病果然癒合了。

鼻子的這番話點出了情志養生的一個關鍵，也就是自身的控制。一旦心中有了懈怠、縱容、懶惰的情緒，體現在起居生活方面便會做出種種不利於身體健康的舉動。因此，所有的健康問題其實都可以從自己的身上、心裡找找原因。

養鼻　一般來說，鼻子出問題就要查肺，因為肺開竅於鼻，所以鼻的嗅覺和肺有密切關係。要保護嗅覺，首先要增強肺氣，因為「肺氣通於鼻，肺和則鼻能知其香」。嗅覺減退的人，可以吃豬肺燉山藥。對

於有慢性鼻炎的人來說，感冒時特別容易讓鼻炎發作，使得感冒持續很久，這種情況可以服用藿膽丸，效果很好。

鼻子也是健康的警示表之一，正常情況下，如果鼻聞臊臭，提示肝熱；鼻聞焦臭，提示心火；鼻聞香臭，提示脾虛；鼻聞腥臭，提示肺熱；鼻聞腐臭，提示腎虛；鼻聞幻臭，提示精神、心腦疾病；鼻子突然失嗅，要警惕鼻咽癌、抑鬱症、腦梗死，如伴有心慌、氣短、汗出，則是宗氣（心肺）大虛的信號。

我們要跟上面的「方鼻子」學養生，但單純看鼻子，應該如何保養呢？告訴大家幾個簡單易行的方法：平時，可以鍛煉着用冷水清洗鼻子，算是給鼻子洗個冷水澡，這樣能夠有效改善鼻黏膜的血液循環，增強鼻子對天氣變化的適應能力，也能很好地預防感冒和呼吸道的其他疾患。還可以簡單按摩一下鼻子，增強局部氣血流通，總共分三步：

第一步，摩擦。用兩手大指的指背中間一節相互搓熱後，摩擦鼻樑兩側20次。

第二步，指刮。用手指刮鼻樑，從上向下10次。

第三步，摩尖。分別用兩手手指摩擦鼻尖各10次。

《內功圖說》中還講過一個健鼻功：兩手拇指擦熱，揩擦鼻頭36次，然後靜心意守，排除雜念；二目注視鼻端，默數呼吸次數3至5

分鐘；晚上睡覺前，俯臥於床上，暫去枕頭，兩膝部彎曲使兩足心向上，用鼻深吸清氣4次，呼氣4次，最後恢復正常呼吸。

上述兩種方法都是日常隨手可做的按摩保健，雖然簡單，但功效很好，對於一些慢性鼻炎的患者，以及一感冒就容易鼻塞的朋友來說，應該學着做一下。

1 要養成正確擤鼻涕的習慣，即用拇指和食指捏住鼻子，用力排出鼻涕。不可壓住一側擤鼻涕，這樣會使另一側鼻腔內鼻涕吸入體內。

2 平時應該克服挖鼻孔、拔鼻毛或剪鼻毛等不良習慣。

3 如果因天氣乾燥，鼻膜破裂出血，可以在鼻內點一些複方薄荷油，或適量服用維生素A、維生素D等，以保護鼻黏膜。

海棠異放
與南方的涼茶

《紅樓夢》高鶚續書的第九十四回「宴海棠賈母賞花妖，失寶玉通靈知奇禍」中曾借海棠花異常開放這件事來預兆一場奇禍的到來。其實，這件事也說明了一個養生的季節性問題，那就是四季中陽氣的異常變化對人體的影響。

書中說，怡紅院裡原本有幾株海棠，本來萎了幾棵，也沒人去澆灌，卻不想在非花時節異放，大家都覺得這花開得古怪。賈母道：「這花兒應在三月裡開的，如今雖是十一月，因節氣遲，還算十月，應着小陽春的天氣，這花開因為和暖是有的。」

賈母的話是一種自我安慰，卻也講出了海棠原本的特點，正如賈府中大多數人所想，草木知運，如果沒有按時節開放，便是一種異常，是一種警示。我們都知道全國各地四季變化有所不同，《黃帝內經・素問・陰陽應象大論》說：「西北方，陰也；東南方，陽也。」陽為用，就是釋放，陰為體，就是收藏。從地域方位的角度而言，整個西北方以收藏為主，整個東南方以釋放為主，所以，就產生了這個氣溫上的懸殊。中醫保健不但要注意時間，也要注意空間方位。

中醫還講「六氣」，即風、寒、暑、濕、燥、火。就地理環境而言，東方生風，南方生火（暑），西方生燥，北方生寒，中央生濕。「夫百病之生也，皆生於風寒暑濕燥火。」也就是說，百病的發生都與風寒暑濕燥火相關。

所以，由於各地的氣不同，人們的體質分類也有着一定的地域性，我國東部地區和華北地區濕熱體質較多；東北地區氣虛體質、陽虛體質較多；南部地區濕熱體質和血瘀體質較多；西部地區氣虛體質、陰虛體質較多，陽虛體質較少。

濕熱體質在南部和東部較多，一是由於南部和東部地區高溫多雨，容易釀生濕熱，二是由於那裡的人們平常的飲食和水果都偏熱。

不過，自然六氣在正常情況下是萬物生長的自然條件，是不致病的，然而六氣的異常變化卻是一大致病因素。

對於人體來說，空調冷氣的過量，隨意服用的補品、激素甚至減肥藥等均能引起人體異常的四季變化。

從六氣的角度來講，空調的冷風便是一種異常的「風」；盛夏貪涼，冷飲、冷食，以及空調造成的寒涼便是夏季裡一種異常的「寒」；出了空調間後對外界熱環境的不適，是陰暑，是一種異常的「暑」；飲食過於肥甘、汗出當風或洗澡洗頭後立即進入空調冷環境，是一種異常的「濕」；現代環境變化後的空氣乾燥，加之人們普遍飲水不足或以飲料代替水，是一種異常的「燥」；火鍋、麻辣香鍋等偏辛辣

的川菜、湘菜在全國各地風靡，使得許多人陰虛火旺，是一種異常的「火」。

其實，說了這麼多，主要還是想提醒人們使用一些家用電器要適當，比如空調可以調節溫度，有利於人們營造溫度適宜的小環境，但人們對於空調的使用大多都過量了，使得夏季的空調冷氣成為異於四季變化的「寒氣」，冬季的空調暖氣成為一種「燥氣」。

掌握好「度」

在解決陽氣異常變化的問題時，地域是個需要重點強調的因素，也就是說不同地方的人生長收藏的側重點是不一樣的。

在這裡要強調一個問題，南方人也知道自己的體質和環境都偏熱，所以南方很多家庭都常喝涼茶，為了去火，也時常特意多吃些寒涼清火的食物。

不過，還是一個「度」的問題，由於現在有冰箱，要吃寒涼的食物非常方便，打開冰箱就能吃到原本冬天才能吃到的冰品。但要引起重視的是，如果吃寒涼的東西毫不克制，人體的陽氣很容易被破壞。所以，許多人平常都在喝涼茶清熱去火，卻不知道其實那都是虛火，身體本身其實已經有寒氣了。

南方人的脾胃原本就要比北方人的相對弱一些，因此，南方人應該意識到溫養臟腑的重要，要保護脾胃，不要有事沒事總是一罐涼茶下肚。

從氣溫方面看，中國南熱北寒。南方高溫炎熱，身材矮小利於散熱驅濕；北方寒冷，人必須增加體表面積和脂肪儲備以禦寒，所以北方人一般較高壯。

不過，世代生長在北方寒冷地區的人比南方炎熱地區的人更容易發胖。所以，北方人冠心病、心肌梗塞、高血壓、血管病、腦卒中等疾病發病率遠高於南方。

因此，對於北方的朋友來說，肥肉是需要克制的，還要注意補充膳食纖維。南方人愛喝粥和糖水，北方人則多愛喝湯水，這樣北方人的食鹽攝入量通常過高，其實每人每天對食鹽的攝入不應超過6克，多了就容易得高血壓。

北方人其實可以多喝些酸梅湯，因為烏梅本身所含粗纖維較多，可以促使機體把一些代謝產物排出體外，降低高熱量食物的危害，也有利於肝臟的疏洩。

春夏季節，冷氣、冷飲過量容易消耗陽氣；秋冬季節，室溫過高容易虧耗真陰。當然，高科技產品的適當運用，也有助於人們依據四季變化克服種種異常，比如解決空氣乾燥的問題，可以使用加濕器。

一般來說，身體的調養最怕「過偏」，食補太過則營養過剩，藥補太過則會發生明陽偏盛，過分靜養，只逸不勞則動靜失調，都會使機體新陳代謝產生失調。現代隨着科技的發展，無論是飲食還是溫

度，人們都可以自行調節，這樣就需要對「度」多加控制，避免因失度而造成人體四季的失衡。

1 高原旅遊時人們常會出現高原反應，可以隨身帶些複方人參高原片，這是由生脈散加味而成的中成藥，可以益氣養陰、活血安神，對防治急性、慢性高原病有不錯的效果。

2 食辣是湖南、四川等地的人們為適應潮濕環境而養成的飲食習慣，對於其他地方的人來說，要依據自己的身體情況適當忌口，尤其是有痔瘡、肺結核咯血和胃潰瘍者要慎食。

3 海濱調養可以協調人體各組織器官的功能，對許多慢性疾病，如神經衰弱、支氣管炎、哮喘、風濕病、結核病、心血管疾病及各種皮膚病，有一定防治作用。

感冒時
應不應該喝生薑可樂

國內，老人們在感冒時常常會拿出一個家常妙方，以生薑和紅糖為原料，熬製生薑糖水；國外，人們也常在感冒時把生薑加入可樂中，加熱後飲用。如今，國內許多年輕人，也常常在感冒時熬製國外的生薑可樂，因為這種方法似乎把可樂被人遺忘的功能特性發揮出來了。

據傳，1886年，美國喬治亞州亞特蘭大藥劑師約翰‧彭伯頓在家中試驗新配方，挑選了幾種特別的成分，混合加熱後，配製出一種咳嗽糖漿，口味獨特甜美，不同於原本藥漿的苦澀，於是他拿了這種糖漿到附近的藥房，將濃縮的糖漿加水後，賣五分錢一杯。1887年，一個偶然的機會，藥房的夥計無意中把糖漿兌上了蘇打水，並且加了幾塊冰，遞給了客人，結果客人讚不絕口。彭伯頓有個會計名叫弗蘭克‧羅賓遜，他從糖漿的兩種成分古柯（Coca）的葉子和可樂（Kola）的果實中萌發出靈感，將其命名為CocaCola。於是，怡神暢快的可口可樂就誕生了。

1888年，可口可樂的股權移轉到大富豪阿薩‧堪德拉的手上。原來堪德拉有一天感冒後頭痛難忍，僕人拿來一杯熱可樂，他喝下之後十分

舒服，從此就開始大力投資可口可樂。

可樂中含有一些植物的提煉物，所以隱隱有些特別的中藥味，從國外的用法和效果看，它對於治療感冒確實有一定的食療效果，而生薑性熱，辛溫解表，兩種加在一起，是特定感冒時十分好用的家常飲料。之所以強調特定感冒，就是因為不同類型的感冒有不同的致病原因和治療方法，生薑可樂並非「放之四海而皆準」。

按照日常症狀表現，感冒大致分為四種類型：風熱感冒、風寒感冒、暑濕感冒和虛體感冒。

風熱感冒的症狀是身體發熱現象比較顯著，略微有些怕風，出汗時感覺不通暢，頭會有些脹痛，咽喉腫痛，痰的顏色發黃濁，並有些黏，或伴有咳嗽症狀。咽喉腫痛通常是感冒入裡化熱的明顯標誌。這種感冒便是西醫中說的有炎症，一般適於服用感冒清熱顆粒、維C銀翹片等清熱類感冒藥。

風寒感冒的症狀是身體十分怕冷，發熱症狀較輕，不怎麼出汗，頭痛咳嗽，身體痠疼，鼻塞聲重，不時會流些清涕。通常這種感冒是由於外感風寒造成的，也就是人們常說的受涼了。這種感冒最適合服用生薑可樂和一開始提到的薑糖飲（即生薑加紅糖煎湯）。

一般風寒感冒還可以煮些防風粥，如果是偏氣虛的體質，有渾身痠痛的症狀還可以加上15至30克黃芪；如果是偏陰虛的體質，覺得口乾舌燥，喝水多卻不上廁所，就可以加上15克玉竹。

暑濕感冒最明顯的特點是夏季感冒，多在暑伏天。《紅樓夢》中黛玉中暑不適時服用的香薷飲便是治療暑濕感冒的一劑中藥。

由於季節因素，中醫有個說法：夏不用麻黃（發汗），冬不用石膏（寒藥）。而香薷，則被稱為夏月之麻黃。現在人們得了暑濕感冒可以服用暑濕感冒顆粒。

虛體感冒也是一種特殊情況的感冒，是在人們身體虛弱時侵入身體的感冒病邪，因為人們那時的免疫力下降。因此這種感冒同上面三種相比症狀比較輕微，應主要以調養為主，平素身體較弱的人要尤其注意這種感冒。所以，感冒其實也分不同類型，感冒藥也不能隨便吃，要對症下藥，因人制宜。

感冒如何治

一般來說，熱底子的人即便是風寒感冒，也容易入裡化熱，變為風熱感冒。感冒剛開始時，用推拿按摩來解表通常效果比較明顯。比如，風寒感冒，可以用拇指自攢竹穴沿足太陽分佈推至天柱穴，以疏通經絡，這樣可以止頭痛，利肺竅，然後按揉列缺穴以清肺止咳、助汗解表。

對於外感風熱者，可以用拇指自印堂沿督脈分佈推至神庭穴以祛風熱，再用拇指自印堂穴沿前額分別向兩側抹至太陽穴，以疏風散熱，通絡止痛。

感冒時，用中藥泡腳可以起到發汗散寒的功效，取桂枝、紅花各10

克，熬製後添水泡腳。可臨睡前泡，泡過後上床休息，血壓高的病人要記住溫度不要太高。

平常人們對於西藥感冒藥的使用需要慎重一些，尤其是在給小孩子使用的時候，因為西藥感冒藥中含三類危險成分。

第一類是減低充血類成分，主要是偽麻黃鹼、麻黃鹼、去氧腎上腺素（新福林）等，這類成分的作用是收縮血管，減輕鼻塞症狀，但對心血管系統有影響，會造成心悸、心律失常。第二類是抗組胺藥，主要有苯海拉明等，起抗過敏的作用，減輕打噴嚏、流鼻涕等症狀，這類藥物使用不當情況嚴重時會造成死亡。第三類藥物成分是止咳類，包括左美沙芬等，也是對心臟有影響。

由於兒童本身免疫系統不太完善，加之抵抗力較弱，容易出現感冒發燒等症狀。但兒童的耐藥性與成人不同，不但存在劑量上的差別，而且有的藥還屬小兒禁用，因此家長最好不要給兒童隨意服用西藥感冒藥。

一般來說，6歲以下的兒童需要謹慎使用西藥感冒藥；有一些感冒藥，比如速效傷風膠囊，裡面含有毒性較強的撲熱息痛，3歲以下的兒童是禁用的；2歲以下的兒童則不要服用止咳和抗感冒西藥，因為這些感冒藥和鎮咳藥通常含用減充血劑、抗組胺劑、鎮咳藥等成分，兒童服用容易引發致命性併發症。

1 有些感冒藥發汗太盛，有傷人體陽氣。有些人感冒一次後，總覺得身體不適，不久又感冒了，其實這就是他的陽氣已受到了損傷。

2 如果是風寒感冒，用的是寒涼感冒藥，那肯定會讓病情加重。如果是風熱感冒，用的是溫熱性感冒藥，那肯定是火上加油。如果有氣虛，沒能適度補氣，則感冒總是難以痊癒。

量體裁「醫」：
看人，還是看病？

人難免要生病，生病了便要去看。長久以來，關於中醫和西醫一直有着各種爭論，其實，傳統國醫與西方醫學，各有各的優勢和側重。

西醫治療是一種對抗性、攻擊性的治療，關注的是病原體，有菌抗菌，有炎消炎，缺水補液，缺電解質就補電解質。中醫治療則是一種平衡性、調和性的治療，關注的是人體的內在環境，氣虛補氣，血瘀活血，寒則溫之，火則清之，臟腑功能出了問題便協調解決，以恢復平衡。

比如，西醫治療感冒一般是消炎和物理降溫，中醫則是發汗解表。

作為一種平衡醫學體系來說，中醫是利用一些中藥藥材的性味來影響人體，抵禦病邪，使身體恢復陰陽平衡。單純從藥性的角度來說，中藥的康復作用是西藥無法取代的。

西醫講求準確對抗病原，中醫則選擇一種模糊中的精準。西醫治病主要強調辨病，強調辨病實際上就是強調共性的因素，因此，西藥常會

研發出一些對症的新藥；中醫也講求共性，但更重視共性後面複雜的個性，所以中醫辨病，更辯證。

同一個病，個體不同，反應就有差別，這個就叫同病異證。

名醫華佗有一次遇到軍吏二人，都是身熱頭痛，症狀相同，但華佗的處方，卻大不一樣，一個用了發汗之藥，一個用了瀉下之藥，這兩個人覺得十分奇怪，但各自服藥後卻都痊癒了。兩人去向華佗請教，華佗說，你們二人一個為表證，用發汗法可解，一個為裡熱，必須瀉下才能治癒。

西醫有一個很顯著的特點，那就是注重客觀，現代醫學通過高科技的物理、化學手段來檢測身體的各項客觀指標，並以此來判斷疾病的進退發展。

中醫則注重主觀上的感受，比如病人口渴，在西醫眼中，口渴飲水只是一個客觀表現，但中醫通常會進一步加以詢問：口渴時想喝冷水還是想喝熱水？中醫對於這個客觀表現背後的主觀感受更為關心。因為如果想喝熱飲，則說明這個病可能在少陰；如果偏喜冷飲，那麼這個病多數在陽明。一個少陰，一個陽明，一個實熱，一個虛寒，兩者有天壤之別。

西醫的診斷和治療就好比中醫的脈象，是一種客觀的檢查結果，但主觀上的喜惡與感受是中醫辨症的更重要的指標。如果某人發熱，西醫會將重點放在溫度和類型上，是高燒，還是低燒？是弛張熱，還是稽

留熱？中醫則會問你，你是覺得身上冷還是覺得身上熱？

我曾經遇到一個來治療咳嗽的女孩，她是南方人，來到北方城市後便咳嗽不止，西醫診斷為蟎蟲感染，服藥後雖有效果但不斷復發。其實，這是因為由濕潤的環境忽然來到乾燥的環境身體出現了不平衡，蟎蟲只是一個契機，但不是根本。果然，在通過一番身體的調理之後，她慢慢適應了新的環境，咳嗽症狀便消除了。

所以，中醫關鍵在於看人，以望、聞、問、切四診，因人、因病、因症來選方用藥，依據變化的病情和不同的體質因人制宜，量體裁衣。

一般來說，切脈望診都是在觀察客觀的症狀表現，聞就是聽聲音、嗅氣味。有人會疑惑：聲音也能透露身體的信息嗎？

當然可以。中國古代有五音之分，即宮、商、角、徵、羽。五音跟疾病也有着密切的關係，五音裡面哪個音強，哪個音弱；哪個音有，哪個音沒有；五音之間的協調關係怎樣，古代名醫可以通過一個人的聲音瞭解他的健康狀況：如果肺有毛病了，那麼這個人的商音肯定會出問題；如果這個人的心有所不適，那麼便會影響徵音的發音。

問則是詢問主觀感受，瞭解個人的種種情況、與健康有關的所有細節，例如：疾病症狀、發病時間、現病史、既病史、個人生活、性情習慣等等。

對於病人來說，如實回答是最重要的，後面我會提到健康的人情世

故，不同的人在面對醫生的時候，由於不同的性格與經歷往往有不同的表現。

什麼情況看中醫

有人說，中醫見效慢，西醫起效快。其實不盡然。中醫治病講輕重緩急，在治療外感肺炎、拉肚子等諸多急症的時候，通常也可以一副藥起效，所以中醫有種說法是，急則治其標，緩則治其本。治療是一個短的階段，調養則是一個長的過程。

西醫目前在西方佔據重要地位，但並不是西方唯一的醫學，除此之外尚有順勢療法、草藥療法等許多自然療法，西方將這種我們日常接觸的「西醫」稱為「對抗療法」或「壓制療法」。

其實，從人體的角度來看疾病，最合適的方法是因勢利導。比如，西方的順勢療法也說，所有症狀都是身體失調後所產生的自我保護反應，而並非疾病本身。因此，正確的治療必須以平衡體內的失調、增進身體的抵抗力和減低身體的「易感性」的形式來減輕症狀帶來的不適，萬萬不能與自身症狀作對，壓制身體的自我保護功能，不然會導致嚴重的惡果。

不過，中醫西醫各有其特點，什麼時候看西醫，什麼時候看中醫，還是要取決於病症。

中藥並不是只適合治療慢性病，對於感冒、胃病之類的疾病治療起來見效也很快，但對於急性闌尾炎等一些急需處理的急症、重症來

說，還是需要去看西醫進行手術。

一般來說，下面幾種情況都比較適合去看中醫：

一類是大病初癒或體質虛弱者。通常大病後以及體質虛弱的病人會有乏力、厭食、失眠、消化不良、盜汗等症狀，此時看中醫效果比較好，因為中醫注重整體調理，能使病後虛弱的體質較快恢復。

一類是有一些婦科疾病的女性，例如痛經、月經失調、功能性子宮出血、不孕、更年期綜合徵，妊娠期和產後疾患，如嚴重的妊娠反應，產後無乳、回乳等，宜看中醫。因中藥醫治婦科病用藥謹慎，可以避免不良的藥物副作用給孕產婦、嬰兒帶來的健康危害，而且中醫的氣血療法對女性來說更為有效。

一類是兒童尤其是幼兒有病時，由於孩子對病情表述不明晰，家長也很難準確陳述病況，而中醫兒科採用望、聞、問、切的傳統診療方法，加上現代化的化驗檢查，經過綜合分析，可準確診斷病情，並對症下藥。

還有就是一些慢性病和疑難雜症患者比較適合看中醫。而各種腫瘤手術、化療後的病人及癌症晚期患者，中醫治療可幫助其恢復或延長其生存期，提高其生存品質。一些不孕不育症、神經官能症、頑固皮膚病也需要長期調養，中醫中藥更符合其病機病理，有利於人體的恢復。

此外，如果是自覺有病，但經儀器檢查診斷後又沒有什麼器質性疾病時，可以去看看中醫，這也就是我們所說的，身體發出警告了，但疾病尚未成形，此時中醫可以治「未病」。比如，氣虛、憋悶、盜汗、耳鳴、肢麻、體冷、腹脹、便秘、腹瀉、尿頻、口渴、煩躁、憂鬱、疲憊、失眠等亞健康症狀。

1 西醫時常用「冰敷」來止血，中醫則很少用這種方式，因為寒主凝滯，冰敷雖能止血，卻容易造成血瘀。

2 在發生燒燙傷後，不要急於塗抹藥物，首先應該局部降溫，即冷療，可用涼水沖洗十幾分鐘，越及時越好，即使燒燙傷當時即已造成表皮脫落，也同樣應以涼水沖洗，不要懼怕感染而不敢沖洗。如果遠離水源，此時可以用冰敷。

3 當家人出現急性腹痛時，千萬不要立即用止痛藥，這樣會掩蓋病情，延誤診斷。

4 在活動中突然跌倒昏迷或患過腦出血的癱瘓者，不要隨意搬動，因為患者很可能再次腦出血，應該將其平臥，抬高頭部，送醫院救治。

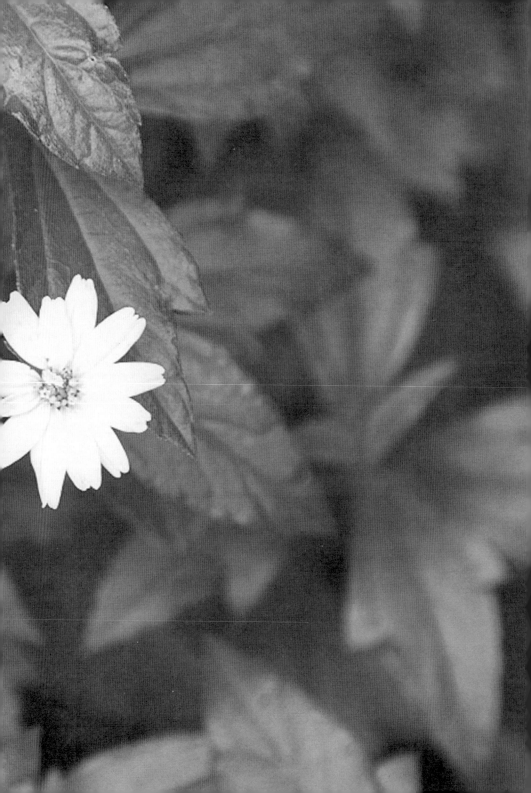

第六章　一月之中的四季變化

一月之中也有四季變化，女人有着最明顯的感受，溫熱時要注意調節，寒涼時切忌傷藏。找到一月之中的春夏秋冬，才能捕捉身體的細微變化。明確一月之中的四季，生長收藏便可以由年細化到月，有利於健康調節，更有利於生命的孕育。男女均有月週期，就在一月小四季。

一月小四季，
人體健康表

人體一月之間也有四季變化，正如每個月份的月亮都有陰晴圓缺，我們平時可以根據月亮的變化來判斷一個月的陽氣變化。

認清一月之間的小四季，對女性來說尤為重要，因為女人的身體特徵與健康狀況如果依據月四季來進行調養的話，對於女性的孕育、美容等身體保健都會有顯著的效果。《黃帝內經・素問・上古天真論》中說「月事以時下」，因此，古代又將女性的月經稱為「月事」。月亮每月圓滿一次，月事每月一潮。月相的變化與女性的經事，與潮汐的漲落，都有關聯。

月初之時，月牙微露，陽氣開始漸漸生發釋放，月相也慢慢由缺變圓，也就是上弦月，這個時候的陽氣狀態與春季相對應。上弦月慢慢變為滿月的過程，是陽氣生發釋放最為旺盛的時候，人體內的生命能量也最為活躍，這個時候的狀態與夏季相對應。

月滿一過，重陽必陰，陽氣逐漸地轉入收，轉入藏，月相也漸漸由滿變缺。到了二十二、二十三即成為下弦月，這個時候的陽氣狀態與秋

相應。下弦以後，月的亮區進一步縮小，直至三十，光亮皆無，只能看見月亮的影子，這個時候就叫晦。每月有30天，月週期裡依據天干十二時辰的劃分來看，每個時辰約佔兩天半的時間。

所以，一月之間的冬季就位於晦日前後的七天半時間裡。晦日前後的這段時間，是每個月週期裡月相最缺甚或隱匿的時候，月相缺或隱則反映了陽的收藏。因此，整個月象的變化，實際上也是陽氣變化的一個例證。古人講月滿觀潮，因為潮漲一般都在月圓的時候，月圓潮起，月虧潮落。現代科學解釋說，月圓的時候，月亮與地球間的引力最大，因此潮漲。

從陰陽變化的角度看，陽的生發作用可以使水升漲為潮，月滿的時候恰恰是陽氣最盛的時候，生命的能量陽氣使靜變動，使下變高。因此，潮汐的漲落變化實際上反映了陽氣的變化。

在自然界，海洋的潮汐受月地引力的作用，受天地間陽氣的影響。在人體中，人體的血液猶如大海的潮汐，血者水也，血本靜物，陽即生命的能量加之於陰，便使之搏動，進而產生了脈。古代把女性來月經叫做「月蝕來潮」，少女第一次來月經叫做「初潮」，也正是由於月象與潮汐的關係。月經來潮是由於子宮內膜脫落，而子宮內膜脫落又由雌性激素的分泌水平決定。雌性激素的分泌有一個週期性，而這週期正好與月週期相當。

月事以「時」下，每位女性體質不同、年齡階段不同，加上性格、職業等因素影響，這個「時」都會有一定的差異。

日為陽，月為陰，男為陽，女為陰。女性的激素分泌有一個月週期的變化，同理可推定，男性的激素分泌其實也應該有一個類似的週期變化，這個週期變化應該同女性的一樣，都可以按照一月四季來看。

每個月特殊的「幾天」

對於女性來說，月經是劃定女性一生四季的標誌。

女孩來月經之前的青春前期以及月經初潮後的經期不穩的時期，屬於女性的春季。女性的月經慢慢趨於正常之後以及生育期，便是女性的夏季，在這一階段孕育新生命，既有利於優生優育，也有利於女性自身的健康。女性步入更年期，月經也漸漸開始不正常起來，面臨着閉經的情況，此時屬於女性的秋季，而秋收的保養能夠讓女性延緩衰老，也為以後的冬季有所準備。當女性邁入老年期，徹底失去了生育能力，此時女性的身體少了每月一次的自我調節，氣血的活力也大大減弱，因此要重視養藏。

也就是說，女性的月經變化如果能夠依據身體內陽氣的生長收藏來有所調節和保養，就能避免許多疾病的產生。

具體來說，為何要按照一月四季來保健養生呢？有研究表明，女性月事來潮的具體時間也與女性受孕有一定的關係。

來月經時是在月滿潮還是月晦潮，是上弦潮還是下弦潮，凡是在月滿或接近月滿這段時間來月經的，不孕症的發生率就很低；而不在月滿的時候來潮，離月滿的時間越遠，甚至在月晦來潮的婦女，不

孕症的發生率就會很高，且其他婦科病的發生率也遠遠高於月滿而潮者。

所以，想要寶寶的夫妻可以依據月相變化來調節生理，尤其是女性，如果月經不正常的話，可以在調節月經的時候參考一下月相變化，盡量讓自己在月滿時來例假，這樣有助於受孕。

男性的生理週期雖然不像女性那樣明顯，但很多男性也會在一月之間有些情緒、生理的波動。如口舌生瘡，牙齦腫痛，甚至口腔潰瘍；食慾不振，即便美食當前也不為所動；大便失去規律，坐便時間延長；無論是讀書還是看電視，總是翻來調去，卻不知道想看什麼；對妻子、女友感覺冷淡，甚至冷漠，不想親近；說話的節奏和語調變得快慢不均，聲音低沉，言語不清；時不時地發火，或為一些莫名其妙的小事憂心忡忡；眼神黯淡無光，似乎總要迴避什麼，鬱鬱寡歡，略顯脆弱；總是獨自抽悶煙，長歎氣；總顯得很不耐煩，性情有些急躁，或許還會伴有頭痛、失眠、過敏、磨牙、反胃、背痛、脖子僵硬等身體不適。

這其實就相當於男性每個月特殊的「幾天」了。很多男性還會受到妻子生理週期的影響。也就是說，男人往往會調整自己的行為，以順應妻子的激素週期。此時，情緒的調節很重要，妻子或朋友在發覺男性這些明顯變化時，可以多加關心，幫助他紓緩壓力與情緒。

女明星的
四物湯

如今，月經週期的不適、面色發黃和婦科疾病總是困擾着許多女性，因此補血、調經、養顏變成了女人的三大要務。

四物湯是補血養血的經典方劑，最早見於晚唐藺道人著的《仙授理傷續斷秘方》，後世醫家通過對這四味藥的加加減減，不斷改進變化，還衍生出了一系列保健養生各有側重的藥方。

四物湯究竟是哪四物呢？對於女性來說真的有如此神奇的效果嗎？四物湯，不外乎四種中藥材，即當歸、熟地、川芎和芍藥。中醫認為，四物湯主要功能在於調理肝血。因為肝和血密切相關，肝臟具有貯藏血液和調節血量的功能，就像一個人體「血庫」一樣，當人體因為疾病或者生理活動，需血量增加時，肝臟就把貯藏的血液排出來，以供機體活動的需要。一旦肝臟有問題，藏血的功能就會出現異常。前面我們說過，血虛體質與血瘀體質在女性中極為常見，因此女性要對肝臟的調養加以重視。

如果「血庫」枯竭，就無法滿足人體的各項功能，不能滋養雙目，人

就會兩眼昏花、乾澀甚至有夜盲症狀；如果「血庫」不夠充盈，那麼表現在女性身上就是月經量少，甚至閉經；如果「血庫」洩漏，就是肝失疏洩，藏血不固，就很容易引起出血病變，女性就會月經過多或崩漏帶下。

從中藥藥性的角度來看，熟地以補血為主，具有補腎填精的作用；當歸補血、活血，補陰中之陽，單味藥具有壯陽、興陽的作用；川芎入血可調理血中之氣；芍藥則能斂陰養血。如果按照現代醫學理解，熟地含有甘露醇、維生素A等成分，與當歸搭配後，可以使當歸的主要成分阿魏酸含量增加，進一步增強當歸補血活血的功效，可以調理女性臉色蒼白，頭暈目眩，月經不調、量少或閉經等不良症狀。川芎和芍藥的物質成分則能夠緩解血管痙攣，增加動脈供血。

由此可知，四物湯對於女性來說，無疑是調理身體、美容養顏的「婦科第一方」。

四物湯衍生方

四物湯還有一個保養的特點：四味藥物的比例不同，其保健功能也有所側重，這也就是我們開頭說的各種四物湯的衍生方。

四物湯中，如果重用熟地、當歸，輕用川芎，那麼這是一個側重補血的良方；如果當歸、川芎輕用或不用時，可以幫助孕婦保胎；如果重用當歸、川芎，輕用白芍則能治療月經量少、血瘀型閉經等等。在四物湯的基礎上添加其他藥材則可以起到更全面的治療保健功效。

金元四大家之一的滋陰派名醫朱丹溪的桃紅四物湯，就是在四物湯的基礎上添加了桃仁、紅花，專治血虛血瘀導致的月經過多，還能預防先兆流產、習慣性流產。

添加了艾葉、阿膠、甘草後的阿艾四物湯，可以用來治療月經過多，是安胎養血止漏的良方。

四物湯加四君子湯後，名「八珍湯」，能氣血雙補。

在八珍湯的基礎上再加上黃芪、肉桂，則成為老人們非常熟悉的十全大補湯。

無論是哪一種「四物湯」，都有其對應的症狀和飲用時間，比如女性剛來例假時，服用四物湯最好搭配六味地黃丸，因為此時腎氣不充。這也就是說，雖然傳統四物湯有一定的廣泛性和通用性，但並不是針對每個人量體裁衣的，女性或貧血的男性以及虛弱的老人最好找位中醫諮詢，對自己的身體狀況有所認知之後，再依據個人體質酌情增減、調配，這樣才能起到對症下藥的效果。

對於日常想要護膚保養的女性，我推薦一個補養的簡單四物湯：

取當歸9克，川芎6克，熟地12克，炒白芍10克，紅棗5顆切開，加水煮沸後，再煮15分鐘即可，可加入少許紅糖。一天飲用兩次，由內而外，補血養顏調經。

1 有四種常見食材，女性調養身體時可以多選用，即紅棗、桂圓、枸杞、豬肝。

2 藥店還售有四物顆粒，但這種沖泡的顆粒比直接燉煮的湯劑藥效低了很多。

3 四物湯不只是女性調經、補血的妙藥，也可醫治男性大病或嚴重出血後的血虛症狀。

4 女性調養時還可以用我們提到的「四物」加烏雞熬湯，是一道滋補藥膳。

月月四季
月月舒

月亮的陰晴圓缺可以讓人們瞭解大自然陽氣的變化在一月之間的生長收藏，但並不是所有女性的經期都與月象變化一致，那麼女性如何知道自己一月之中的春夏秋冬呢？這同樣要以女性的月經週期為劃分的依據。

許多女性覺得每月來例假是件很麻煩甚至痛苦的事情，一方面由於不方便，更多的原因則在於女性會有痛經等不適。其實，女性的月經能夠幫助人體進行每月一次的血液更新代謝，如同一次血液的清洗，這也是為什麼女性比男性要長壽的原因。只要女性注意調理，不但可以讓月經來潮沒有任何不適，還可以借機活血化瘀，美容養顏。現在，就讓我們看看月經與小四季的關係。

女性來例假的時候便是這一月之間的冬季，此時女性失血，活力減弱，身體的抵抗力也會下降，這段時間尤其要注意養藏。兩次月經的中間，即排卵期是女孩身體最好的時候，相當於人體的夏秋之季，因為身體有自身的調控功能，受精也會選擇最佳的時刻，排卵期女性的各個部分都在為受孕做着準備。經期過後則是春季，此刻正在準備下

一輪的成長孕育，但月經剛過去後身體還會有些許的寒意，如同春寒的略緊感覺。

由於經期是女性一月之間的寒冬時節，因此，冬令進補不僅在一年之計重要，在一月之中同樣重要。

女性月經期間則易寒易熱，既容易上火，又容易受寒。當天氣驟冷的時候，尤其要注意加衣；不要冒雨涉水，沾染濕氣；夏季空調不要將溫度調節得過低；洗頭洗澡後要注意保暖，不要汗出當風。經期要多喝熱湯熱水，來溫補全身；千萬不要吃冷食冷飲等寒涼之物，以免脾陽受損，寒凝血脈而出現痛經、閉經或月經不調等病症；不要過食辛熱助陽之物，因為辛熱之物會使得沖脈任脈蘊熱，迫血妄行，出現月經提前、量多，鼻子牙齦出血等症狀。

經期一定要勞逸適度，因為過於安逸容易導致血行不暢，過於勞累或不適當的劇烈運動會使月經過多。情緒要從容淡定，因為鬱怒傷肝，憂思傷脾，悲哀傷肺，恐懼傷胃，如果女性忽然月經提前或推後了，就要想一想是否是之前情緒有波動，因為情緒變化會引起月經失調。

此外，月經前後的調養也非常重要，月經期之前女性多熱，好上火，容易起痘痘；月經後由於剛剛失氣失血所以會有寒氣，要注意不要受涼。這也就是女性養生要記住的：經前「火」，經後「冰」。對於平時飲食偏愛生冷的女性來說，因為長期食用寒涼生冷，會導致寒從內生，而寒為陰邪，其性主收引凝滯，會阻遏陽氣，使脈道收引，致使血液運行不暢。

總之，上述各種因素都是會引起婦科疾病的誘因，而決定發病的主因，則在於機體的防禦功能不足，因為「邪之所湊，其氣必虛；正氣在內，邪不可干」，有了可乘之機，病邪才會有成形的溫床。因此，只有平時顧護陽氣，注意飲食調養，精神調攝，增強體質，並以月為單位養生養藏注意防護，女性才能健康美麗。

痛經的食療方

經前「火」，經後「冰」，所以女性在月經前後的飲食須避免生冷與辛熱。來月經的時候通常是活血化瘀的好時候，很多中醫在為女性調理身體時都會充分利用月經期，利用藥食的偏性來改善其體質。

對於女性來說，痛經是一個大困擾，以青年女性較多見，一般是腹肌緊張或反跳痛，經血排出流暢時，疼痛常可緩解。痛經的問題其實可以通過調整飲食來緩解：

首先，在月經來潮前三至五天內飲食宜以清淡易消化為主，注意不要吃得過飽，此時生冷食品當然是需要忌口的。月經已來潮，則更應避免一切生冷及不易消化和刺激性食物，如辣椒、生蔥、生蒜、胡椒、烈性酒等。此期間病人可適當吃些有酸味的食品，如酸菜、果醋之類，來緩解疼痛。女性平時需要注意保持大便的通暢，因為便秘和痛經通常是相互影響的，蜂蜜、香蕉等潤腸通便的食物可以多吃些。

很多女性都知道，如果忽然生了悶氣或悲傷憤怒時，例假常常會變得異常。如果是由於情緒抑鬱而引發了突然的痛經，而且量也很

少，此時可以少量飲用一點葡萄酒。葡萄酒味辛甘性溫，能補能緩，可以散寒祛濕，活血通經，緩急止痛，也有助於舒暢情志，疏肝解悶。常會痛經的女性平時的飲食要多吃些具有理氣活血作用的蔬菜水果，如薺菜、洋蘭根、香菜、胡蘿蔔、橘子、佛手、生薑等。身體虛弱、氣血不足者，宜常吃補氣、補血、補肝腎的食物，這些可以參照我前面說過的女性體質的調養方法。

最後，告訴女性兩種常用的藥——益母草沖劑和當歸丸。如果由於月經期的保養不夠或是其他影響使得月經量少或突然停止，可以服用益母草沖劑或當歸丸活活血，吃到正常的經期結束，即便月經沒有繼續，體內的瘀血也得到了活化，就不會留下後遺症了。

1 每天都要洗私處，先清潔陰部再清洗肛門，而且洗腳和洗私處的盆絕對不能混用，避免細菌交叉感染。

2 每次大便後，如果條件允許應該清洗一下，小便後要擦拭，從前往後擦，以免污染陰道、尿道。

3 內褲一天一換，盡可能不要用護墊，便前便後都要洗手。

4 內褲要單獨清洗，一定不要與襪子等接觸混洗。

冰火兩重天
與急性乳腺炎

女性在經期前後會有一個「火」與「冰」的陽氣變化，但這個變化通常不會太明顯，不過對於剛剛生完寶寶正在坐月子的媽媽來說，則另有一個明顯的「冰火兩重天」，即產前一團火，產後一盆冰。

女性妊娠期間，由於母體與胎兒生長發育的需要，全身各個系統都發生了一系列適應性的生理變化。其中，血液循環系統的變化更為顯著，血容量增加，心率增加，心搏擊量增加，全身活力充沛，故說，產前一團火。還沒生產之前，由於血液循環好，很多問題都不覺得，有的媽媽懷孕時體重甚至會增加二三十斤。

分娩後，由於生產過程中傷氣、傷血，加之體力消耗，陽氣虛弱，當胎兒生出，胎盤脫落，血液循環不需要像生產前那麼旺盛了，留在體內的多餘水分也會在產後幾天內由腎排出，因此，剛生完寶寶的媽媽之後的幾天內尿量會有所增加，也會很容易出汗。

動則汗出是一件非常容易受寒的事，再加上生產時，女性全身關節都有所鬆動，骨縫變大，風邪更容易侵入體內，此時的女性是最怕受涼

的，也最容易感覺寒涼，所以說，產後一盆冰。

女性在生產之後需要補陽、護陽、養陽，但這種滋補應該是清補，因為此時女性身體虛弱，如果熱補的話，不但身體無法吸收，還會適得其反。

哺乳期的母親通常會有一個棘手的難題，那就是寶寶亂動常常會讓媽媽得急性乳腺炎，也就是民間所說的「擠奶」。因為產後的媽媽容易受寒，血受寒則凝，血液循環不好，加之少許外力作用，容易造成腫塊，嚴重的還會化膿。

在這裡告訴媽媽們一個安全而絕對有效的食療方法，我用這種植物妙方已經治癒過數百例的急性乳腺炎：

選擇乾的蓖麻莖約100克（新鮮的蓖麻莖有微毒），清洗後用水煎煮，放些紅糖，趁熱服下。服用後身體會有些出汗，所以服完最好靜臥床上休息一會兒，此方法保溫助陽，治療急性乳腺炎有奇效。

如果找不到蓖麻，那麼也可以去藥店買些鹿角片水煎服用或者把鹿角膠化後服用，也有效果。媽媽們一定要記住，擠奶後，要盡快治療，越快越好，早點治很簡單，如果等到嚴重化膿了，就必須用抗生素了，這樣對嬰兒和母親來說都是很不好的。

產後的女性養藏要注意房間溫度、飲食溫度的適宜，不要過熱，更不要過冷，一些老人常說月子裡不要洗澡，其實洗澡還是可以的，但溫度一定要合適，不要着涼受風即可。

在春夏生寶寶的女性要重點防受風，在秋冬生寶寶的女性則要重點防受寒，當然空調的使用同樣不要過度。

現在一些媽媽為了保持體形不願給寶寶母乳餵養，其實這是一個很大的健康誤區，不僅不利於寶寶的健康發育，也不利於母親的恢復與調理。有的媽媽沒有乳汁或者乳汁不夠，這主要因為不是自然分娩。現在很多孕婦生產時都選擇手術剖宮產，由於打麻藥、手術失血造成了體質下降，通常手術後都會有低燒的現象，中醫稱之為虛熱，此時應用中藥，人參黃芪之類補養氣血，以益元氣，讓虛熱退去，但有的醫生採取的是消炎的方法，掛點滴，用抗生素。

消炎藥其實是寒涼的藥物，很多人都知道坐月子時產婦不能受涼，但消炎針實際上比涼風、涼水還要寒滯，對母親的身體有很大的損害，氣血虧乏之下無以化奶，奶水自然沒有或量少了。

對於這種抗生素造成的寒涼，也會是年老時的隱患，讓女性留下腰腿痠痛的後遺症，所以說，月子裡容易坐病，有時這病正是在醫治其他病症時留下的。

其實，自然分娩時雖然伴有陣痛，但對於女性的身體來說，遠比剖宮產要健康得多。因為剖宮產手術實際上是打開了身體的大門，其

間的操作會使得體內的陽氣外洩，是最傷「藏」的。所以很多女性在剖宮產後的身體狀況會比以前有所下滑，也正是這個道理。當然，如果由於其他因素影響，比如前面說到的臍帶繞頸等情況，剖宮產就免不了了。

最後告訴哺乳期的媽媽一個治療乳頭皸裂的簡單方法：雞蛋煮熟後取蛋黃，用鍋炒至出油，放上些乙蔗酚（即西藥的雌性激素），塗抹在乳頭皸裂處，同時可以吃些維生素E。這樣乳頭皸裂便可很快治癒了。

1 剖宮產後腹脹很厲害，容易發酵產氣多的食物，如糖類、黃豆、豆漿、澱粉類食物，應該少吃或不吃，以防腹脹更加嚴重。

2 剖宮產術前不宜濫用高級滋補品，如高麗參、洋參等，以及魚類食品。

3 分娩後，孕婦體質會從內熱變成虛寒，因此，產後飲食要以「排」為主，食物宜鬆軟、易消化，少量多餐，葷素搭配，多用湯水。

4 月子期是個改變女性體質的重要機會，月子期間調理得好，之前一些身體隱患也會解決，反之，就可能落下病根。

解百毒的藥草與
愛哭的媽媽

對於中年女性來說，更年期是個坎兒，生理的不舒服還好說，心理的不舒坦是最難熬的，看什麼都不順眼，覺得全世界都在跟自己作對，情緒也說變就變。的確，絕大多數人在更年期的時候，都會有或多或少的更年期綜合徵的表現。

如果從人生階段養生的春夏秋冬來說，更年期無疑就是四季之中的「多事之秋」，此時的「多事」，既反映在生理變化上，也反映在心理波動中。

有的中年人的情緒變動屬於更年期範圍內的正常表現，有的人的情緒波動則有可能是更年期的升級，也就是說已經由於更年期內分泌的異常而導致疾病出現了。這兩者之間應該如何區分呢？眼淚就是健康的警示牌。

曾經社區裡有位年輕女孩來找我，說她媽媽現在正處於更年期，情緒特別容易激動，一有點芝麻綠豆的事，就會淚流滿面，止都止不住。她想知道媽媽究竟是怎麼了，應該如果調養。

其實，除了這種悲傷欲哭不能自主的症狀之外，有許多更年期的女性都會有精神恍惚、心中煩亂、睡眠不安的症狀，還有的人老愛打哈欠，有的人喜怒不節，甚至言行失常。這幾種表現其實都是臟躁症的症狀。

臟躁症是由五臟陰液不足加之情緒刺激所造成，肺氣虛，則悲傷欲哭；心血虛，則神亂不安；肝氣抑鬱就會哈欠連天。臟躁症是更年期經常出現的病症，治療方法也很簡單，只需要一個藥膳即可。

張仲景在《金匱要略》記載了一個甘麥大棗湯：甘草9克，小麥15克，大棗10枚，先煎甘草，去渣，後入小麥及大棗，煮粥，空腹服用。

此藥膳益氣安神，適用於精神恍惚、時常悲傷欲哭不能自持者，或失眠、盜汗、舌紅、脈細而數的患者。

小麥味甘微寒，既能調養心氣，以安心神，又能補脾益肝，調養肝氣；甘草甘緩和中，大棗甘溫益氣，兩藥甘平，質潤而性緩，與小麥相伍，能補中益氣以潤臟躁，這也就是《黃帝內經》中所謂「肝苦急，急食甘以緩之」的用意。

甘草其實是中藥材中的「和事佬」，因為這味藥可以調和諸藥。

明代仁宣年間，御醫盛寅，深受兩代皇帝恩寵。某日，他剛進御藥房，突然頭痛昏倒，不省人事。太醫院的醫生們都束手無策，不知病從何起。皇帝為其宣召名醫診治。一位民間醫生毛遂自薦，配藥一劑

煎湯讓盛寅服下，片刻之間，盛寅蘇醒。

皇帝非常驚訝，詢問是何靈藥，這位民間醫生說：「御醫盛寅因為沒吃早飯就走進藥房，胃氣虛弱，無法抵禦藥氣鬱蒸，中了諸藥之毒，故而昏倒。能解諸藥之毒者，唯有甘草，並不是什麼靈丹妙藥。」皇帝立即詢問盛寅，果真如此。

甘草益氣補虛，緩中健脾，通行百脈，滋養五臟，安神養心，所以用在甘麥大棗湯中可以畫龍點睛。

現代醫學研究發現，流淚可以緩解人的壓抑感，因為淚水中含有兩種會緩解情緒抑鬱的重要的化學物質，即亮氨酸—腦啡肽複合物及催乳素；並且這兩種化學物質僅存在於受情緒影響而流出的眼淚中，在受洋蔥等刺激流出的眼淚中則測不出來。

因此，流淚可以把體內積蓄的導致憂鬱的化學物質清除掉，從而減輕心理壓力，保持心緒舒坦輕鬆，所以，哭泣有時是一種宣洩。常言道，男兒有淚不輕彈，也正因如此，許多男性比女性更容易患與精神壓力有關的疾病，如潰瘍病等。

對於更年期的人來說，男性在此時往往也比較容易情緒波動，更容易流淚。

怎樣才知道自己步入了更年期，出現更年期病症了呢？下面是13種

具體的症狀和四種不同的程度。

症狀1：失眠

A.沒有

B.偶爾

C.經常，但服安眠藥有效

D.失眠嚴重，安眠藥常無效

症狀2：易激動

A.沒有

B.偶爾

C.經常發生，但自己還不察覺

D.明知自己易激動，但無法自控

症狀3：抑鬱並多疑

A.沒有

B.偶爾

C.經常發生，但能自控

D.因抑鬱多疑而失去生活信念

症狀4：眩暈

A.沒有

B.偶爾

C.經常發生，但不影響生活

D.因眩暈而影響生活

症狀5：疲乏

A.沒有

B.偶爾

C.上四樓感到困難

D.因疲乏而影響日常生活

症狀6：潮熱出汗

A.沒有

B.每天大概有3次

C.每天出現4～9次

D.每日出現10次以上

症狀7：骨關節疼痛

A.沒有

B.偶爾

C.經常疼痛，但不影響功能

D.因疼痛而形成功能障礙

症狀8：頭痛

A.沒有

B.偶爾

C.經常發生，但能忍受　　　　D.頭痛時必須服藥，否則難忍

症狀9：心悸

A.沒有　　　　　　　　　　　B.偶爾

C.經常發生，但不影響生活　　D.心悸已達到非要治療不可的程度

症狀10：皮膚瘙癢類似蟻行感

A.沒有　　　　　　　　　　　B.偶爾

C.經常有，但能忍受　　　　　D.瘙癢到必須治療的程度

症狀11：感覺障礙

A.沒有　　　　　　　　　　　　　B.隨天氣變化時有時無

C.常有冷、熱、痛、麻木等感覺　　D.感覺喪失

症狀12：尿路感染

A.沒有　　　　　　　　　　　　　B.偶爾

C.每年有3次以下感染，但能自癒

D.每年感染3次以上，必須服藥才能治癒

症狀13：性生活

A.正常　　B.性慾下降　　C.性生活困難　　D.性慾喪失

以上A、B、C、D四個選項分別對應着0分、1分、2分、3分，將答案中的得分相加，如果總分大於9分，那麼說明很可能得了更年期綜合徵，最好向醫生諮詢一下調理方案。中年朋友在做這項測試的時候，最好和家人一起做，讓選擇更真實客觀。

張景岳曾經指出：「人於中年左右，當大為修理一番，則再振根基，尚餘強半。」中年的調理修整，可以為進入老年做好準備。

1更年期，心理的調節勝過藥物的調節，要將更年期視為一個新的保養起點。

2更年期女性應注意從日常飲食中多攝取維生素B$_2$，多吃些動物內臟、蛋類、紫菜、芹菜等，有些還可以考慮直接通過服用適量的維生素B$_2$片來維持體內平衡。

3更年期四忌：精神緊張，情緒激動，憂心忡忡，外陰不潔。

4更年期要小心「更年心」，即心臟的不適反應，可飲用些養心茶調理。

中醫體質論的
養顏秘密

愛美之心，人皆有之。現在很多女性對於美容養顏十分關注，人人都希望自己的皮膚細膩、紅潤、有光澤。其實，從健康的角度來講，皮膚是身體的皮毛，只有從內而外的保養才能從根本上解決肌膚的種種問題。

如果內在不調理，僅僅是單純地敷面膜、美白、按摩，都只能是一時的救急。就好比有的人經常在皮膚的同一個位置長出痘痘一樣，擠掉，沒過多久還會長出來，因為病根一直都在，一直沒有得到解決，所以「野火燒不盡，春風吹又生」。

從五臟的角度來說，皮膚是屬於肺的，因為肺主皮毛。人的肺氣合於體表的皮膚，其華在毛。皮毛是人體的屏障，人的肺通過衛氣循於皮毛。肺氣虛，衛氣不足則皮毛失去濡澤，就會使得屏障功能減弱。

所以，要保養皮膚首先要養肺，增強衛氣。反之，如果皮膚保養得很好，也可反饋出肺的功能良好，還可以起到有效輔助肺臟運行的效果，兩者是相互影響的。

《黃帝內經》曾記載了一個皮毛與肺合養的閉氣功。方法是閉氣不息七遍，再引頸以氣順之，餌（嚥）舌下津無數，然後將意念引到面部就可養面，引到脖頸就可養脖頸皮膚。

從體質的角度來說，我們曾經提到過偏寒體質、偏熱體質以及女性中比較多的血瘀與血虛體質。體質的最大特點就是複雜與交叉，所以10種偏頗體質經常有雙重交叉。對於女性來說，以內而外美容養顏的重要一課，便是從肌膚上看看自己究竟是寒底子還是熱底子。

下面給出大家兩組選項：

A組：夏天也喜歡熱飲；冬天手腳會冰涼；頭髮比較稀疏；容易掉頭髮；手掌經常濕潤；皮膚的溫度容易下降；冬天不容易上妝；春秋皮膚容易缺水起皮；黑眼圈較重；臉頰部位比較容易出現黃褐斑；臉色比較蒼白；不上妝會讓人以為生病。

B組：冬天也喜歡冷飲；唇色較深；嘴唇容易乾，離不開潤唇膏；指甲容易折斷；容易長痘痘；臉上皮膚特別是T區部位毛孔較粗；早上起床肌膚較為油膩，但明顯缺水；起床時眼睛的分泌物較多；眼睛容易浮腫；臉頰經常會發燙發紅；皮膚經常出問題，容易生痱子或疥瘡。

如果你在A組的選擇多於B組，且兩組相加總選項少於七項，那麼你屬於症狀較輕的寒底子。寒底子的人膚質一般偏乾，因為一冷便會乾燥，所以這種體質的人臉色和唇色都容易蒼白，容易出現黑眼圈和黃褐斑，很容易顯得病態。

如果你在A組中的選項等於或超過七項，那就說明身體的寒涼程度相對重一些，除了外部的美容養顏之外，還應該從內部進行調理，也就是中醫講的「溫補脾腎，振奮陽氣，溫化水濕，暢達氣血」。

如果你在B組中的選項多於A組，且總選項少於七項，那麼你屬於症狀較輕的熱底子。熱底體質的人一般肌膚會有明顯的偏油或偏乾，T區的毛孔較粗，臉頰容易潮紅，嘴唇顏色較深而且容易乾燥。因為熱底的人容易出現大便乾和便秘的症狀，所以熱底子人的肌膚護理比較麻煩，痘痘也比較容易冒。

當然，如果你在B組選項等於或超過七項，那麼你的體質過於燥熱，「滋潤養陰，清降虛火，鎮靜安神」是最根本的養顏養生之法。

總之，皮膚問題雖然看似在表面，其實根源在內部臟器與體質之間，由內而外的美麗才是真正的美。

肌膚問題食療方

平時的一些常見肌膚問題除了內在調理外，也可以選擇一些中藥材外敷。

比如，對於皮膚暗黃、粉刺、粗糙等問題，可以選擇地膚子、白蘚皮、苦參等藥材熬製後小盆洗臉，然後再用清水洗淨。

此外，還有幾種簡單的中藥護膚搭配，只需兩味藥，煎煮後服用，可以解決一些肌膚問題。如：黃芪配當歸，可解決面部黃褐斑、面

色無光澤或是時間比較長的痤瘡與暗痕；白芷配大黃，可解決在便秘情況下的面部痤瘡、膚色較暗、油性較大的問題；白芨配玉竹，能改善皮膚粗糙、皺紋增多的肌膚問題；地膚子配防風，可以解決皮膚時常過敏的情況。

女性還會遇到的一個養顏困擾就是斑，有時身體的疾病也會以斑的形式表現在臉上。斑也依據寒熱體質有所不同。

寒底子的人皮膚長斑多半由於氣血不暢、性激素分泌失調，也就是「精血不足，不能上榮於面」，而色斑也主要分佈在臉頰兩側、髮際線邊緣、人中、下巴等處。

這也說明女性的子宮功能需要調養，女性的右手掌中指下面對應身體的子宮，平時可以先按後推，以七為一組，多加按摩。

還可以配合使用一個祛斑秘方：取黑紅糖20克，牛奶15毫升，將黑紅糖化成糖稀，倒入牛奶中調勻，做面膜備用。洗臉時用手指在面部「亂彈琴」，讓面部氣血暢通，而後敷上面膜，堅持一月，定會有明顯的效果。

熱底子的人長斑的大多由於火氣淤積導致色素沉積，或因肝火旺盛使得臉色不佳，這一類的斑主要在鼻樑、眼周、額頭等處，這種情況最好調養陰虛內熱的體質缺陷，並做好日常的防曬。

如果因為睡眠不好女性面部浮腫，那麼可以輕輕按摩聽會穴、大迎

穴、頰車穴等讓臉頰消腫。

可以將大拇指指腹貼近顴骨下方，稍用力垂直往下輕壓至2厘米處，指力往上輕抬即可，再緩緩將指力放鬆；中指、無名指併攏，沿顴骨下緣指力平行往下輕壓至2厘米處，再往上頂；四指併攏，在臉頰的穴道上輕拍數下，而後用併攏的四指輕觸臉頰上，似碰未碰，沿順時針方向，由內往外畫圓圈。

1 對於想要美容養顏的朋友來說，可以多吃點豬血。豬血可以利腸通便，清理腸胃中的髒東西，有利於身體排出毒素。

2 平時可以依據自己的口味調製含維生素C的果蔬蜂蜜汁，也有利於調養肌膚，淡化斑點。

3 各種美膚面膜不宜做得太勤，因為肌膚是臟腑的末梢，不要刺激過多，讓細胞過於勞累。

4 與其選用許多化學類化妝品，不如選擇一些入口食用的原料來自製面膜，如酸奶、食鹽、蜂蜜、珍珠粉等。

「女兒藥」與「虎狼藥」

中藥是否有分類呢？什麼藥才是「女兒藥」？「虎狼藥」又是哪一類型的藥呢？

《紅樓夢》第五十一回「薛小妹新編懷古詩，胡庸醫亂用虎狼藥」中寫道：

「寶玉看時，上面有紫蘇，桔梗，防風，荊芥等藥，後面又有枳實，麻黃。寶玉道：『該死，該死，他拿着女孩兒們也像我們一樣的治，如何使得！憑他有什麼內滯，這枳實、麻黃如何禁得。誰請了來的？快打發他去罷！再請一個熟的來。』」

……

「一時茗煙果請了王太醫來，診了脈後，說的病症與前相仿，只是方上果沒有枳實、麻黃等藥，倒有當歸、陳皮、白芍等，藥之分量較先也減了些。寶玉喜道：『這才是女孩兒們的藥，雖然疏散，也不可太過。舊年我病了，卻是傷寒內裡飲食停滯，他瞧了，還說我禁不起麻黃、石膏、枳實等狼虎藥。我和你們一比，我就如那野墳圈子裡長的幾十年的一棵老楊樹，你們就如秋天芸兒進我的那才開的白海棠，連

我禁不起的藥，你們如何禁得起。』」

按照寶玉的說法，石膏、枳實、麻黃等藥都是「虎狼藥」，而當歸、陳皮、白芍等則是「女兒藥」，究竟是不是如此呢？

其實，藥都有屬性，寒熱溫涼平，各不相同，從藥效來看，有的藥勁大，偏性大，有的藥勁則相對溫和一些。不過方劑的用量也是一個方面，一般所謂的「女兒藥」通常溫和一些，藥的分量也少一些；「狼虎藥」則多藥勁迅猛，用量也大。

中醫之中雖然沒有明確的「女兒藥」與「狼虎藥」的劃分，但是卻有「經方派」與「時方派」之說。

《傷寒論》、《黃帝內經》等經典著作中的藥方都十分精煉，藥材味數不多，用量也小，煎煮完之後，藥汁也很少，易於服用，這些經過時間與實踐檢驗的經典配方，被後人稱作「經方」。

經方派的藥方通常都是精煉的小方子，日本的中藥十分精緻，也正是因為日本崇尚中醫的經典處方。當然，這也與日本的國情與實際情況有關，因為日本中藥十有八九要從中國進口，加工後製成成藥，方子小可以減少用藥量，但效果也不錯。

時方派通常藥材味數較多，用量偏大，效專力宏，煎煮之後，藥汁也較濃較多，對於一些重症急病，療效會比較明顯，然而，從養生保健的角度來講，很多日常小病都不需要如此多的藥量。

271

這兩種不同的派別，各有側重，不同情況下應採用不同的藥方。清代慈禧太后曾經在某次重病時面對一碗濃濃的藥汁覺得甚難下嚥，雖然那是用量大、味很苦、效力猛的「時方」，但是卻是對症應時的。

通常，中醫也會依據不同病人的體質、性格以及對藥的耐受程度來選擇不同的方劑，一般來說，以保健為主的湯藥或藥茶一般量小味淡，治急症重病時的湯藥就需要病人藥灌滿腔了。

現在藥店也有許多中成藥，這些都是根據經過了數百年時間沉澱與篩選的經典名方來加工製成的，在改變劑型後，一般都是丸藥或顆粒，攜帶方便，服用也方便，有些還添加了糖，所以口味也更易於接受了。

例如，張仲景的《傷寒論》中有一則藥方，名為「桂枝加葛根湯」，覺脖子和背部轉樞不利，原本受寒不易出汗，但此時卻出汗怕風的「着涼受寒」病人服用效果很好，頸復康顆粒正是從此方中化用而來。

如果偶有不適，或者需要長期調理的時候，這些中成藥都是十分方便的選擇，不過病重之時，最好還是服用煎煮的湯劑，因為丸者緩也，湯者蕩也，中藥煎湯比顆粒和丸藥的藥效更為顯著。

中成藥　生活中人們常說的中成藥是指由中藥材按一定治病原則與配方製成，隨時可以取用的現成藥品，如各種丸劑、散劑、沖劑等，適應急需，省去了煎劑煎煮過程。

中成藥的缺陷就在於藥的成分組成、藥量配比一成不變，無法隨症加減。此外，由於藥材加工過程中的不確定反應，有時湯藥服用正常的人卻會對同類中成藥有過敏反應。

中草藥治病，湯、丸、散、膏、丹，這些不同的傳統劑型其實在古代都包含有各自的道理和特點，中藥治病不能單純理解成像西藥那樣含有什麼成分治病，所以一般來說，那種改變了原始食用本性的提取往往失去了很多藥效。這並不是說所有的中成藥都不好，而是說對於一些「西化中藥」以及不是從口中服用的中藥針劑要慎重選用。

很多人一生病，就去打點滴，其實點滴是通過靜脈注射的，血管相當於生命之門，能夠少開啟，就要盡量少開啟，這才能「藏」得住陽氣與能量。點滴一般都是抗生素，抗生素在抗菌消炎的同時，其實也會傷害身體裡的很多有益菌群。

有人說，中藥注射液直接打入血管中，應該效果更好啊。其實並非如此，中藥以藥性與歸經影響人體，這種影響是一種潛移默化性的「熏陶」，有很多小孩子吃中藥常常吃一口吐半口，雖然沒有吃進去多少，但作用還是很明顯，因為吐出來的藥也同樣發揮着作用。中藥講究「藥食同源」，由腸胃進入，並作用於各個臟腑。

所以，打任何點滴都要慎重，不要濫用，西藥針劑和中藥針劑都是如此。不過，如果身體有些虛證，倒是可以選用一些中成藥慢慢調養，長期堅持。

精神倦怠、語聲低微、易出虛汗、舌淡苔白、脈虛無力等表現通常說明氣虛，中成藥可選用四君子丸、人參蜂王漿、補中益氣丸等。

面色萎黃、唇甲蒼白、頭暈心悸、健忘失眠、手足發麻、舌質淡、脈細無力等症說明血虛，中成藥可選用當歸補血露、十全大補丸、歸脾丸等。

潮熱盜汗、五心煩熱、口燥咽乾、乾咳少痰、眼目乾澀、舌紅少苔等症，說明陰虛，中成藥可選用大補陰丸、參杞蜂皇漿、六味地黃丸等，也可平時多吃些銀耳、鱉甲、麥冬、沙參等藥膳。

面色蒼白、四肢不溫、陽痿早洩、納少便溏、舌淡脈微細等症說明陽虛，中成藥可選用金匱腎氣丸、右歸丸、鹿茸口服液、龜苓膏等。

1 由於慢性病的病期一般較長，因此，「蜜」、「膏」、「汁」、「露」、「茶」，一般來說持久服用效用更好。

2 對於慢性疲勞的調理，中醫有許多傳統的經典方劑效果很好，比如：對於出現疲勞無力症狀的患者，可選用升陽益胃湯；急躁易怒可選用丹梔逍遙散；記憶力減退、注意力不集中可選用歸脾丸等。

七情內傷與
病由心生

七情，即喜、怒、憂、思、悲、驚、恐七種不同的情緒表現，是人體對外界事物刺激產生的情感反應。這七種情緒變化屬於正常的精神活動範疇，一般來說，是不會使人致病的。只有突然強烈的刺激或長期持久的情緒刺激，超越了人體的適應能力和耐受限度，引起人體臟腑氣血功能紊亂，使陰陽失去平衡而發病時，七情才會成為致病因素，這也就是中醫所謂的「七情內傷」。

情緒的鬱結會造生疾病的產生，只有把情緒的癥結找到，並有所宣洩，才能化解病根。

《三國志‧魏書‧方技傳》中曾記載了這樣一個故事：

有一位郡守患病，名醫華佗認為他只要將胸中憤怒發洩出來，病就會好了。於是，華佗接受了郡守的許多財物作為醫資，卻不去給他診治，不久後華佗不告而別，並留下一封書信罵了這郡守一通。郡守勃然大怒，命人前去追殺華佗。郡守的兒子知道華佗的用意，叮囑下屬不要追趕。郡守憤怒異常，吐出數升黑色的瘀血，病也就好了。

這也就是人們常說的，病由心生，心病還需心藥醫。《黃帝內經》中告訴我們：「恬淡虛無，真氣從之；精神內守，病安從來？」只要調節情緒，精神內守，身體抵禦病邪侵害的能力便會大大提高。

中醫將七情歸為五志，即喜、怒、悲、憂、恐，將思劃入憂之中，驚劃入恐之中，因而也說是喜、怒、憂思、悲、驚恐。其中，怒歸肝，屬木；喜歸心，屬火；悲歸肺，屬金；恐歸腎，屬水；憂歸脾，屬土。當情緒變化劇烈，相應的臟腑便會受到影響，也就是人們常說的怒傷肝，喜傷心，憂傷脾，悲傷肺，恐傷腎。中醫治療因情志而生的疾病時通常從五志相克入手，即恐勝喜，喜勝憂，憂勝怒，怒勝思，思勝恐。

《儒林外史》第三回曾描述了范進中舉喜極而瘋的事情。范進的這種瘋癲正是由於喜出望外導致，喜由心生，過喜則傷心。當他的老丈人胡屠戶打了他一個耳光之後，他便恢復了正常。

所以，人們有時一旦看到某人因喜極而狂笑不止有瘋癲之狀的時候，就會想起范進中舉的例子，認為隨便找人打他幾個耳光便可治好了，其實不然。打耳光的人也不能隨意找，以范進為例，范進是由於歡喜而瘋，我們前面說過，恐勝喜，只有驚恐的情緒才能克制喜，所以要找一個他平素懼怕的人來打他耳光，這也就是以腎水來克心火。

有人會疑惑，恐和腎之間果真有所關聯嗎？為什麼說恐歸腎呢？給大家舉一個簡單的例子，當某人受到極度驚嚇的時候，往往會怎樣呢？會嚇得尿褲子。此時的小便失禁便是由於恐傷腎。

因此，對於這種喜極而瘋的人要讓他心生恐懼，才能達到效果，如果讓一個他不懼怕的人抽他耳光，或許不但不會令他恐懼，還會激怒他，按五行相生的關係，肝木生心火，這樣非但抑制不了因喜悅而生的瘋魔，還會使得這種症狀加劇。

適度的情志刺激可豐富內心世界，喜悅可提高內心的幸福感；憤怒可激發人的責任心；憂思可以增強人的憂患意識；驚恐能夠讓人謹慎自省；悲傷能夠讓人悲中生壯，化悲痛為力量；適度緊張可以使人應激性增強。比如孩子在考試前如果過於緊張，腦中會一片空白，影響發揮；如果毫不緊張，又會鬆散，注意力不集中，只有適度的緊張才能讓孩子有爆發力，超常發揮。一般來說，女性的情緒波動比男性更為複雜敏感，因此，女性尤其要注意七情的調和。

七情調和是生長收藏的一個平衡指標，也是情志養生的關鍵，那麼人們在日常生活中應該怎樣處理情緒變化呢？

喜、怒、憂、思、悲、驚、恐，七情之中，其實也有「好孩子」和「壞孩子」之分。一般來說，有六情屬惡性刺激，只有喜屬於良性刺激。喜為心志，笑為心聲，笑是喜形於外的體現，所以經常保持喜悅、樂觀的情緒，對健康是有好處的。人們常說，笑一笑，十年少。不過如果喜過了頭，就會傷心。

一些年幼的小孩子，大人一逗，就會「咯咯」笑個不停，但父母要注意，不要一直逗孩子，開心也需要有限度。

那麼其他六項之中，最「壞」的是誰呢？是怒。《東醫寶鑒‧內景篇》說：「七情傷人，惟怒為甚，蓋怒則肝木克脾土，脾傷則四臟俱傷矣。」怒多傷肝，肝失疏洩後，氣機就容易升降逆亂，進而導致其他臟腑功能失調，因此引發的病症通常會比較嚴重。

驚恐致病通常比較難治，因為驚恐多來自外界，一般人在毫無思想準備的情況下，突然受到了驚嚇，比如看到什麼怪東西或者慘狀，聽到什麼嚇人的聲音，或者遭遇險情，都會驚駭不已，還會傷及心腎。

我們日常應該如何防止七情致病呢？這主要要從兩種情志刺激的程度來看。一些突如其來的情志刺激，如意料之外的巨大打擊、重大收穫、巨大的事變或災難、難以忍受的傷痛等，容易使人氣血逆亂，導致暴病、急病的發生。七情之中，喜、怒、驚、恐四類常以刺激量過大、過猛為致病因素。因此，我們平時要克制大喜大怒，遇事盡量做到處變不驚。

還有一種刺激是漸進性的，指某些問題在很長一段時間內未獲得解決或實現，而在這一段時間內保持着持續性的異常精神狀態，如精神緊張、思慮憂愁、悲傷不已等。這種情況則是日常調養的重點。因為這類精神刺激一般同個人性格有關，如果長期憂、思、悲，積久就會成疾。對於現代人來說，由於各方面的壓力都比較大，人們也頗費思慮，平常要注重情緒的調節和心理的平衡，讓自己樂觀開朗一些。

尋醫問藥時的
人情與病情

明代著名醫學家李中梓在其著作《醫宗必讀》的一篇文章中，結合自己的行醫實踐，就《黃帝內經》中提及的「不失人情」四字，深入闡釋了人情與病情的關係。

人情有三類，病人之情、旁人之情與醫生之情。在此，站在普通人的角度來說，我側重講一下病人之情與旁人之情對於保健之道的意義。

所謂病人之情，是因為不同體質的人的五臟都有不同的偏頗，七情變化也各有不同。陽盛體質的人適宜涼一些，陰盛體質的人適宜熱一點。身體耐受力強的人，劑量小作用緩的藥物效果不明顯；耐受力不強的人，劑量大、作用急的藥物會對身體有害。這是體質的差異造成的。

有人喜動，有人愛靜；有人愛吃這個，有人愛吃那個；喜歡聽吉利話的人，如果醫生直言病情的危急情況，病人會有抵觸情緒；多疑的人，醫生安慰病情，他也會認為醫生是在騙他；病人如果不相信醫生，那麼醫生的忠告形同虛設；如果病人疑慮太多，醫生說得越深入

他越忌諱。這是人的性格差異造成的。

有錢的人多比較任性，醫生叮囑的禁戒之事他一般要打些折扣；權重位高之人多自尊心強，驕傲隨意，常會不自知地違背醫囑；溫飽尚未解決的人，有病多會捱着；勞碌奔忙的人，忙於求生，哪有心思養生。這是不同際遇的人的差異。

有的人對於身體保健的種種說法，不會甄別，無所適從，對的不信，錯的堅持，最終身體健康也成畫餅，這是沒有主見的危害。

有的人總是擔心意外事件，一心求穩，這也怕、那也怕，對身體的調養反而不利，這是過於小心的危害。

有的人境遇不順，理想未達，成日擔心憂慮，病由心生，這是太過看重得失的壞處。

性情急躁的人，得了慢性病，頻繁更換醫生，一病多投，反而不利；慢性子的人，得了急症，不知不覺中拖延了病情，難以挽回。這是性情快慢的弊端。

有的人對於藥的副作用過於憂慮，藥剛沾唇，立馬覺得有了不良反應，這是內心的偏見在作祟；還有的人因忌諱而不對醫生直言病情，或者故意隱瞞症狀，想憑借脈象試探醫生。

所謂醫生之情，即醫生的心理常情，有善於曲意逢迎的一類，有言行

魯莽的一類，有口腹不一的一類，有貪圖僥倖的一類，有知識淺薄的一類，有不求有功但求無過的一類，加之行業之間的各種關係，都有可能成為影響治病救人的因素。因此，病人有時也要對醫生有所瞭解，莫受庸醫之害。

其實，中醫的望聞問切是一個相互關聯的診斷系統，脈象只是其中一種診病手段。比如醫生號脈得知你有食積即消化不良，但至於什麼時候因為什麼產生了食積，則需要病人向醫生講述緣由與不適。因此，病人之情，也是醫生需要考慮在內的主觀因素。

病人之情

病人之情，如果從健康角度來看，就是病人性格對病症與健康的影響。

性格開朗豁達的人，往往真誠坦然，年輕時或許會因對事考慮簡單而出現偏差，或者被人欺騙而容易動怒，所以要避免因怒致病。不過，豁達開朗的性格對老年人來說，是一種很好的性格，可以保持心態平和，笑看人生，不計得失。

有的人過於自大，以自我為中心，獨斷專行，性情急躁，易於發怒。這種孤傲自尊的性格，一旦步入中年後，就會引起很大的健康隱患，極容易患心腦血管方面的疾病，如高血壓、冠心病、腦血栓等，會直接影響健康甚至危及生命。這種性格的人最好多充實自己，將眼界與心胸都放寬，學會客觀認識和評價自我，這樣有利於平衡人體陰陽氣血。如今，鬱悶的人很多，多愁善感的人更是不

少，這種性格的人容易得神經系統與消化系統疾病，如神經衰弱、失眠驚恐、慢性胃炎、應激性消化道潰瘍及抑鬱症等。這類性格的年輕人應該學着慢慢完善自己的性格，老年人最好平時多參加些娛樂活動與老年團體來除憂解愁，這樣有利於身體健康。

有的人做事太過謹小慎微，懦弱多疑，適應性差，應變力弱。有這種性格的中老年人，容易加速心理與生理的衰老進程，特別是在患病以後，會導致失去信心，難以痊癒。這類人應該強迫自己拓展一些人際關係，讓自己變得果斷一些，對於生活瑣事不要思慮太多，要淡然處之，一笑而過。

有的人性子比較慢，反應往往慢半拍，這類人通常思維緩慢，不善交際，遇事沉默，墨守成規，適應力差，對於身邊發生的任何新事物，都缺乏敏感和興趣。這種性格的人患病之後抗病能力一般都弱一些，比較容易患抑鬱症和癡獃症，而且會病體纏綿，久治不癒。這種人要學會發洩與傾訴，學會平衡心理，讓自己活泛一些。

每個人的性格都各有特色，因此，身體狀況與健康情況也會有自己的特點，如果能充分瞭解自己的性格缺陷，那麼對於身體的調理就能更有針對性。

1就診時，要對醫生細述病情與各種細節，越細越好，不要刻意隱瞞。

2要學會對醫生「發問」，多問些有關自己身體狀況的問題。

3不要在醫生面前自作聰明，要懂得尊重專業，學會信任。

4向醫生介紹當前服用的所有藥物。

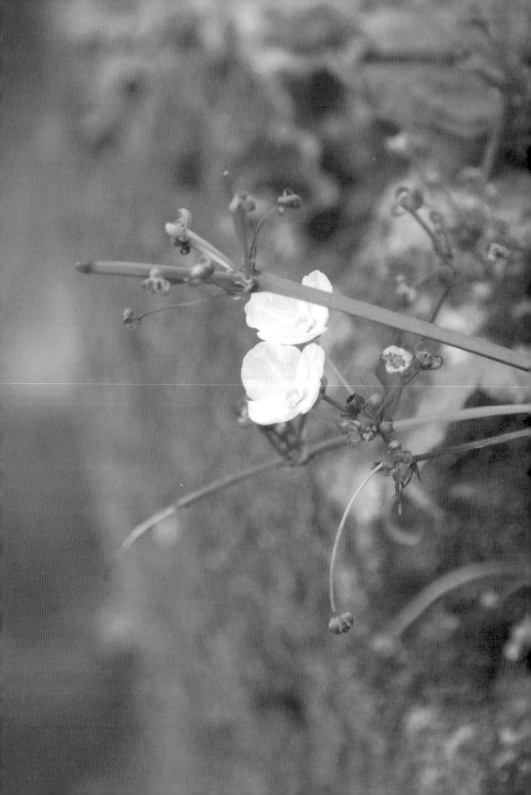

第七章 二十四小時裡的小四季

一天之內也有春夏秋冬，二十四小時是人體保健的最小單位，也是陽氣變化的最小週期。越是上了年紀，越要以「天」來調節身體。調好身體的子午時鐘，讓生長收藏隨時隨地，呼吸有方法，吃藥有講究，健康的學問就在一天的生活之中。

一天之內的
春夏秋冬

在一天的週期裡有沒有生長收藏呢？同樣也有生長收藏，因為一天之
內也有春夏秋冬的陽氣變化。

《黃帝內經·靈樞》中說：「歲有十二月，日有十二辰，子午為經，
卯酉為緯。」又說，「以一日分為四時，朝則為春，日中為夏，日入
為秋，夜半為冬。」

雖然年週期與日週期在時間長度上不一致，但細分而看，變化卻是相
通的。朝則陽生，日中則陽長，日入則陽收，夜半則陽藏也。一天當
中，子、午、卯、酉這四個時辰是養生最重要的時段，如同四季中的
冬至、夏至、春分、秋分這四個劃分點。

晚上11點至淩晨1點之間，中午11點到下午1點之間，相當於四季中的
冬至和夏至，這兩個時段是人體內陰陽交會的時刻。「子時一陽生，
午時一陰生。」陽氣從子時那一刻開始逐漸增強，在午時那一刻達到
最高點同時開始減少。早晨5點至7點，傍晚5點至7點，相當於四季中
的春分和秋分。

在一天之中，順時的養生、養長、養收、養藏是十分重要的。

中醫養生理念講求應時與天人合一，認為人應該向大自然學習保養生命的方法，日常生活習慣也應該符合自然規律。如果把一天時間劃分出來，每個時間段都有着對應的臟腑經絡。

寅時（3點至5點）肺經旺，將肝貯藏的新鮮血液輸送百脈，迎接新的一天到來；卯時（5點至7點）大腸經旺，有利於排洩；辰時（7點至9點）胃經旺，有利於消化。這六個小時就相當於一年之中的春季。

巳時（9點至11點）脾經旺，有利於吸收營養、生血；午時（11點至13點）心經旺，有利於周身血液循環，心火生胃土，有利於消化；未時（13點至15點）小腸經旺，有利於吸收營養。這六個小時相當於一年之中的夏季。

申時（15點至17點）膀胱經旺，有利於瀉掉小腸下注的水液及周身的「火氣」；酉時（17點至19點）腎經旺，有利於貯藏一日的臟腑之精華；戌時（19點至21點）心包經旺，再一次增強心的力量，心火生胃土，有利於消化。這六個小時相當於一年之中的秋季。

亥時（21點至23點）三焦通百脈，人進入睡眠，百脈休養生息；子時（23點至1點）膽經旺，膽汁推陳出新；丑時（1點至3點）肝經旺，肝血推陳出新。這六個小時相當於一年之中的冬季。

對於普通人來說，如果對於身體的調節無法做到每個時間段一一對

應，那麼可以依據一天春夏秋冬四個整段的劃分來養生、養長、養收、養藏。

以生活節奏而言，春季時段應該活力充沛，不要懶懶散散，要給身體加滿油，而後慢慢加速；到了夏季時段的時間，應該是工作效率最高的時候，要調動起全身的細胞；到了秋季時段，節奏就應該略微放緩，開始對半天的工作作些整理；到了冬季時段便是養藏休息的時候，不要讓夜生活過於豐富激烈，養精蓄銳才是最重要的。

此刻誰當值

一天之春由寅時開始，也就是早晨3點到5點，此時人們大多還在睡夢中。

卯時一到，就該起床了。古語中有個說法叫做「點卯」，也就是我們現在說的「點名」、「打卡」，所以說5點到7點的時候其實就應該起床了，這一點很多年輕朋友都做不到。起床後不要一骨碌就爬起來，最好先賴在床上盡力讓身體伸展，伸幾個懶腰，手超出頭頂並伸直，腳尖也盡量伸直，保持5到10秒後再放鬆。這樣的伸體運動，有助於一天的生發。

辰時是早7點到早9點這段時間，這是豐盛早餐的時間，此刻胃經正值班，如果現在不進食，那麼一天的體力都會受影響，因此早上的養「生」很重要。

到了巳時，也就是上午9點到11點，夏季開始，陽氣正旺，脾經在運

化早上的水穀，並將其轉化為能量，因此，這是一天之際釋放的最佳時間，學習工作的效率都很高。午時11點到13點的時候，心經值班。此刻的養「長」，就是要在吃過午飯之後休息一會兒，打個盹——中午，眼皮可能會像鉛一樣重，這時候一定要打個盹。即使你一點也不困，也要閉目養神一會兒，把思想集中到呼吸上，排除大腦中的雜念，你會發現你的精力恢復了。如果你打完盹後昏昏沉沉，試着用冷水洗洗臉，喝一杯涼水，慢慢走幾圈，很快就會清醒過來。

到了未時，下午1點到3點，小腸經值班。此刻還是需要飲一些水，因為此刻血液循環系統正在高效運轉，喝點水有助於營養的傳輸，避免血液高峰期「堵車」。

下午3點到5點之間是申時，此刻，一天的秋季就開始了。此時中午的飲食營養已經運化完成，相當於已經收穫了。這段時間，人的精力通常也比較旺盛。到了酉時，即傍晚5點到7點，腎經當班，腎主水，此時最好記得也要喝些水，有利於新陳代謝。到了戌時，即下午17點到19點，是心包經當班，此時，也便是秋季之末了。此時的節奏要慢慢開始放緩，要慢慢「收」起來了。

亥時是晚上的9點到11點，也是冬季的開始，意味着休養生息要開始了，最好大家能10點半就上床休息。半夜23點到1點的時候是子時，子時睡覺護陽氣，也是冬眠黃金時刻，如果此時已經熟睡，那麼睡眠質量就會很高。丑時是淩晨1點到3點的時候，此刻肝經當班。肝主生發，因此這時的陽氣已經慢慢由收藏轉向釋放，要為春季的到來做準備了。

1 清晨蘇醒後先閉目養神，然後在床上慢慢做幾分鐘身體機能喚醒運動；中午保證午休15分鐘至30分鐘；晚上放慢節奏，確保在子時前睡覺。

2 不同時間洗澡，效果不一樣。早晨起床洗澡，如遇水溫不當，易患感冒；中午洗澡雖可換得一身潔淨與輕鬆，但易引起疲倦；晚上臨睡前來一次溫水浴（水溫40℃至50℃左右），能使全身肌肉、關節鬆弛，血液循環加快，有利於安然入眠。

子午覺：
如何讓分鐘變成小時

人們在歡度元旦、春節的時候，常常在前一晚等待夜晚零點鐘聲的敲響，因為從零點的那一刻起，新的一年便開始了。

上一節我們說，子、午、卯、酉四個時辰是一天養生養藏的關鍵，而子時和午時又是這四個時辰中的重中之重。

中午11點到13點為午時，夜裡23點到凌晨1點為子時，是人體陰陽之氣交替的時候，午時為陰氣最弱之時，子時為陽氣最弱之時，故這兩個時辰間的休息對養生最為關鍵。

所以，夜裡熬夜不要晚於23點，最好23點已經開始睡覺。即使睡眠不足，白天13點之前午休一會兒，哪怕30分鐘、20分鐘或者10分鐘也可，人就會陰平陽秘，精力旺盛。這也就是子午覺的養藏與養生。

夜晚如果能在正子時也就是12點之前入睡，即便是一分鐘也能達到一小時的效果。因此，對於失眠的人或因工作而不得不熬夜的人來說，正子時的時刻，哪怕20分鐘也一定要睡，睡不着也要訓練或強迫自己

睡着。

一般人過了正子時大約12點半以後，會輾轉反側，難以入眠，等到天快亮時才入睡，到了六七點鐘依舊困乏，一整天都昏昏沉沉。所以，對於不得不從事熬夜工作的人，與其一直熬到三四點鐘，不如在夜晚11點到凌晨1點這段時間睡上一會兒，因為這段時間的睡眠效率遠遠超過其他時間段，真正的一分鐘等於一小時。

如果這一點不能做到的話，那麼在正子時，即使有天大的事也要暫時放置下來，睡上半小時；到了卯時即早晨7點之後想睡覺時千萬不要再睡，這樣一天的精神也會遠勝過熬夜一宿早上六七點鐘再睡個「回籠覺」的情況。當然，如果午時能夠午休兩個小時，同樣可以給身體再次充充電。

隨着生活的節奏越來越快，人們對於午休越來越不重視了。其實，中國人的午休習慣可以上溯至周代。不過，午休的時間不能過長，一旦一睡一下午，反而會打亂正常的作息。

《紅樓夢》第二十回中就曾提到這個問題。話說寶玉在林黛玉房中說耗子精，寶釵撞來，諷刺寶玉元宵不知「綠蠟」之典，三人就在房中互相譏諷取笑。那寶玉正恐黛玉飯後貪眠，一時存了食，或夜間走了困，皆非保養身體之法，幸而寶釵走來，大家談笑，那林黛玉方不欲睡，自己才放了心。

按常理而論，吃完午飯後小睡片刻，有益身心，這是誰都知道的。寶玉

如此說，重點在「飯後貪眠」四字，如果睡得太久，本想打一個盹兒，結果反而會積食，而且如果午睡時間過長，到了夜間就不易入眠。

古人講究子時大睡、午時小憩，這兩個時段的睡眠與休憩實際上是人體陽氣得到收藏和蓄養的過程。

戰國時名醫文摯對齊威王說過，他的養生之道就是把睡眠放在頭等位置。因為人和動物只有睡覺才生長，睡眠幫助五臟養藏生息，所以睡眠是養生的第一大補。如果人一個晚上不睡覺，那麼相當於耗去了許多天的精力與能量。

因此，我們不僅要重視睡眠，更要保證高品質的黃金睡眠，堅持睡「子午覺」，就能讓一分鐘等於一小時，讓「休養」中的每一分鐘都能更大效率地「生息」。

不可缺少的「子午覺」

古代養生有三大法寶：三寒、兩倒、七分飽。所謂「兩倒」，就是指要睡好「子午覺」。對於現代的年輕人來說，早睡早起是件很難做到的事情。很多人白天工作忙碌壓力大，夜晚娛樂應酬休息晚，這其實是養藏的大忌。

作息不正常會導致免疫力降低、學習力降低、記憶力減退等不良症狀，還易導致高血壓、肝炎、皮膚病等病症。

人體經過了一整天的體力消耗，到了晚上需要休養生息，此時的活

動缺乏多餘的生命能量，不得不調動體內儲存的肝火，加之精神的亢奮會持續兩三個小時，因此入睡會變得很困難而不安穩。

有的人覺得雖然我的作息不正常，但我白天的精力還是很旺盛。說這種話的人多半是年輕人，這種精力的旺盛其實是在寅吃卯糧，在透支體內貯藏的生命能量。

對於想要調整作息早睡早起的人來說，如果實在無法早睡，可以將隔天早上的鬧鐘向前調一小時，這樣晚上也會提早一小時睡覺，這樣慢慢調整，就可以養成早睡早起的習慣，也能實現「子午覺」的黃金睡眠。

對於入睡時煩躁不安，翻來覆去怎麼都睡不着的人來說，與其像烙餅一樣來回折騰，不如自己按揉幾個部位。

分別按揉肚臍上約7厘米的中脘穴和肚臍下方的丹田穴，順時針逆時針各49下，然後拍捏大腿的正面，均勻拍打按揉，這裡是胃經的所在。這樣按拍一番之後，躺下做腹式呼吸或深呼吸，就能安然入睡了。

這樣做是為了增強腸胃的活力，避免腸胃因消化無力而濁氣淤積，加重肝臟負擔，影響心腦供氧，造成「胃不和而寢不安」。

不過，睡子午覺有幾個注意事項：無論天氣多熱，都要在肚子上蓋一點東西，薄薄一層也可，護住丹田；不要在有穿堂風口的地方休息；午休小憩，不要坐着或趴在桌子上睡，這會影響頭部血液供

應，讓人醒後頭昏、眼花、乏力。

對於老年人來說，早晨醒後先閉目養神，然後在床上慢慢地做幾個簡單易行的動作，如搓臉、叩齒、梳頭等。然後，堅持前面章節說的「三個半分鐘」，這樣更有利身心健康。

1 成人如果像孩子一樣入睡快、睡眠沉，呼吸均勻，一覺睡到自然醒，表示氣血很足；而入睡困難，易驚易醒，夜尿多，呼吸深重或打呼嚕的人多半氣血有虧。

2 入睡困難型失眠，也叫起始失眠，通常夜晚精力充沛，思維奔逸，上床後輾轉難眠，毫無困意，直至後半夜才因極度疲勞而勉強入睡，多以青壯年為主，需要刻意調整作息，並持之以恆。

3 熟睡困難型失眠即間斷失眠，通常睡眠程度不深，夜間常被驚醒，醒後久久無法再眠。這種類型人通常常更為焦慮痛苦。此類常見於體弱有慢性病及個性特殊的人，這種人要注重情緒的調節與紓緩。

4 睡眠早醒型失眠，也就是終點失眠，通常早早醒來，後半夜一醒即再難入睡，白天精神狀態差，常常打盹，至下午精神才好轉，常見於動脈硬化病人及年邁的老人，這種情況便需要依據我們文中提及的老人之法來進行調養。

酸棗仁，
安神入眠的「腦白金」

有人說，我就是夜貓子型的人，就是白天沒精神、夜晚效率高的類型，晚上就是想睡也難以入眠，總不能老靠安眠藥吧？

其實，人和動植物一樣，白天活動產生能量，晚上把能量轉化為新生的細胞，休養生息推陳出新。夜晚，人隨着地球旋轉到背向太陽的一面，陰主靜，是人睡眠的良辰，此時休息，才會有良好的身體和精神狀態。所以，人要順其自然，就應跟着太陽走，即天醒我醒，天睡我睡。夜貓子這種生活方式的人大多是年輕人，晝夜顛倒，愛熬夜，愛睡懶覺，這是因為現在年輕人的生命能量還很充足，許多隱藏的問題沒有暴露出來，就如同年輕時受了寒涼，老了才會痛一樣，年輕時浪費的睡眠會留下許多後遺症，因為該收藏的時候沒有收藏。

一般過了更年期的中年人通常有這種感受：晚上困得早，需要早早睡覺，白天醒得早，有時天還沒亮便睡不着了；老年人更是如此。這就是身體自身在依照陽氣的變化與能量的強弱來作出的強迫性的調節。老人睡眠不好，說明身體的自控功能不好，就肯定會有這樣那樣的病症出現。如果睡覺非常警覺，一點動靜就容易驚醒，那麼說明肝火過

盛；如果睡覺非常不安穩，那麼說明胃火過剩；如果睡覺覺得很累，渾身沉重，那麼說明肝陰不足。

在這裡我就借用一位失眠老人的病例來給大家介紹一種適合所有睡眠不好的人的安神入眠「腦白金」。對於那些難以入眠的年輕人來說，這可是一種無任何副作用的天然「安眠劑」。

有一位70多歲的老太太，跟大多數老人一樣，一直以來都有高血壓和冠心病，不過一直不嚴重，她也沒有通過吃藥打針來控制，她說，其實只要她睡得好，其他的病症就沒有什麼了。不過，有段時間她時常難以入睡，身體各方面就覺得不舒服了。

我給她開了一服酸棗仁湯，這個藥方還有首方歌：「酸棗仁湯治失眠，川芎知草茯苓煎，安然入睡夢香甜。」這裡用到的藥材是酸棗仁、川芎、知母、甘草和茯苓。那位老人還有其他的病症，所以用了這副養心安神的湯藥，但對於普通的失眠的人來說，酸棗仁單味就會有很好的效果。取酸棗仁30克，搗碎，用水煎煮，睡前服用，就可以安神入眠了。

對於睡眠不好的人們來說，除了酸棗仁湯之外，還有其他一些簡單的調理方法。晚餐可喝些小米粥，加入少量白糖，小米含酪氨酸，可改善睡眠；晚餐少食，食物要清淡易消化。因為胃不和，就會臥不安。晚飯後，不要飲濃茶。還要記得睡前不要喝太多水，以免夜尿過多影響睡眠。睡前飲杯熱牛奶，也有利於安眠。古人云：「食勿語，寢不思。」躺下後要全身放鬆，什麼都不要想，保持頭腦的空靈。

還要提醒大家的是，睡覺時四肢要暖，睡前用熱水燙腳，把手搓暖。手腳和肚臍，以及背後的命門穴都要蓋好。睡覺時對外的窗戶要關上，空調應該關閉，不然會因「風」產生諸多疾病。

因為人在睡眠之中，氣血流通緩慢，體溫下降，陽氣在體內收藏積蓄。若風入筋，寒入骨，早上起來會渾身困乏，長此以往，病會由此生。

睡眠時間與睡眠姿勢

足夠的睡眠是身體收藏的保證，人的睡眠時間究竟多長才算足夠呢？這需要因人而異，不同的人的生理睡眠時間因年齡、性別、體質、性格、環境因素等不同而有所不同。

從人體生長發育的規律來看，睡眠時間與年齡有密切的關係，一般而言，年齡越小，睡眠時間越長，次數也越多。嬰幼兒身體處於快速成長期，睡眠需要得多；青少年身體處於繼續發育期，睡眠時間相對也要長些；老年人由於氣血陰陽俱虧，常有「晝不精，夜不瞑」的少眠現象，這種少眠也應當增加必要的休息，尤以午睡為重要。

此外，睡眠時間多少還與性別有關，由於性激素分泌的差異，通常女性比男性平均睡眠時間要長一些。

從體質與性格的角度來說，偏陽體質與陰虛體質的人睡眠時間較少；痰濕體質、血瘀體質的人睡眠時間相對多。一般而言，肥胖的人比瘦人睡眠時間多，而體形肥胖、皮膚粗糙、身體常寒的胖人睡眠時間最長。

睡覺時採取怎樣的姿勢才好呢？

通常情況下，古今醫家一般都將右側臥作為最佳的臥姿選擇，這是因為右側臥可以使心臟在胸腔中受壓最小，有利於減輕心臟負荷，使心輸出量增多。

此外，右側臥時肝處於最低位，肝藏血最多，這樣可以加強肝臟的代謝。右側臥時，胃及十二指腸的出口均在下方，利於胃腸內容物的排空，因此，飯後的休息最好選擇右側臥以舒脾胃，有時胃腸痙攣或岔氣時，也可以右側臥一會兒，將氣排出來就好了。

嬰兒一般無法主動翻身，所以父母要每隔一兩個小時幫寶寶翻翻身，因為長期一側臥或仰臥容易使頭顱發育不對稱，同時要避免俯臥壓迫面部五官。

對於女性來說，側臥也比仰臥更健康些。仰臥對婦女盆腔血液循環不利，易致各種月經病。不過，不同於一般情況的是，孕婦適宜採取左側臥，尤其是進入中、晚期妊娠的媽媽，因為此時大約有80%孕婦子宮右旋傾斜，會使右側輸尿管受壓，易產生尿瀦留傾向，長期可致右側腎盂腎炎。右側臥也會壓迫腹部下腔靜脈，影響血液回流，不利於胎兒發育和分娩。

對於老年人來說，右側臥是最好的選擇，很多老人心肺功能都不太好，左側臥或俯臥會加重心臟負擔。對於肺病造成的胸腔積液患者，宜取患側臥位，使胸水位置最低，不妨礙健側肺的呼吸功能。

《千金要方》中孫思邈還提出：「凡人眠勿腳懸踏高處，久成腎水。」如果普通人頭低腳高地睡覺，長此以往，容易得腎臟疾病。

如果老人因虛證而導致每日睡眠少，那麼可以選擇食物清補法。

取桂圓肉15～30克，加適量白糖（糖尿病患者則不要加），煎後飲用，可益血安神。每天吃30克葵花子，對安定情緒、防止衰老有好處。金針菜30克，冷水浸發，與瘦豬肉隔水蒸熟佐膳，有補腎養血、安眠之效。枸杞子10克、豬腦1副，加水燉服，對治療血虛眩暈、虛性頭痛、神經衰弱所致睡眠問題有效。

1 睡衣宜寬大無領無扣，不使頸、胸、腰受束。睡衣要有一定的長度，使睡眠時四肢覆蓋，不冒風寒。

2 對於臥具來說，被裡宜柔軟，褥宜軟而厚。

3 現代流行的睡袋不如傳統被子健康，因為睡袋上口束緊，三面封閉，影響了肢體活動和皮膚新陳代謝。

4 失眠常用藥膳有茯苓餅、銀耳羹、百合粥、蓮子粥、山藥牛奶羹、黃酒核桃泥、芝麻糖、土豆蜜膏等。

五勞七傷與
隨時隨地的「活子時」

夜裡11點開始到凌晨1點，叫做子時。宋朝的易學大家邵康節曾在講解《易經》時用一首詩講子時：「冬至子之半，天心無改移。一陽初動處，萬物未生時。」子時是陰陽分界的地方，一年之中的冬至就像一日之中的子時的半途，即晚上12點鐘，此刻萬物皆靜，卻蓄勢待發，慢慢在起變化。

人們在冬至那一天，通常要吃餃子或湯圓，因為古人說這一天是陽氣初動的那一刻，也是回轉開始生長的一天。我們以前學過，冬至是一年之中最冷的一天，這也說明，過了這一天，雖然冬季還未過去，但氣溫已經開始回升了。

中醫針灸有個子午流注的方法，子時一刻，乃一陽之生；至午時一刻，乃一陰之生，故以子午分之而得乎中也。流者，往也；注者，住也。它所運用的原理就是人體內的陰陽相合與氣血循環都有固定的時間，如果針灸時遵循血氣的應時變化，那麼按照這個原則來取穴治療就可以事半功倍。

古人養生有個方法，雖然天地之間的變化規律是固定的，但是如果能把天地運行的法則用到你的身體上來，自己調節出「活子時」，便可以讓生命充滿活力。

按照《黃帝內經》中的劃分，七七四十九歲是女性的更年期，如果在更年期運用「活子時」法則進行休養生息，就可以延緩衰老，更新生命。《內經》講：「陽氣者，煩勞則張。」這個張是指向外向表面發洩釋放。陽氣向內可以溫養臟腑，休養生息，積蓄能量，如果心煩勞碌，那麼陽氣就會向外釋放，去緩解表面的疲勞不適，而不入內涵養體魄，因此煩勞太過的人，身體就會虧虛而藏寒。這裡提到的煩勞便是現代人尤其要重視的健康問題。

煩是心神的不安定，是心神的擾亂不靜。為什麼會煩呢？火加於頭上，謂之煩。火浮越在上則容易起煩，所以，火要歸根，要降下來。這也就是為什麼中醫講究心腎相交，以腎水來濟心火，因為心火不浮越在上，火便可歸根，如果一直心煩，那麼便會心腎不交。

中醫說，五勞七傷。其中五勞分別是指久視傷血，久臥傷氣，久坐傷肉，久立傷骨，久行傷筋；七傷則是大飽傷脾，大怒氣逆傷肝，強力舉重久坐濕地傷腎，行寒飲冷傷肺，憂愁思慮傷心，風雨寒暑傷形，恐懼不解傷志。所以，這種「勞」和「傷」隱藏在人們平時的視、臥、坐、立、行之中，隱藏在平時的飲食、情緒、工作、氣候之中。外界的環境，是我們無法操控的，但內在的機體卻是我們可以調節的。

因此，我們平時要在自己煩勞的時候，學會調節情緒，由煩轉靜，紓

緩身體的疲勞，讓生命的能量恢復到正常的水平，不要過於向外釋放到表面，影響身體內在的調養。這種自我的調節，也就相當於自己創造隨時隨地的「活子時」。

「問渠哪得清如許，為有源頭活水來。」對於年輕人來說，「活子時」就相當於源頭活水。懂得「活子時」可以調整自己身上的四季，就可以把不好的時段變成生機旺盛的春天。對於中老年人來說，如果能摸索出一套符合自己身體的「活子時」規律，便有利於延年益壽，變「更年期」為「新年期」。

五勞還有其他兩種說法，一曰志勞，二曰思勞，三曰心勞，四曰憂勞，五曰瘦勞；另一種是五臟之勞，即心勞、肝勞、脾勞、肺勞、腎勞。

除了子午覺的夜晚收藏之外，還要找出每日各項活動的最佳時間，學會找到隨時隨地的「活子時」。除了咱們前面說過的睡覺、起床時間之外，還有很多時間需要講究。

比如說，許多家庭都很注重通風，時常早晨一起床就把窗戶打開。其實，對於城市居民來說，早晨9點之前，大氣中所含有害物較多，對人體的危害比較大。最佳的開窗時間是每天上午9點至下午1點、下午2點至4點。因為這兩個時段氣溫高，且大氣逆流現象已經消失，大氣底部有害氣體也逐漸散去，所以，以上兩時段開窗帶來的通氣效果最好。

對於工作一族來說，有四個工作的「活子時」，即四個最佳用腦時間段：上午8點大腦具有嚴謹周密的思考能力，10點全身精力充沛大腦活躍，下午2點大腦反應敏捷，晚上8點大腦的記憶力最強。

如果在工作、學習中時常感到精神委靡，那應該如何解決呢？這就需要身體在感到疲乏的時候，主動調節。

或許有人覺得「活子時」這種方法太虛不實際，似乎沒什麼道理。其實，我們可以通過日常的一件事來理解：很多因工作需要往返於世界各地的人，一般都會面對一個問題，就是調整時差。調整時差，要求人必須改變人體本身慣有的作息規律，去適應新的作息時間。有的人能夠調整得當，完全不受時差困擾，有的人卻常會陷入時差的泥淖，精力很難恢復。時差與生物鐘有關，找尋「活子時」也與生物鐘有關。

一般來說，人的年紀越大，生物鐘就越不容易改變，因此中老年人倒時差比較困難，兒童受時差的影響則較小。

現代醫學研究發現，人的生物鐘中樞會定時釋放出一種叫做褪黑素的物質。褪黑素會提示人體應該休息了，降低大腦神經的興奮度，減緩新陳代謝，促使人進入睡眠狀態。同時，褪黑素也會受到外界刺激的影響，當光線強烈時，褪黑素分泌得少；光線轉暗時，褪黑素分泌就比較旺盛，所以人在陰暗的環境下容易產生睡意。

因此，對於想要調整作息，重新確定「活子時」的人來說，心理因

素很重要，要學會利用「心理暗示」，而不是在暗示下無所適從。對於因工作關係需要晝夜顛倒的人來說，將自己的錶作出調整是一個很好的方法。如果去國外出差的人，最好在登機的那一刻，就把時間調整成目的地的時間。

在調整「活子時」的過程中，飲食也可以成為一種輔助手段。一些高碳水化合物，如蛋糕、點心等含糖多的食物，能振奮人的精神，但是由於其在新陳代謝的過程中消耗能量比較多，人在吃了這些食物一兩個小時以後會有疲倦想睡覺的感覺；蛋白質則能夠延緩人的體力消耗，使人不易產生疲勞感。

一般來說，如果因行程或工作因素需要調整時間超過四個小時，最好在前三天就開始調整，每天晚睡一點，開始可以晚睡一兩個小時，再逐漸增加至三四個小時，這樣就可以給身體一個過渡。

如果能夠隨時隨地找到「活子時」，就可以解決許多疲憊乏力的問題，讓身體的收藏效率大大提高。

1平時，身體缺水和維生素的時候通常比較容易疲憊。

2在需要精力充沛的時候，最好多吃些含蛋白質多的食品，如魚、肉和豆製食品等；感到難以入睡，可以適當吃一點甜食。

3平時的坐姿如果鬆散拖遝，會使人容易疲憊。不管是站着還是坐着，都應當收腹立腰，放鬆雙肩，讓脖子有稍稍伸展的感覺。

飯前吃藥還是
飯後吃藥？

服用中藥，其實是講求時間的。在最佳的服藥時間服藥，藥性可以更大程度地調動人體的調理系統，從而能夠收到事半功倍的藥效。

西醫中的降糖降壓類藥物，如果服用的時間不同，藥效也會有很大的差別。同樣一個藥物，在不同的時間服用，就會有不同的效果，例如，強心藥和降糖藥的最佳服用時間就在凌晨4時左右（寅時）。

高血壓病人一個很重要的問題就是降壓藥的吃法。

我診治過一個被高血壓困擾的中年患者。他的睡眠不好，偶爾會頭暈，此外倒沒有其他不適。在之前看診中，經過血壓測量，他的低壓達105mmHg，高壓達180mmHg，服用降壓藥之後，又連續測量了一週，每天一次，發現血壓已經控制在了正常範圍內，不過一段時間後，他又覺得頭暈。經過詢問，我才瞭解到，原來一週後，他覺得身體很舒服了，自己感覺已經恢復了，便自己把藥物停了。停藥後兩天，又感頭暈，於是又繼續服藥，之後如果偶爾頭暈厲害，自己便會擅自加量，服用後卻感覺更不舒服，似乎沒有什麼降壓效果。

其實，他走入了一個服藥的誤區。人體在血壓高時和血壓低時的不適感覺其實很相似。因為血壓貴在穩，忽高忽低，人體便會不舒服，中醫稱之為「眩暈」。

如果降壓藥服用不當，血壓降得過低，同樣會不舒服，往往此時人們卻總以為是藥效不夠，其實是用藥過頭了。

降壓藥的服用也有兩個最佳的時間點，即早晨6點和下午2點，因為早晨八九點鐘會有一個高血壓段，下午三四點鐘同樣也有一個高血壓段，而藥物一般都在一小時後發揮作用，所以在這兩個時間服藥，是用最小的藥量達到最好的藥效。

對於中藥來說，不同的時間服用也有不同的效果。

由天地人體的陰陽四季變化來看，養陽的藥與養陰的藥的服用時間不能一概而論。當然養陽的藥不一定等到春夏才服，養陰的藥不一定等到秋冬才服，因為一日之中也有四季。前面我們說過，一日之中的寅、卯、辰即為春，巳、午、未即為夏，申、酉、戌即為秋，亥、子、丑即為冬。

一天的巳、午、未三時，一月的望月前後，一年的農曆四五六月，在這些時候，陽氣蒸騰向外、向上，所以，在裡的陽氣相對虛少，容易胃中虛冷。其實凡是機體處在陽氣蒸騰在外、胃中虛冷的這樣一個狀態，都應該為巳午未，比如劇烈運動了、煩勞了，這個時候的陽氣就在外，胃中就容易虛冷，此時不應該馬上喝冷飲。非要喝冰水，也要

等靜下來，陽氣慢慢轉頭向內的時候，才可以喝一點，不然便容易得病。

因此，如果在服用中藥調理身體的時候，最好對於自己的養陰養陽問題向醫生詳細諮詢一下，這樣在服藥的時候就可以根據藥性、病情、身體狀況來確定服藥的時間。

不同中藥的最佳服用時間

明代醫學家王肯堂在《證治準繩》中記載了大量須入夜臨臥時服的藥，如下蓄血之抵當丸、潤腸通便之脾約丸。葉天士在《臨證指南醫案》中，也具體注明了各種方藥的進服時間近百處，如早用溫腎陽之藥，晚服補脾氣之品；晨滋腎陰，午健脾陽；早服攝納下焦，暮進純甘清燥等等。

《神農本草經》指明了不同病位病症的服藥時間與飲食時間的關係，並提出了相應的服藥時間原則：「病在胸膈以上者，先食後服藥；病在心腹以下者，先服藥而後食；病在四肢血脈者，宜空腹而在旦；病在骨髓者，宜飽滿而在夜。」

這也就是說，如果患的是心肺疾病，那麼應在飯後服湯藥，因飯前空腹服用，藥物易排洩流失。服用時，藥量不要太多，並要分次服用。

如果患者的疾病在腸胃，那麼應在飯前服用湯藥，這樣可以使藥物迅速下行，直達病所，起到因勢利導的作用。

比如，烏貝散、胃病散等飯前服可直接中和胃酸、保護胃黏膜；消食導滯的健胃藥如健脾丸、保和丸、香砂積實丸等，飯後片刻服可充分接觸食物，發揮消食化積、寬中除脹的作用；對胃有刺激性的藥物如黃連素片、黃連羊肝丸等宜飯後服，以免刺激胃黏膜引起胃部不適。

如果病在四肢，血行滯緩的，應在早晨起床後、早餐前服藥，這樣經過一夜的休息調整，氣血運行流暢平和，藥物的效用可以通過血流到達四肢末端。

如果病在關節、腰背，那麼應在晚上飯後服藥，服藥後可以睡覺休息，這樣有利於藥物的吸收並深達骨髓，能夠使藥效充分發揮。

補益藥與瀉藥應該空腹服用，比如生脈散、十全大補湯、六味地黃丸等飯前服更利吸收。

此外，一些特殊的藥物還有特殊的規定，比如雞鳴散，藥如其名，在五更時空腹冷服效果才能達到最佳。

從藥性的寒熱來說，中醫還有熱服法與冷服法，通常治療熱證的寒性藥，宜冷服；治療寒證的熱性藥，宜熱服，以增強藥力。不過，病情嚴重的又應寒藥熱服，熱藥冷服，這是一種反佐法，這種方法的使用應該遵醫囑。

如果沒有特殊要求的，那麼中藥一般在空腹或半空腹時服用就可以了。

1 對於服藥時容易嘔吐的人，可以加入少量薑汁，或先服薑汁，然後少量頻服。

2 上部的疾病，如耳、目、口、鼻等五官疾病都宜採取先食後服藥方法，使藥性留於上。

3 中藥與西藥應相隔半小時服用，因為大部分西藥開始被身體吸收約需半小時左右，經新陳代謝後，對中藥的影響很小。

4 對於西藥來說，正確服藥的方法是，站着服藥，多喝幾口水，服藥後不要馬上躺下，最好站立或走動一分鐘，以便藥物完全進入胃裡。

腹式呼吸：
像寶寶一樣呼吸

前面的章節中我們幾次說到了腹式呼吸，究竟怎樣才是腹式呼吸，腹式呼吸為什麼對於身體的健康有如此大的功效呢？如果你細心觀察一下剛出生的寶寶會發現，寶寶呼吸時，小肚子是一起一伏的，而平日氣喘吁吁的大人們都是肺部起伏不定。

美國健康學家的一項最新調查顯示：不論在發達國家，還是在發展中國家，城市人口中至少有一半以上的人呼吸方式不正確。很多人的呼吸太短促，往往在吸入的新鮮空氣尚未深入肺葉下端時，便匆匆地呼氣了，這樣等於沒有吸收到新鮮空氣中的有益成分！

很多人，特別是女性，大都採用胸式呼吸，只是肋骨上下運動及胸部微微擴張，許多肺底部的肺泡沒有經過徹底的擴張與收縮，呼吸太短促，氧氣尚未深入肺葉下端便又被呼出了，長此以往，身體的各個臟器就會有不同程度的缺氧狀況，慢性病也就因此而生。

我們可以自己檢查一下：呼吸時，將兩隻手分別放在胸部與腹部感受一下，如果放在胸部的手比放在腹部的手起伏明顯，或者放在腹部的

手幾乎靜止不動，那麼就說明你的呼吸方式不健康，呼吸過於淺短。

如何能讓呼吸清而長呢？那就是學會腹式呼吸。嬰兒在媽媽子宮中孕育的時候，就是用腹式呼吸的，這也就是古人養生時所謂的「胎息」。這種胎兒時期的特殊呼吸狀態是最省力、最高效，也是對人體最有好處的。人一旦進入到胎息的狀態，內心便會空明安靜，身體各方面的機能也能調整到最好狀態。從寶寶出生直到兩三歲時，還是可以自主地運用腹式呼吸，隨着年齡的增長，胸式呼吸慢慢取代了腹式呼吸，大多數人都把這項呼吸技能忘卻了，殊不知，呼吸與生命息息相關，呼吸方法便是一種重要的養生養藏之法。

《黃帝內經》中說，歸根乃靜，睡眠為大歸根，吸納為小歸根。吸納便是我們所說的呼吸中的吸入。呼吸本身是一個玄妙的過程，是陰陽的交換，呼出這個過程為陽，而吸納這個過程為陰，呼是生發釋放，吸是收入納藏。

我們知道，古人對人的壽命還有另外一個十分形象的說法，叫做「氣數」。生死在於呼吸之間，如果說你的氣數未盡，那說明你還可以活上一段時間；如果氣數已盡，那也就意味着壽命即將終結。假設人能活到80歲，人的正常呼吸數，按每分鐘15次計算，那麼，每天的呼吸次數為21600次，一年365天，一輩子的呼吸次數即為63072萬次，這就是一個人的氣數。如果將這個呼吸的次數降到每分鐘7次、8次，甚至更少，那麼氣數的使用期限也會相應延長。

一些從事劇烈體育運動和體力勞動的人的壽命往往低於人均壽命，其

中也有這方面的影響因素，因為呼吸過於短促而頻繁了。

《莊子》中曾提出一個「踵息」的概念。踵就是腳後跟，是人體最下的地方，踵息就是指深呼吸，形象地說，也就是要深入到腳後跟，所以道家也說「息息歸根」。

我們都知道，深呼吸能夠使人心神安定，緊張時、煩躁時、有病發作時，深呼吸都能起到紓緩的作用。所以說，健康就要從呼吸開始，從深呼吸開始，而腹式呼吸就是最佳的深呼吸方式。

腹式呼吸應該如何進行

腹式呼吸與我們平常的胸式呼吸剛好相反，不是用胸而是用腹，吸氣時讓腹部凸起，呼氣時將腹部收縮凹入，在一吸一呼中能感受到較大的腹部起伏。

首先，慢慢地用鼻子吸氣，感受着腹部因充滿空氣而凸起，不要停止，輕輕擴張腹肌，在感覺舒服的前提下，盡量吸得越深越好；然後屏住氣息片刻，此時身體會感到緊張，然後緩緩地把氣呼出，同時讓腹部凹入，讓肌肉放鬆，呼氣時要放慢放緩放長，不要中斷。

如果人們平時打嗝不停或者在急、慢性疾病的過程中有打嗝的症狀，那麼就可以做腹式呼吸數分鐘至十數分鐘，打嗝就會停止，這就是充分利用呼吸與身體的自我調節功能。

如果你能將腹式呼吸運用自如並形成習慣，那麼就能避免活動時的

胸悶、上氣不接下氣的狀況了。如果走路、坐或臥時都能自如地進行腹式呼吸，那麼對於心肺功能的保健是大有裨益的，還能讓睡眠品質提高，讓排便更為通暢。堅持一段時間，你會發現身體狀況和體能都有了明顯的增強。

一開始練習時你可能不太習慣，很多人會將腹部的凸起與凹入做反，沒關係，腹式呼吸分為順呼吸和逆呼吸兩種，對身體的保健都有着很好的效果，對於女性來說，逆呼吸還能有助於減肥。

前面我們提到過按揉下丹田的按摩方式，即「摩腹」。如果在摩腹時能夠配合着腹式呼吸進行旋轉按摩則效果更好。我們以肚臍為起始點輕輕按壓，同時徐徐呼氣一週，至起始點時手抬起輕摩，同時吸氣，肚子隨呼吸起伏按摩，按時呼氣腹伏，摩時吸氣腹起。

1 對於女性來說，腹式呼吸有助於腰部線條的塑造，長期堅持，可以減小腹贅肉。

2 一些慢性支氣管炎病人一定要學會腹式呼吸。

3 腹式呼吸時如果靜坐，效果也很好，將雙手平放在膝蓋上，腰身坐直，輕閉雙眼。

4 呼吸時，吐氣一定要注意完全，要盡量全部呼出，吐乾淨，吸氣呼氣的節奏都要盡量放緩。

印度瑜伽與
中醫通竅

現在，很多女性閒暇時間都會去練瑜伽，瑜伽的確是一種紓緩的養生健身之法，這項起源於印度的修養功法也給予我們很多日常保養的提示。

其實，早在唐代，孫思邈就在《千金要方》中成功地將印度醫學結合到中醫體系中，這也是一次十分著名的「中西醫結合」。

瑜伽（YOGA），古代佛教舊的翻譯叫「相應」，也就是說人與天地、與大自然應該相互感應，這通過與自然的接觸，通過鍛煉身體的姿勢，通過練習呼吸來實現。

相應，感應，最重要的便是感覺的靈敏，所以古印度的瑜伽大師通常都會讓學習瑜伽的弟子們首先學會清洗身體，把體內污垢清理乾淨，才能讓身心清靈。這裡的清洗身體不像我們平時的沐浴洗澡那麼簡單，而是由內而外地徹底清洗。

比如洗鼻子，每日清晨，首先飲用一杯鹽開水，然後拿壺清水來灌洗鼻子；洗胃，把一個乾淨的長紗布，消毒處理好，吞嚥下去，然後再

讓紗布經消化系統從肛門排洩出來。

這些傳統瑜伽的清洗在我們現在看來哪裡是什麼清修啊，簡直就是殘忍的酷刑，不過瑜伽所依據的理念是正確的。

以瑜伽清洗腸胃而言，習修瑜伽的人每一兩天就要如此洗胃，使腸胃裡沒有髒東西，這便是印度瑜伽的醫學理念。清洗腸胃過後的紗布惡臭無比，這是因為人們的腸胃確實是十分髒的。

當然，我們現在肯定不能用古印度瑜伽的清潔法，因為這是現代人普遍無法承受的方法，但是我們可以用不那麼激烈的方法來清理身體的垃圾。對於清理腸胃來說，我們可以選擇適時的飢餓療法，每隔一段時間堅持吃幾天素食。

身體內部不能像洗澡一樣進行清洗，但身體外部或是內部器官與外部環境相接觸感應的部位就必須要清潔乾淨了，比如，人體的九竅，即二耳、二目、二鼻、一口、一前陰、一後陰。

瑜伽的感應養生如果運用在日常作息中便是一種心神的自我調節法，人們可以用冥想的方式找尋一下古人所說的「醍醐灌頂」的感覺。借由意識調整呼吸，以身體姿勢達到全身平衡，不停地在意識中告訴自己「自癒」、恢復與完善。

所以，瑜伽講求「靈修」，這種方法可以刺激身體腺體和神經系統，使身體回復到最自然的狀態，並完善人體不協調的地方。

普通人應該借鑒瑜伽這種自然舒泰的健康理念，保持機體的靈敏與通暢。

竅，也就是孔，是洞。中醫所指的竅，泛指體內通達外界的門戶。因為邪氣襲人，多從竅入，《黃帝內經·靈樞·口問》就有邪走空竅之說。

一般來說，風寒之邪多從毛竅而入，溫邪病毒多從口鼻而入，飲食病邪必從口入，淋病等性病之邪毒常從前陰而入。邪從竅入，亦可從竅出，所以通竅非常重要。

從瑜伽感應的角度來說，人身是一小天，宇宙是一大天，人生活在天地之間，接受着大自然陽光、土地、空氣、雨露的滋養，就應該與自然融為一體。

如何最大程度地感應自然，清潔竅孔呢？

對於眼睛來說，每日清晨洗臉的時候，如果能用冷的純淨水清洗一下眼睛，對於名目通竅十分有效。

對於鼻子來說，鼻子的生理結構如同一套四室一廳的房子，平時可以化小半杯鹽水，用一根棉籤蘸鹽水清洗鼻孔內兩三次，既可以殺菌又可以讓鼻腔細胞吸濕，還可以緩解鼻炎發作時的不適感。

對於口腔來說，除了每日早晚刷牙、飯後漱口等口腔清潔保養之外，平時可以增加漱口的次數，吃過東西後最好就漱一下。

除了刷牙之外，還有一點是大多數人都忽視的，那就是刷舌。有人或許會有疑問，舌頭難道還要刷？其實不僅要刷，最好天天刷。古代人們刷舌的工具各式各樣，現代有銀器、塑膠、軟毛等多種，我們最好選用毯式舌刷，這樣既柔軟又不失力道，而且價格很便宜。

當你第一次刷舌的時候，會發現白色舌刷上會有黃色苔狀物，這是因為舌頭殘留了很多食物殘渣，經常吸煙的人則會發現舌刷會刷下一層黑色的東西，那其實是煙油，想想看這些東西留在舌頭上並被吞入體內，對身體能有什麼好處？如果沒有舌刷，軟毛的牙刷也可，不過清潔成果不明顯。

對於耳朵來說，時常清洗，可以避免油脂堆積，可以用適當的小工具輕輕掏出耳垢，但一定要注意不要碰傷內耳。

前後二陰也就是尿道和肛門，這兩個位置是身體排洩的部位，如果不及時清洗，會引起細菌感染和生殖系統疾病的產生。

人體的新陳代謝通道，除了「竅」之外，還有全身的毛孔。我們說，九竅潔淨不生病，而毛孔的通透與開合也同樣重要。

體表的毛孔是人體最外面的一層屏障。夏季暖和時，家家開窗敞門，通風透氣；冬天寒冷時，就要閉門關窗，保暖避風。白天需要

開窗透氣，夜間必須關門閉戶。因此，我們在日常保健時也要謹記這個道理。當開不開，當閉不閉，都是在與自然唱反調，會造成失汗漏風、筋骨疼痛等外患。

瑜伽講究感應與平衡，即便是沒有學過瑜伽的朋友日常也可以用簡單的瑜伽姿勢來紓緩身體。推薦給大家一個簡易瑜伽平衡法：

站在椅子背後，用手扶住椅子，兩腳微微分開，慢慢地將腹部貼近椅子，站直後再重複做五次；然後，保持左腿伸直，並向左抬起一定角度，然後將伸直的左腿前後擺動，重複五次後再換右腿。

在進行這項簡單活動時，要注意呼吸的調攝，保持心神安寧，並尋找平衡的感覺。

1 瑜伽森林式：雙腳並立做預備，手臂自然放於體側，深呼吸。

2 踮腳尖森林式：雙腳並立，直臂向上合掌，手臂往上伸展，好像要碰到天空似的，慢慢地，腳跟離地，重心在兩腳尖上，保持平衡。

3 伸展頸部森林式：直立站姿準備，輕柔地傾斜頭部向一側，使右耳朵舒適地放在右肩之上，然後換方向練另一側。

四通與八法，
中醫的順勢療法

人體健康講求平衡與通暢，一旦某個環節或器官堵塞，氣、血、陽氣都會受到影響。從日常的角度來說，怎樣才算是達到了人體通暢呢？中醫給了四個指標，即四通。

四通，是指氣通、血通、溲通和便通。

有的人吃一點油炸的東西就會咽喉腫痛或者咳嗽，你可能會說，這是上火了。不錯，咱們前面也講過有關上火的問題，但是如果這個人不僅吃了油炸的東西會上火，甚至連聞到點氣味也會有這些症狀，那就要進一步分析內在的原因了。

還是說上面這個人，因油炸氣味，他出現了咽喉腫痛等症狀，西醫或說，扁桃體發炎了，說明身體有炎症，去打針消炎吧。不過如果再仔細看看，這個人在咽喉腫痛的同時還臉色發青，唇淡手冰，脈象沉細，那麼西醫的消炎便不對症了。因為此人這種上熱下寒的身體表現說明這時的上火不是因為陽氣過旺，而是經絡堵塞，氣血不通。一旦氣血經絡不通，就如同水流管道被堵住了，即便只倒入一點點水，也

會溢出來。因此，稍微吃一點油炸辛熱的食物就會咽喉腫痛。

此時，如果一味用寒涼的藥，用抗生素消炎，只會適得其反。因為寒則凝滯，服用寒涼的食物和藥物，經絡只會越來越緊，氣血也會越來越堵，越來越不通。這種情況就不能老是消炎，而應該培補陽氣，改善體質，保持氣通和血通。

溲通，是指什麼呢？有的地方方言有一個詞叫做「解溲」，這個溲其實就是排洩的意思，溲通也就是指小便通暢。我們知道，如果尿路出了問題，人體就會出現嚴重的器質性病變，比如我們前面說過的腎炎。所以，小便必須保持通暢，人如果尿不下來的時候，就必須借助外力手段來導尿。

藥王孫思邈是世界上導尿術的最早發明者。

據記載，有一個病人得了尿瀦留病，撒不出尿來。孫思邈看到病人憋得難受的樣子，也知道此時再吃藥肯定是來不及了。他看見鄰居的孩子拿一根蔥管在吹着玩兒，蔥管尖尖的，又細又軟，便挑選了一根適宜的蔥管，在火上輕輕烘了烘，切去尖的一頭，然後小心翼翼地插進病人的尿道裡，再用力一吹，不一會兒，尿果然順着蔥管流了出來，病人的小肚子慢慢癟了下去，解決了這一急症。後面的藥物調養便是後話了。

便通，很簡單，是指大便的通暢，前面我們一直強調便秘的危害與調養便是基於這一點。人們平時可以通過自己大便的顏色、便量以及氣

味來斷定自己的健康狀況，「黃金便」就是身體健康的信號之一，常有宿便淤積在體內對身體的危害是很大的。

如果人的四通某個方面出了問題，那麼應該怎樣解決呢？中醫在治療調養的過程中會用中草藥的藥性來影響人體，運用「汗、吐、下、和、溫、清、消、補」這八種方法來調節機體的平衡與通暢。

一般來說，身體有預警功能，發熱、腹瀉等皆是人體自身的保護性反應，如果不是一律地遏制，而是因勢利導，那麼調養效果會更為明顯。

中醫八法是什麼

汗法，是以疏散風寒為目的，又稱為「解表」，也就是讓人用出汗的方法來紓解外感引起的身體表面的疼痛。一般人傷風感冒後，中醫都會說解解表就好了，其實就是讓人出出汗，以渾身的發熱和汗意來讓毛孔酣暢舒適，從毛孔中把病邪趕出去。

吐法，是利用湧吐來治療因風痰鬱火而導致的脹閉積食等症狀，讓人一吐為快。這也就是為什麼有人吃壞了肚子，十分不舒服，但嘔吐出來，就會覺得鬆快多了。

下法，便是通便，排除腸內宿糞積滯，也稱攻下、瀉下。現代人在便秘問題的困擾下，常常會對市面上的排毒茶很感興趣，許多女性甚至對那些腸潤茶、養顏茶產生了依賴性，只要便不通，便去沖泡來飲用。

這些排毒養顏茶究竟是什麼呢？這些排毒茶基本都是用了一些藥性主「瀉」的中草藥，比如瀉葉。任何藥材和飲食都有其屬性，中醫正是利用藥食的「偏」來調理人體的「偏」，以瀉為主的藥就是用來讓人拉肚子的，只有在病症需要「瀉」的時候才可以對症下藥。但對於普通人來說，身體並沒有出現明顯的病症，此時如果常服用這種以排毒為名的「瀉藥」，就容易「下」得太過，讓身體偏離原本的平衡，留下其他疾病的隱患。

和法，病邪在表可汗，在裡可下，如果半表半裡既不可汗又不可下，而病情又正在發展時，便需要一種較為和緩的方法來驅除病邪。

清法，使用清涼劑來治療溫熱病證，也就是清熱。熱又分表熱、裡熱、虛熱、實熱、氣分熱、血分熱，清熱的時候不能一概而論，有的需要鎮靜，有的需要解毒，有的應該甘寒，有的應該苦寒。

溫法，也就是溫養寒性，解決身體表面或內裡的寒涼。如果一個人老是出汗又覺得冷，消化也不好，氣短聲微，身體疲憊，還有點尿頻，那麼就需要溫法調養了。

消法，主要是消導，解決消化系統的積食，其中消痰利水也屬於消。

補法，就是補充體力不足，從而消除一切衰弱症候，《內經》說「虛者補之」。補氣、補血、益精、安神、生津液、填骨髓等都屬

於滋補範疇，總之，就是要讓虛弱的機體強壯。

如果果真是便秘嚴重，需要用藥物來影響人體「下」，那麼，你也不需要去買什麼排毒茶之類，可以去中藥店買一點瀉葉回來。瀉葉有消積導滯的作用，每次5至10克，沸水沖泡，代茶飲用即可。要記住的是，調養與生活習慣的調整才能治本，瀉葉茶對便秘有幫助，但不能完全依賴。

這八法雖然是醫生治療疾病的方法，但從養生的角度來說，這是八種保養的理念，我們在日常生活中可以根據這些原理來簡單調節小病小痛。

1 每日自測：大便是否通暢，顏色如何。

2 睡覺時讓家人幫忙檢查是否打呼或憋氣，看氣是否通。

3 女性要每月注意自己是否月經正常、顏色如何，這是檢驗「血通」的最簡單方法。

外有「痘」，
內有「病」

有人說青春痘是青春的象徵，說明我們還年輕，其實恐怕大多數人對於痘痘都沒有多少好感，尤其是愛美的女孩子。

痘痘，現代醫學稱之為痤瘡，處於青春期的少男少女由於內分泌不調常常會受青春痘的困擾，不過多半都會隨着年齡的增長與身體的成熟而自癒。

對於女性來說，月經前期受到荷爾蒙分泌的影響，在月經前期或月經期間，臉上會冒出一些小痘痘，月經過後就消失了，這是受內分泌的影響，也不必擔心。

對於已經過了青春期的青年人來說，如果之前一直面部光滑，突然冒出了痘痘，那其實是身體健康出現問題的信號。

外有「痘」，說明內有「病」，或許此時的「病」還沒有成形，但也說明身體的某個臟器需要調理了。因此，這種不「青春」的戰「痘」尤其需要知己知彼、抓住癥結。

那麼，痘痘是身體在向我們透露什麼信息與警示呢？我在這裡簡單給大家講一下突發的痘痘所反映出的病機。

痘一般長在身體表面，如面部、鼻子以及胸、背部等，中醫說肺主皮毛，這些長在身體皮毛的痘痘正是說明肺或者與肺相關的臟器有了不適。

五臟之間的關係是相互協調的。肺屬金，是人體的秋季的代表，主肅降；土生金，脾胃屬土，在季節交替時尤為重要；金生水，腎屬水，腎對應冬季；火剋金，心屬火，火代表夏季；金剋木，肝屬木，肝對應人體的春季。由此來看，痘痘的出現同五臟都有關係，不過同肺、肝、脾的關係更為密切。

此外，寒熱體質與痘痘的生長也有一定的關係。一般來說，熱底子的人肌膚更容易出現痘痘的症狀。因為熱底的人內火旺，肌膚的新陳代謝也相對旺盛，並且容易出現大便乾燥和便秘問題。一般熱底子的人痘痘容易出現在臉頰、額頭、下巴中部等部位。

寒底子的人通常體內循環不暢，激素分泌容易出現問題，一旦內分泌出現故障，人中、鼻尖、下巴外側等部位就容易長痘痘，所以寒底子女性比較容易受到生理期痘痘的煩惱。當然，寒底子的人一旦吃了太多熱氣的食物，或者睡眠不足，也可能出現與熱底子相同的痘痘狀況。

首先是額頭，如果一段時間內，你發現原本光潔的額頭老是有大粒的痘痘出現，那麼說明肝臟的排毒功能有了點問題，致使體內毒素積聚。

此時，你要調整作息，保證良好的睡眠，因為肝臟臥則回血，坐立時向外供血，夜間的10點至12點是肝臟回血過濾的最佳時段。除此之外，還要多喝水，少飲酒，因為酒傷肝，要克制自己的脾氣，不要大動肝火。

再看鼻子，如果鼻頭和鼻翼忽然冒出痘痘，除了此處油脂分泌旺盛的原因外，還說明脾胃不適，胃火過大，也就是說消化系統有些異常，消化不良。經常便秘和胃脹氣的人鼻頭就常長痘。

這種情況就應該注意溫養脾胃，生冷辛辣的食物少吃，肥膩的肉類也要有所克制，火鍋、香鍋、乾鍋等要少吃，平時的食物和水的溫度最好都是溫熱的，避免刺激胃液分泌過多導致胃酸，因為胃酸也會讓胃火加劇。

同樣，嘴唇周圍冷不丁冒出痘痘，也是與脾胃有關，很有可能是便秘導致的，這時只要排出宿便，並按照前面講過的防治便秘的方法進行調養就可以了。

如果痘痘出現在雙眉中間，那麼就想想看平時是否有胸悶、心動過速或過緩，或者夜間突然打呼嚕的情況出現，因為這個位置長痘有可能是心臟需要調養了。

臉頰突然有痘痘，有可能是肺火上升。如果你覺得喉嚨乾燥，時而咳嗽有痰意，那麼就要注意呼吸系統的保養了，海鮮、酒類等易敏有刺激性的食物要少吃，熱帶水果少吃點兒，可以吃些涼潤的水果，最好不要抽煙。

如果下巴老是時不時地冒痘痘，那麼有可能是內分泌需要調節，女性如果月經不調的話最好注意調養。這種情況下也要注意腎臟的養藏。

1 如果常在同一個部位冒痘痘，最好徹底調理一下身體對應的臟器。

2 消痘三點：勿熬夜，勿吸煙喝酒，養成天天固定排便的習慣。

3 每週可進行一次泡澡，以促進全身的血液循環。

4 有的痘痘是蟎蟲引起的，可以使用一些除蟎的化妝品或香皂。

一二三四，
全身簡易按摩法

人體表皮下面有大量免疫細胞處於「休眠」狀態，按摩捶打這些部位就會刺激這些細胞，激活它們的活性，不但能夠促進血液循環，還可以充分發揮細胞與機體的活力，這樣人就會不得病、少得病。

按摩古稱「按蹻」，是中國傳統的攝生保健方法之一，是運用手和手指的技巧，按摩人體一定部位或穴位，從而達到預防、保健目的。

《黃帝內經‧素問‧血氣形志篇》中說：「……經絡不通，病生於不仁，治之以按摩。」按摩通過對身體局部刺激，可以促進整體新陳代謝，疏通經絡，防止氣血滯留。因此，我們在做日常按摩的時候，也要注意循經取穴，按摩刺激相應穴位，這才是真正的按摩。沒有章法，亂按一氣，是不會有明顯效果的。按摩時要注重手法，要以柔軟、輕和之力，循經按穴。如果按摩之後除了感到被按摩部分具有溫暖舒適的感覺外，全身也有一種輕鬆、愉快、舒適的感覺，這才是按摩到位，有了效果。

說到按摩，有人會說，全身那麼多穴位經絡我根本搞不清，沒關係，

按摩其實很簡單，只要把握住人體的幾個重點部位就可以解決日常的小不適，概括來說有四點。

第一，頭為諸陽會。

勤梳頭，可選用木梳或角梳，還可以用手指梳頭提髮，也就是我們前面說過的「髮常梳」。多用雙手指腹敲打頭部，有醒腦、改善腦部血液供應的作用。

用大拇指指面按於印堂穴（位於兩眉中間），以前臂帶動手指，自下而上，做雙手交替，按揉20次，力道要適中。印堂也就是神話中二郎神的「第三目」，常抹按，如同「開天目」。用大拇指指面按於前額正中皮膚，以指根帶動指尖，兩手分別向左右兩旁做抹法，至眉梢處再推回前額中央。用雙手拇指指端持續用力，作用於攢竹穴（位於眉毛內側端）、魚腰穴（位於瞳孔直上的眉毛中）、太陽穴（位於眉梢與外眼角之間向後約一橫指的凹陷處），力道要輕柔。這是「按雙眉」。用雙手拇指指端持續用力，作用於四白穴（位於瞳孔直下，正對鼻翼處）、迎香穴。如眼痛眼澀可重按四白穴，如鼻塞流涕可重按迎香穴。

而後是「熨目」，這是《諸病源候論》留給後人的按摩法。兩手相摩擦，搓熱後，將手掌放於兩眼之上，這就是熨目。如此反覆熨目三次。然後，用食指、中指、無名指輕輕按壓眼球，稍停片刻，讓雙目感覺溫熱舒適，可緩解眼疲勞。熨目適宜在黎明時分做，長期對着電腦或者用眼較多的平時可以多做幾次。

第二，寒自腳底生。

雙足為人的第二心臟，各臟腑均在足部有相應反射區。足三陽經與足三陰經在足趾處交會交接，兩腿有足三陰三陽經循行，敲打按摩兩腿會使上述經脈功能加強，增加下肢回心血量。因此雙腳的溫度很重要。如果冬季雙腳冰涼，那麼晚上可以拿一小把花椒，煮開之後泡泡腳，可以祛風寒通經絡。

平時也可以多做腿腳的按摩，由膝蓋開始，先將膝蓋骨揉搓發熱，而後由上至下地捏小腿，最後按摩腳掌，並拉拽至腳尖。此外，還有我們在前面的章節提到過的具體病症的腳部按摩都可以結合採用。健康其實就藏在平日裡的小舉動中，簡簡單單幾個按摩活動，就能讓全身溫煦舒泰，讓人充滿生機與活力。

如今許多的年輕人，尤其是辦公室一族，長時間坐在電腦前，平時的運動量又不夠，經常會覺得腿部腫脹，有些人雖然沒有感覺，但其小腿摸起來十分硬，這種情況一方面是運動不足致使血液循環不好，一方面是缺乏活力。有着「蘿蔔腿」的年輕人尤其是女孩子，應該學會揉開小腿肚子裡鬱結的腫塊，也就是我們上面說的腿部按摩的第二步，捏小腿。通過不停地揉捏，你會發現原本硬如蘿蔔的小腿肚子會變得柔軟，腿部也會非常舒服，既有利於末梢循環，又能起到腿部減肥保健的效果。

此外，多多摩拳擦掌對身體也很有好處，因為人的手掌對應着心肝脾肺腎。

食指、中指、小指為手三陽經與手三陰經交會之處，上臂為手三陽經與手三陰經循行之所，因此，捏搓、推拿、拍打手及雙臂，會使上述經脈充盈、通暢，並使其所屬臟腑發揮功能，還能活動肘關節、肩關節。

第三，捶打碰撞背部可行氣活血，舒經通絡。

脊柱為督脈所在，兩旁分別為華佗夾脊穴、足太陽膀胱經循行部位。人體所有的臟腑均在背部有相關的腧穴，刺激這些穴位能夠促使氣血流通，調節臟腑功能，益腎強腰。背宜常暖，古人有捶背養生法，即是此意。老年人常採用的撞樹之法，也是此理。

前面我們提到過打通任督二脈「小周天」，捶背其實就是一個「小周天」養生法。

第四，摩耳。

人體在發生疾病時，常會在耳部的相應部位出現「陽性反應」點，為耳穴。耳部好像一個倒置的胎兒，頭部朝卜，臂部朝上，與頭面部相應的穴位在耳垂或耳垂附近，與上肢相應的穴位在耳舟，與軀幹和下肢相應的穴位在對耳輪和對耳輪上下腳，與內臟相應穴位多集中在耳甲艇和耳甲腔。

摩耳時要分三步走，第一，先搓耳門，中指在耳前，食指在耳後，將耳門搓熱；第二，摩耳廓，將耳的各部位均使勁摩擦致熱；第三，揉

搓捏拉耳垂。

按摩的作用是疏經通絡、活血化瘀、消炎散腫，使「通」則「不痛」。具體按摩方法可概括為：「一抹」，「二搖」，「三點」，「四擦」。

如果某天因為受涼等原因，你覺得自己似乎有輕微的感冒症狀，就按照我們上面的方法，對全身進行按摩、推拿，等一整套按摩下來，你會發現自己有微微的汗意，然後馬上喝一杯熱開水，之後去床上靜臥休息一會兒，等醒來之後，你會發現感冒已經化於無形了。

對於腰部不適或者有慢性腰痛、常坐辦公室的人來說，也可以採用按摩來紓緩。

第一步，採取坐姿，兩手五指併攏，分別放在左右後腰椎部，掌心向內，上下緩慢揉搓，至發熱為止。

第二步，兩手握拳，由腰部向四周滾動、按摩，自下而上，自上而下，反復多次，頭部可配合前傾後仰。

第三步，兩手對搓發熱之後，重疊放於腰椎正中，由上而下推搓50次，直至局部產生發熱感。

第四步，兩手叉腰，大拇指分別按於腰眼處，用力擠壓，並旋轉揉按，順時針、逆時針各36圈。

第五步，兩腳前伸而坐，膝蓋略彎，兩手分別捏拿、提放腰部肌肉20次。

第六步，雙手握拳，兩拳手心向外，分別輕叩腰部，各叩30次。

第七步，雙手反叉腰，拇指在前，按壓於腰側不動，其餘四指從腰椎兩側處，用指腹向外抓擦皮膚，從腰眼抓到尾部，兩手各抓36次。

第八步，兩手置腰部，手心向內以掌根按腰眼處，快速上下抖動20次。

第九步，坐立，以左手或右手中指尖按揉人中穴一兩分鐘。

第十步，以兩手中指尖分別點按兩腿上膝關節後的委中穴，點按一兩分鐘，直至被按部出現痠、麻、脹的感覺。

以上十步可以解決一些腰部問題，此外，再教給大家一個疏通經絡的方法，很簡單，就是捶背。腰背舒適了，身體也會比較舒服。

前面說到捶背，捶背可以自己捶，也可請他人幫助捶打。

自己捶打時，需要兩腿開立，全身放鬆，雙手半握拳，自然下垂。捶打時，先轉腰，兩拳隨腰部的轉動，前後交替叩擊背部及小腹。左右轉腰一次，可連續做30至50次。叩擊部位，先下後上，再自上而下。

他人捶打時，坐、臥均可。坐時，身體稍前傾；臥時，取俯臥位，兩臂相抱，枕於頭下。捶打者用雙拳沿脊背上下輕輕捶打，用力大小以捶擊身體震而不痛為度。從上而下為一次，可連續打5至10次。

1沐浴後，不要馬上做按摩，應該休息一小時後再按摩。

2飯前、酒足飯飽後也不適合推拿按摩。飢餓按摩會因低血糖而引起頭暈，而酒後按摩會加速酒精向全身擴散，甚至有酒精中毒的危險。

3高血壓、糖尿病等慢性病患者，按摩時要注意力道輕柔，絕不能過度。

4不要隨便去小診所推拿、踩背，以免因其手法不專業而造成拉傷。

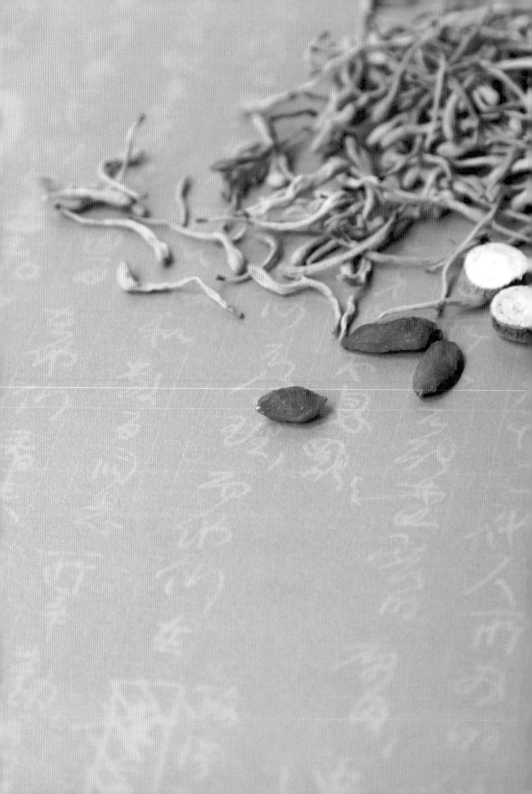

第八章　藥食五味話平衡

藥食同口入，五味話平衡。向古代營養師學習飲食搭配，在古代醫理中找尋藥膳的眞義，吃有吃的學問，餓有餓的道理。春夏秋冬的飲食課，生長收藏的小秘密，一切從「吃」說起。

跟周朝食醫
學飲食

其實，古人給我們留下了許多寶貴的健康保養經驗，除了醫書之外，史書中也有很多日常之中的起居飲食之道。

現在我們就來看看周朝的營養師和醫生是如何搭配飲食、食療治病的。《周禮》中介紹了周朝當時的醫事制度：醫師為眾醫之長，負責主管醫藥政令，下設食醫、疾醫、瘍醫和獸醫，分管王室的飲食配膳，治療邦中的內外科各種疾病和獸病。食醫類似於現代的營養師，是掌管君王調味和配食的醫生。飲食分為六食、六飲、六膳、百饈、百醬、八珍。

六食即稌、黍、稷、粱、麥、苽，也就是現在的粳米、黏黃米、穀子、上等小米、麥子、菰米。六飲指水、漿、醴、涼、醫、酏也，也就是現在的水、酸味飲料、甜酒、淡酒、酒釀、薄粥。六膳指馬、牛、羊、豬（豕）、犬、雞的肉。百饈指多種美味的珍饈佳餚。百醬指多種精製的醬類。八珍指八種珍貴的食品：淳熬、淳母、炮豚、炮牂、搗珍、煎、漬、肝膋，具體說來就是用肉汁烹調並澆上油脂的米飯、模仿肉汁米飯而做的黍食、烤豬、烤羊、牛羊鹿獐的裡脊肉、煎

製的牛羊肉、用酒醋等調味品醃漬的鮮牛羊肉薄片、用狗的腸網膜油蒙在狗肝上烤製的食品。

食、羹、醬、飲四類飲食分別應該模擬春、夏、秋、冬四季的氣候，各有各的溫度要求，食要溫、羹要熱、醬要涼、飲要冷。春天飲食應該多酸味，夏季多苦味，秋季多辛味，冬季多鹹味，用滑性（古代的菫、萱等）和甘味（棗、栗、飴、蜜等）的調味品調和。在糧食與肉類的搭配上，牛肉適合配粳米，羊肉適合配黏黃米，豬肉適合配穀子、狗肉適合配小米、禽類適合配麥子、魚肉適合配菰米。

疾醫相當於現在的內科醫生，因為四季均有不同的季節性流行病和易發病，例如春季多發有痠削感的頭痛病，夏季多發瘡疥等皮膚病，秋季多發瘧疾以及畏寒發冷的疾病，冬季多發咳嗽氣喘病。醫生用五味即酸、苦、甘、辛、鹹，五穀即麻、黍、稷、麥、豆，五藥即草、木、食、蟲、骨。五味、五穀與五藥配合使用得當，可以攻邪養正，調養人體，治療疾病。

醫生還依據五氣、五聲、五色判斷辨別疾病。五氣指五臟所出之氣，五氣的溫度也都各有不同，如同四季變化一樣，由熱到寒，肺氣熱、心氣次之、脾氣溫、肝氣涼、腎氣寒，《黃帝內經》中也通常將五氣理解為喜、怒、悲、憂、恐；五聲指古代根據聲音的清濁而分成的宮、商、角、徵、羽，《黃帝內經》中又指呼、笑、歌、哭、呻；五色指青、赤、黃、白、黑五種面色。

在以上兩診的同時，醫生還要診察九臟即五臟六腑（五臟：心、肝、

脾、肺、腎，六腑：胃、膀胱、大腸、小腸、膽、三焦）脈象的波動。

民間百姓如有疾病，由疾醫分別診治，百姓不論病逝還是老死，都要記錄下原因，呈報給醫師。瘍醫相當於現代的外科醫生，各種膿腫、潰瘍、利器創傷、骨折筋傷等都由瘍醫以外敷用藥治療，依舊要配合五氣、五藥、五味來調節，其中，以酸養骨，以辛養筋，以鹹養脈，以苦養氣，以甘養肉，用具有滑潤作用的藥物調養氣血，通暢孔竅。

這便是周朝醫官們的各自分工與職責。其實對於現代人來說，自己應該充當起自身或者家庭營養師、保健師甚至業餘醫生的角色，只有將養生養藏之道化入生活的一點一滴，才能在潛移默化中瞭解健康的真諦。

做自己的營養師

從周朝醫官們的職責我們可以知道，疾醫與瘍醫相當於現代社會的醫生，他們的一些專業技能是普通人無法達到的，不過食醫的工作卻相當於現代的營養師，這一點普通家庭也可做到。

飲食是積累生命能量的重要途徑，也是貯藏陽氣的直接方法，要養藏，就要會吃。

《黃帝內經》中有一個健康理念，即飲食應該效法地道。什麼是「地道」呢？地道是地氣，簡單理解就是節氣。這也就是說，人的飲食應該遵循節氣變化，講究時令。現在人工培育讓食物的季節性

越來越淡化了，冬季的食物夏季可以吃到，夏季的飲食冬季也能嚐鮮。不過從健康的角度來說，吃應季食品，才是最合理的保養之道。

還有一個需要注意的問題：現在很多人工培育的蔬菜瓜果，都在種植中使用了激素，對於家長來說，如果每次新鮮水果一出現就買來給孩子吃，其實是不太妥當的，如果瓜果不夠健康，會擾亂孩子的內分泌。因此，家長們應該盡量選擇正當時令的瓜果。有時候，貴的未必就是好的。

現代營養學講究酸鹼平衡，將食物按照酸性、鹼性來劃分，但是大家要瞭解的是，營養學上所說的食物的酸鹼性是指進入人體的食物經消化、吸收，進入體液的最終形成物是酸性還是鹼性。一般來說，不需要刻意追求酸性或者鹼性，因為食物多樣化是調節體液、保持酸鹼度平衡的需要。

從中醫的角度看，每種食物都有着特有的功能屬性，古書裡說，豆令人重，榆令人眠，合歡蠲忿，萱草忘憂。因此，日常飲食注重食、飲、膳、饈、醬、珍等多方面的搭配。

下面就向大家介紹五種養藏飲食的絕佳搭配：

羊肉配生薑，羊肉調補氣血，和溫腎陽，生薑具有止痛祛風除濕等功效，而且生薑可以祛除羊肉的腥膻，同時還能增強羊肉溫陽祛寒的效用。二者搭配，可治腰背冷痛、四肢風濕疼痛等。

雞肉配栗子，雞肉補脾造血，栗子健脾，二者搭配既能夠提高身體的造血機能，又有利於營養的吸收。

鴨肉配山藥，鴨子滋陰，還能消熱止咳，山藥更是一味補陰佳品，與鴨肉同食，可除油膩，補肺效果也更佳，夏秋之交食用既能清補又能潤肺。

魚肉配豆腐，魚和豆腐，一個是動物高蛋白，一個是植物高蛋白，二者搭配，可以讓兩種蛋白質和氨基酸組成都不夠合理的蛋白質取長補短，成為營養價值更高的蛋白質。

豬肝配菠菜，豬肝富含葉酸、維生素B_{12}以及鐵等造血原料，菠菜也含有較多的葉酸和鐵。二者搭配，一葷一素，相輔相成，是防治老年貧血的食療良方。

1 冬季，盡量不要吃西瓜等性寒涼的夏季蔬菜瓜果，否則不利於陽氣的養護。

2 吃苦瓜前，應先放在沸水中浸一下，以除去一些草酸，因為草酸會妨礙食物中鈣的吸收，需要補充大量鈣質的青少年不要吃太多苦瓜。

3 黃瓜與花生米調拌，雖然是一道爽口涼菜，但黃瓜性味甘寒，花生米多油脂，二者搭配會增加其滑利之性，可能導致腹瀉。

4 中藥裡，皮都是起包裹作用的，因此都主收斂；凡是根莖的東西則都主裡。

藥食的
寒熱溫涼平

中醫藥食不分，中藥都是像食物一樣煎煮服用的，食物也可以作為藥來用。這主要是利用了食物或藥物寒、熱、溫、涼、平的五個屬性。

《素問》中說：「天食人以五氣，地食人以五味。」人要維持生命，靠的是天之氣，人需要呼吸，呼吸之氣就是天給人的五氣。地如何養人？大地生長各種動植物，這就是地給人們的五味。人們常說五味俱全，五味就是酸、苦、辛、鹹、甘，也就是我們平常說的酸、苦、辣、鹹、甜。

食物的味也對應着食物的屬性，那麼食物的屬性怎樣來斷定呢？又如何依據藥食的屬性來治療疾病、調養身體呢？

舉個例子來看，夏天渴過了頭時，接連不斷地喝水，還是口渴，此時吃一片西瓜，就會比喝大量的水更能止渴，這是因為西瓜是寒性的，味甘甜，而水卻是平性的。在夏季烈日的暴曬之下，很多植物都蔫了，而西瓜是盛夏的水果，烈日炎炎，卻甘甜生津，因為寒性的東西能耐酷熱，所以比性平的水更能解暑熱。

再以生薑為例，生薑也是一味中藥材，其性溫。按陰陽而言，屬陽。野薑必定生長在陰涼之處，農村家裡種植薑時，總要拿東西蓋上，遮擋陽光。人如果受寒後，得了風寒性感冒，只要喝上幾次我們前面提到過的薑糖飲，那麼感冒就能痊癒。

這就是中藥調偏補弊的原理，寒病則需溫藥醫。中藥中的大熱之物附子，只能生長在長年不見陽光的深林溝壑之中，能在如此陰涼之地生存，說明附子是熱性的，所以人食用後，能治寒性之病。

當然，性溫與性熱之間，有程度上的差別。如《周易》中的少陽與老陽之區別。所以只是有小小的感冒就不能用性熱之藥，凡事過猶不及，走過了頭就會成為另外的問題。

難道生長在熱帶的植物就一定性寒，生長在寒帶的植物就一定性溫嗎？不一定。這要根據植物本身的屬性來分析，決定藥物的寒熱也不僅僅只有氣候，還有許多其他因素。因此辨別食物的溫涼寒熱不能一概而論。

中醫中的藥材都是從食物中選出來的。怎樣選的呢？是我們的先人以身試藥用人體篩選出來的。古代傳說神農嚐百草，著有《本草綱目》的李時珍也經常品嚐草藥以辨藥性溫涼寒熱，因此，現在人們用的中藥都是經過了古人身體檢驗與鑒別的，醫書中都明確點出了其屬性。

當然，西藥那些化學藥品大多是用各種動物來進行實驗研究出來的，研究成功後或許也會再經過一輪試藥志願者的身體驗證，不過從篩選

方法來看，中藥比西藥更為安全。因為人體和動物的機體是有很大區別的，我們知道很多醫學試驗都會用小白鼠做試驗品，但小白鼠和人對於各種藥食以及化學成分的反應並不是完全一致的。比如，巴豆是主瀉下的藥，人吃了會拉肚子，但是老鼠吃了，卻會變得更加肥碩，儼然是老鼠的健康零食。而與能入藥的動植物相比，日常食用的食物與水果，基本上都是中性的、平性的，某些食物僅是略微偏溫偏涼，比如芒果性平，荔枝與桂圓則是中性略偏溫而已。

中醫要對2000多種藥材的藥性都有所瞭解，對於常用的七八百種藥更要了然於心、應用自如，因為中醫的組方原則就是通過「君臣佐使配伍」來協調所用藥材之間的性能，使之最大功效地與人體結合，來糾正因疾病或失調造成的人體偏弊。這也就是所謂的「炮製學」。

所以，人們平日的飲食會比較隨意一些，而吃藥時則都會比較慎重，因為大家都覺得「是藥三分毒」。

食物的屬性

在藥食的寒熱溫涼屬性中，寒與涼、熱與溫有共性，差別則在於程度的不同，溫次於熱，涼次於寒。

前面我們說過，人的體質存在陰陽偏勝，偏陽的熱底子是針對熱性體質或熱病來說的，偏陰的寒底子是針對寒性體質或寒病來說的。因此，食物的寒熱溫涼平，如果能在體質養生中加以運用，就可以用飲食來調和。一般寒涼性質的食物，對熱底子者適宜；溫熱性質的食物，對寒底子者適宜。

因為屬於寒性和涼性的食物，同具寒、涼性質的藥物一樣，食後能起到清熱、瀉火甚至解毒的作用，對熱證、火證有治療作用。比如蕎麥、糜子米、綠豆、莧菜、冬瓜、苦瓜、西瓜、梨等食物都具有微寒、寒或者涼的性質，因此都能起到清熱瀉火的作用。

凡屬於熱性或溫性的食物，比如狗肉、羊肉、鯽魚、栗子、荔枝、花椒、小茴香、紅糖等食品，食後均能起到溫中、補虛、祛寒的作用，可以治療寒證、虛證，需要注意的是陰虛證除外。

還有一點需要提醒大家，平時最好養成喝溫熱水的習慣，因為水的涼寒也容易傷藏，而外界水與人體內部溫差大，尤其是在冬季寒冷天氣。從物理學的角度來說，冷熱不均，會損害物體。人同其他動植物的區別在於缺少皮毛或鱗甲等屏障保護，為了防止體內陽氣及養分外洩，吃熟食，喝溫水，有利於身體的適應性與抵抗力。

下面介紹10種常用食物的屬性和宜忌：

糯米：性甘溫，脾肺虛寒者適用，但性黏滯，煮熟性熱，多吃發濕熱，動痰火。熱病者不宜吃。

南瓜：性甘溫，補脾充飢，暖胃。胃熱病人少吃。

核桃：性甘溫，潤肺溫腎，定喘，壯陽，縮小便。

鰱魚：性甘腥溫，壯肌肉，潤腸胃。

薏米：性甘淡微寒，有滲濕利水、健脾消腫功效。妊娠婦女忌吃。

白菜：性甘寒，利尿，清肺熱。肺寒咳嗽者忌吃。

茄子：性甘寒，散血，多吃令人目昏。

玉米：性甘平，益中補脾，止渴消腫。

紅薯：性甘平，潤胃滑腸。大便溏爛、胃痛病人忌吃。

蓮藕：性澀平，解熱毒，止渴，消瘀血。藕節能止血。煮熟性甘溫，益胃補心，止瀉。

1 性平的食物一年四季都可食用。

2 性溫的食物除夏季適當少食用外，其他季節都可食用。

3 性涼的食物夏季可經常食用，其他季節如要食用須配合性溫的食物一起吃。

4 性寒的食物盡量少吃，如要食用必須加辣椒、花椒、生薑等性溫熱的食物一起吃。

是藥三分毒與
天然白虎湯

有句話人們常常掛在嘴邊——是藥三分毒。

這句話有道理嗎？有。不過要分析一下這句話的真正含義。

每種藥材都有其屬性，每種食物也都有其屬性，一般來說入藥的偏性大些，不入藥的單純飲食偏性小些。中醫講「是藥三分毒」，這個「毒」性其實是指「藥」性。如果從這個角度看，許多食物也是有一定「毒」性的，只不過這種「毒」不是所謂的毒藥，而是一種屬性。

所以，中醫口中的「是藥三分毒」還有一句潛台詞——有毒未必有害。藥食溫熱寒涼，性能升降開放，使用得當，任何動植物都可成藥，使用不當，連性平和的水也會成為一種毒。

我曾經對一位感冒的朋友說多喝點水，結果她便不停地喝，在很短時間內飲入了大量的水，而且是純淨水。這就出問題了，沒過多久，她就出現了頭昏眼花、虛弱無力、心跳加快等症狀，這其實就是水中毒。

由於純淨水的過量飲用，導致人體鹽分過度稀釋，一些水分會被吸收到組織細胞內，使細胞水腫，身體便出現上述的一些症狀，嚴重時甚至會出現痙攣、意識障礙和昏迷。

由於藥是從食中選出來的，所以人們如果對一些常用藥材有所瞭解的話，就可以充分利用生活中常見的食材來祛除一些小疾病。

比如，有人得了口腔潰瘍，醫生會給他開西瓜霜。這種情況下，如果是夏天的話，直接用西瓜其實效果更好。因為藥品西瓜霜就是用西瓜外皮製成的。西瓜外皮是一味中藥，學名喚作西瓜翠衣，熬水喝就可以清火滋陰，而西瓜汁更被稱為天然白虎湯，是一味清氣分熱的良藥。

「白虎湯」是中醫名著《傷寒論》裡一種以生石膏為主藥治療高熱煩渴的名方。清代名醫徐大椿曾經診治過這樣一個病例，病人臥病六天，不食不言，目光炯炯直視，不能閉合而眠。

徐大椿說，這是陰陽相搏之證，他先讓病人服用了一劑藥，不一會兒病人的眼睛就能閉合了，也能說話了；又服用了一副湯藥，病人便躍然起身，說自己病危時，夢見紅黑兩個人在纏繞作祟，忽然，黑人被雷震死，接着紅人又被白虎啣去了。徐大椿告訴他，雷震是我運用的附子霹靂散，白虎則是我運用的天生白虎湯。

這天生白虎湯其實就是西瓜汁。西瓜在古代又稱「寒瓜」，古人說食之如「醍醐灌頂，甘露沁心」，可以消暑除煩、止渴生津利尿。

有時過度治療同樣會引起人體的失衡。我遇到過一個朋友，因受涼患上急性咽鼓管炎。我們知道人的五官是相通的，而嘴巴和耳朵之間的相通處就是咽鼓管。這位朋友咽鼓管中有炎症，不通氣，進行手術疏通後，用抗生素來消炎。

他打了好幾天的點滴，還吃了許多消炎抗菌的藥物，退燒了，但感覺咽鼓管仍然不通，頭懵懵的發暈，不想吃東西，還感覺渾身沒勁。有的醫生主張換其他抗生素，繼續消炎，有的讓他吃些助消化的藥。我讓他把所有藥物都停掉，熬些綠豆粥來喝，多喝水，好好休息一下。一天後，症狀便消失了。其實，由於他已經用了將近一週的消炎藥，炎症早就消除了，是過量的藥性讓他出現不適的症狀。

對於健康平和的人體來說，所有的藥都有副作用，因為所有的藥都要經過肝臟的解毒、分解、代謝，才能經腎臟排出體外，健康人吃藥其實是在加重肝臟的負擔。

食療藥膳須對症

《黃帝內經》對如何用藥十分講究，將藥分為大毒、常毒、小毒、無毒。治療疾病要求大毒治病，十去其六；常毒治病，十去其七；小毒治病，十去其八；無毒治病，十去其九。平時，人們的身體也會出現一些小問題，在問題還未成疾病的時候，適時選用一些「天然白虎湯」之類的食療方法就會很有效。當然，要把握住「小病」的度。

以上面說過的熱為例，熱有氣分熱和血分熱之分，血分熱通常比較

嚴重，因為熱在內裡；而氣分熱則是一種表面的熱，是疾病的初級階段，所以如果有口舌生瘡、口腔潰瘍、眼乾、咽喉腫痛等表面症狀的話，就可以食療治癒。

有些人或許覺得單味藥用起來比較方便，便常服某些單味中藥來保養，這裡要提醒大家的是，中藥茶或單味藥的使用都要由醫生來建議推薦，不要自作主張，以免受藥性偏過之毒。比如銀杏有毒，不可常服，多食則收斂太過，令人壅氣腹脹。常服川芎，會走洩真氣，因為川芎動血，香竄辛散，清朝汪昂在《本草備要》中就說過久服川芎會令人暴亡。此外，常喝蘇打水會損傷胃壁，常服薄荷糖，容易升發太過。因此，無論是食物，還是藥物，都要清楚其屬性，食療藥膳也須對症，不能盲目。

如今許多餐廳都會應季推出各種滋補藥膳，對於這些「特色菜」、「招牌菜」，也需要依據自己的身體狀況進行選擇甄別，因為「補」過了，就是「毒」。

很多餐廳會在烹製菜餚尤其是煨湯的時候，標榜說加入了許多秘製中藥材，這種將藥膳之法運用在日常飲食的做法其實不太妥當。

比如，很多餐廳煲雞湯時會加入一些人參、黃芪、紅棗等滋補藥材，對於一些年老體弱的人們或許會有所幫助，但是健康的年輕人喝了往往會有失眠、口乾舌燥、不停喝水、不停上廁所等症狀。

對於心臟功能不太好的中老年人來說，在羊肉湯中如果添加了附

子、黃芪等溫陽之藥，就容易誘發心律不齊。

因此，無論是天然食材的調養，藥膳的食療之道，還是藥物的運用，都要講究因人制宜，對症下藥，否則便會有毒副作用。

1 在西瓜中放入適量的皮硝，放陰涼處十多天後，西瓜表面即會生出一層白色的西瓜霜；將西瓜皮陰乾研末，用鹽調服，還能治療閃挫腰痛。

2 未成熟的西紅柿以及青皮土豆、發芽土豆都有一定毒性，因此不要食用。

3 鮮木耳中含有一種光感物質，人食用後，會隨血液循環分佈到人體表皮細胞中，受太陽照射後，會引發日光性皮炎。

4 櫻桃屬火性，大熱，患有熱性病及喘嗽者不可食用，而且櫻桃的核有毒性，吃櫻桃時切記不能吸吮或咀嚼櫻桃核。

藥食有學問，
用藥如用兵

古代將領殺伐決斷，士兵性命與戰事成敗繫於一身。醫生同樣如此。

身體患病，是病邪入侵，如同被敵人覬覦已久的領土暫時被敵人佔據，用兵用得好，可以恢復領土主權，用兵用不好，不僅收不回領土，還可能導致更大的損失，甚至領土盡失。

清代徐大椿在《醫學源流論》中曾經深刻解讀「用藥如用兵」這一理念，他是這樣說的：

聖人用來保全人民生命的方法，是以穀物作為身體養料，以果品作為輔助食品，以肉食作為滋補飲食，以蔬菜作為充食之物，而藥物則用來治病。

因此，即使是甘草、人參，濫用誤用也會給身體帶來危害，也就是說補藥也是能成為毒藥的。以古人為例，一般喜歡服食丹藥的人，必然要患大病，這就好比作戰時喜歡逞英豪的人一定有大禍一樣。

所以，建立軍隊為的是驅除強暴的敵人，不得已才能興兵；設置藥物為的是治療疾病，也只有再需要的時候才能運用。所以，用藥和用兵的道理是一樣的。

說起疾病對於身體的害處，小病會耗損人的精氣，大病會傷害人的生命，這種嚴重的情況好比身體中一個敵對的國家一樣。如果需要用藥材的偏性來調理臟腑的偏兀，就必須要充分瞭解藥物的屬性與身體的狀況，知己知彼，運用多種方法來控制病邪調理身體，然後才不會有喪失生命的憂愁。

如果一個人有積食，因消化不良而生病，那麼首先要消除積食，這就好比燒掉敵方的軍需物資；如果病人還有其他的舊疾，就一定要防止新舊病邪的合併，這就好比幹掉敵人在我方的內應。

辨明藥物在哪一臟腑經絡發揮效用，就會有的放矢，不會濫用藥物，這就是擒賊先擒王；充分瞭解疾病的寒熱之性，並用反法醫治，這就好比軍事上的離間之計。

對於邪氣在身、體質虛弱的人，攻治不可過分，要以性味平和的藥物為主，用峻厲的藥作為輔助，好比一個國家，當經濟衰落、民生凋蔽的時候，不可以耗盡民力；對於體質較好的病人，如果病邪入侵，那麼攻治必須及時，可以性味峻厲的藥物為主，以平和的藥物搭配，這就如同國富民強之時，但有犯我國威者，雖遠必誅。

當然，此外，藥材選擇一定要適當，如同兵械必須精良；準時待發，

即用藥要符合時間規律；中醫八法的運用要合理，如同排兵佈陣要嚴整。

總之，用藥如用兵，《孫子兵法》之中其實也包含了治病養生的方法。

用藥如用兵，似乎這種理念只是對於醫生有用，其實對於身體的調養同樣應該遵循上述「用兵」的方法。藥食之中大有學問，對於身體的許多情況，自己有時是最瞭解的，如果平時的飲食也多借鑒一些用藥補偏的方法，那麼不待藥物發兵，膳食便鞏固了健康的邊防。

保健基本知識

逢事不可過，用兵如此，用藥也如此。中醫非常講究因人施藥，用藥調理講求一個「和」字。所以，任何食物與藥物都需要掌握用度，比如人參是補藥，但成人對於人參的用量每天不得多於0.15克。

用藥一方面要遵循醫囑，另一方面要普及一些保健知識。

以傷風感冒流涕來說，可以喝薑湯、蔥白湯，必要時加幾粒胡椒。

如果腿腳突然扭傷了，可以用炒熱蔥外敷一下。

臨時的牙疼難忍，可以用柳枝煎湯漱漱口。

一時的頭暈、血壓高可以喝點開水沖泡的雞蛋茶，加上一點糖。

嬰兒着涼引起的肚子疼、腹瀉可以用熱水瓶墊毛巾外敷。

如果小孩子或年輕人突然胃疼、肚子疼可以喝點熱薑水，也可以加幾粒丁香、肉桂。

如果老人突然血栓暈倒、中風嘴歪，可以在等待急救時為他灌入一些香油加薑汁。

如果因一時的飲食偏頗造成了大便燥結，可以坐坐熱墊，揉揉下丹田。

1當感冒時高燒不退，或伴有嗓子痛、咽喉紅腫脹痛、咳痰、腹瀉等局部症狀才需要吃抗生素消炎。如果是非細菌感染，如普通感冒一類的病毒感染，吃抗生素徒勞無效。

2家中備用藥越簡單越好，內服藥備有阿司匹林，外用藥常備清涼油。

3家裡有冠心病或哮喘病老人的，硝酸甘油、氨茶鹼與止喘噴劑應放在固定顯眼的地方，人人都能立刻取到急用。

4不要盲信廣告，鈣、鐵、鋅、硒、維生素等都不可長補亂補。

鮮活食材與
曬製的草藥

中藥材一般都是通過曬乾炮製的，其實大多鮮活的中藥都有極好的藥效，只不過由於生長時令的原因，許多藥材都有季節性，加之新鮮草藥不易保存，所以平時入藥都使用乾品。

新鮮藥材是傳統中醫藥實踐的起點，「神農嚐百草，日遇七十毒」，也是於山間田地遍嚐各種鮮草，隨採隨用。

最早的本草著作《神農本草經》中就認為「生者尤良」。此「生」實指「鮮」而言。有時候鮮活的食材與曬乾的食材也有着效果的差別。

大家都知道馬齒莧這種野菜，其實這種野菜不但能夠做飲食的調劑，還可以治病。有位40多歲的女性對於磺胺藥物過敏，所以腹瀉的時候不能使用瀉立停等西藥。碰巧，她剛買了一些新鮮的馬齒莧準備換換口味，我便讓她取150克新鮮的馬齒莧煎煮後服用，一劑就治癒了腸胃的不適。

如果朋友們想用這個方法治療拉肚子，可以去田間或市場弄一些新鮮

的馬齒莧，如果沒有新鮮的，可以換另一種方法：取當歸30克，白芍10克，用白酒浸泡後服用，見效也很快。

為何一定要使用新鮮的馬齒莧呢？因為對於馬齒莧的這個作用，我曾經專門比較過，新鮮的馬齒莧用起來效果很明顯，見效也快，但藥店裡曬製的反而效果不佳。

瞭解一下馬齒莧的生長特點便可以知道，馬齒莧有着頑強的生命力，曬不乾，無論怎樣曝曬，曝曬多久，扔入田地中都可以繼續成活。藥店裡的乾品是怎樣獲得的呢？那是將馬齒莧用開水燙過之後再加曝曬才製作而成，而馬齒莧的藥性在經過開水的浸燙之後受到了極大的影響。

再比如，枸杞子根，又叫做地骨皮，是一種清虛的熱藥，如果是新鮮的，取細茶5克，新鮮地骨皮100克，沖泡飲用，那麼治療咽喉炎效果特別好。

所以，有時中醫治療會以鮮藥入藥，即將新鮮植物類中草藥的自然汁或鮮活的動物、昆蟲類藥材直接配入藥方中。因為新鮮中藥自然汁具有藥鮮汁醇、氣味具存的特點，中醫有時十分重視用藥材的氣味來影響人體，加之藥物的內在藥性，這樣藥效可以發揮得淋漓盡致。

一般來說，寒涼性的鮮藥鮮品較乾品來說味厚力峻，藥汁的鮮純潤燥作用要比曬乾過後強很多，如果某些藥材取汁簡便，就可以利用鮮汁來調理人體。

葛洪在《肘後備急方》中提到一種簡便的治療清熱解暑、陰虛發熱、夜熱早涼等症狀的方法：「青蒿一握，以水二升漬，絞取汁，盡服之。」後來，現代醫學更是從中得到啟發，從青蒿中提煉出青蒿素用以治療瘧疾。

其實，說如此多鮮活藥材的高效，一方面是教給大家一些日常新鮮藥材的使用方法，另一方面是為了提醒大家，不僅新鮮藥材可以多方面利用，鮮活食材有時同樣可以在日常養生之中發揮作用，比如自製梨糖膏滋陰潤燥，做烏梅汁消食溫陽等等。

藥膳的搭配與運用

普通家庭在運用藥膳調理身體時，首先要考慮每個家庭成員不同的體質與健康狀況，同時還要依據季節時令、日常小毛病以及生活的地理環境等因素綜合搭配。

同時，對於藥膳中常用的一些食材和藥材，要充分瞭解其性與味，以及功能和作用點。一般來講，溫性、熱性的食材，如生薑、大蔥、紅棗、核桃等，具有溫裡、散寒、助陽的作用，可以用來治療寒證、陰證；涼性、寒性的食材，如藕、荸薺、馬齒莧、菊花等，具有清熱、瀉火、涼血、解毒的作用，可以用來治療熱證、陽證。

中藥不但以藥性影響人體，藥味也是一種平衡手段，比如，酸味食材中藥，如烏梅、石榴等，能收斂、固澀；苦味食材中藥，如苦瓜、杏仁，能清熱、降氣、瀉火、燥濕；甘味食材中藥，如大棗、蜂蜜、飴糖，能補養、調和、緩急止痛；辛味食材中藥，如生薑、

大蔥，有發散和行氣等作用；鹹味食材中藥，如海藻、海帶等能軟堅散結；淡味食材中藥，如茯苓、薏苡仁等能滲利小便。

藥膳一般以「湯」居多，即便在烹調過程中會有「燉、煮、煨、蒸」等手段，但一般到最後都會以「湯」的形式來體現，這主要是為了更大程度地發揮藥效，因為藥材食材在較長時間受熱過程中，可以最大限度地釋放出有效成分。我們平時在吃中藥的時候，一般也是將藥材煎湯服用。

在製作藥膳或者沖泡藥茶、煎煮藥湯時，要注意凡是變質、發霉的均不能食用，藥材和食材都要清潔乾淨，去除雜質異物。

有時為達到不同程度的調養效果，還需要對藥材與食材進行必要的加工處理，比如切片、切絲、切丁、切段、碾末等，有的還需要按中藥炮製的要求進行炮製加工，以減弱其原有的偏性。有些藥材由於氣味太衝，還需要用紗布包裹後再煮。一般來說，藥膳完成後，藥渣都要去除。

藥膳是一種養藏手段，對於健康無病的人可適當食用某些保健養生膳，對於體質虛弱、亞健康者可以有所針對性地適當多飲用一些，對於患病的朋友可以將藥膳作為輔助治療的手段。一般，處於疾病康復期的人，以及患有某些慢性病的人，藥膳調治的效果會比較好。

1如果患了急性及亞急性膽囊炎，一個簡單的植物妙方就可以快速調理臟器：取新鮮的蒲公英60克至90克，用水煎煮後服用，以15日為一療程，一兩個療程就可根治。

2對於時常有瘡癤等皮膚疾患的人來說，平時應忌食蔥、韭、大蒜、豬頭肉、魚、蝦、蟹等，以免皮膚病復發。

3胡蘿蔔500克，鱔魚肉200克，均切成絲，加油、鹽、醬、醋炒熟食，每日1次，一週為一療程，可治夜盲症。

4韭菜連根一把，洗淨搗爛絞汁約60克，溫開水沖服，可治急性胃腸炎。

《紅樓夢》裡的
飢餓療法

飲食可以調節人體平衡，飢餓有時也是一種調養方法。

感冒的時候，是需要注意食物的營養均衡，以提高自身免疫力，讓身體抵抗住病魔的侵襲，但千萬別猛吃猛喝，如果積了食，感冒反倒不容易好。

說到這裡，《紅樓夢》裡也恰巧有這樣一個佐證。第四十二回「蘅蕪君蘭言解疑癖，瀟湘子雅謔補餘香」中寫道，賈母在劉姥姥的陪同下連逛了兩天大觀園，身體略感不適，賈府請來了太醫：

「王太醫說：『太夫人並無別症，偶感一點風涼，究竟不用吃藥，不過略清淡些，暖着一點兒，就好了。如今寫個方子在這裡，若老人家愛吃便按方煎一劑吃，若懶待吃，也就罷了。』說着吃過茶寫了方子。剛要告辭，只見奶子抱了大姐兒出來，笑說：『王老爺也瞧瞧我們。』王太醫聽說忙起身，就奶子懷中，左手托着大姐兒的手，右手診了一診，又摸了一摸頭，又叫伸出舌頭來瞧瞧，笑道：『我說了，姐兒又該罵我了，只是要清清淨淨的餓兩頓就好了。不必吃煎藥，我

送丸藥來，臨睡時用薑湯研開，吃下去就是了。』說畢作辭而去。」

《紅樓夢》這裡提及的「餓兩頓」是有一定道理的。賈府上下，凡略有些傷風咳嗽，總以淨餓為主，次則服藥調養，多能不藥而癒。古時人常說的「偶感風寒」，一般都是些輕微的傷風感冒，對於現代人來說，王太醫的兩個簡單方法是值得提倡的，即適當飢餓和注意保暖。

由於現代人濫用抗生素，常常忽略了身體本身的自癒功能。一感冒，無論輕重，立馬上藥，病癒週期也不短，而且人們大多不瞭解抗生素消炎一旦用藥，就應用足三天量，不然不但起不到充分的藥效，還會讓人體產生一定的抗藥性，以後再服用這類藥物，便起效不大了。所以，當開始有些輕微感冒的症狀時，不要硬扛，也不要盲目服藥，應牢記四點：多喝水，身體暖，養精神，餓一點。

不過，也要注意一點，如果感冒比較重，又長時間不痊癒，就一定要服藥了，尤其是抗生素，因為通常這種情況都說明身體內有炎症，而且隨着感冒日久，炎症在體內會越來越嚴重，會有發展成肺炎的潛在危險。

感冒了，或許有人會想着多吃點東西，補充營養，增強抵抗力，但這時吃得太多反而會起到相反的作用。中醫裡提到三種不太好治的感冒，其中之一便是感冒挾食（其他兩種見後），即感冒後吃得太多或吃得過飽後傷風，所以感冒後清清腸胃，略餓一餓，對身體是很有好處的。

臨床上許多疾病都有自限性的病理過程。飲食宜清淡溫軟、易消化，這樣能夠讓脾胃得到休息休整，有利於胃黏膜的修復。再者，機體在病理情況下消化能力下降，不注意調攝，常會導致積食，延長病程，影響痊癒。

餓，也是一種養生方法，佛家道家修行中的「辟穀」境界對現代人來說過於玄妙，但中醫古典案例中的「損穀」卻是實實在在的有科學道理的飢餓療法。對於現代人來說，隨着生活水平的提高，美味食物吃得過多，有時反而會為日常病症添火，身體自然而然也會出現一些警告的症狀。

「清餓」有必要

前面提到了三種不好癒合的感冒，除了感冒挾食外，還有感冒挾痰和感冒挾驚。感冒挾痰，通常是原本肺不太好的人常患的感冒，這時除了要記住上面的四點，還要記住化痰很重要，多吃些橘子、蘿蔔等潤肺的水果蔬菜，如果痰液顏色不發黃，還可以多食用些生薑。

感冒挾驚，即感冒後受了驚嚇，或者感冒後與人激烈爭吵，這樣的感冒通常也比普通感冒麻煩些，這時就要謹記安靜休息，並適當補充些鈣質，因為鈣能起到鎮靜安神的效果，對人體的自癒也有效果。

咱們這裡提到的「飢餓療法」主要是針對養藏時飲食太過來說的，有時吃得太多，脾胃無法運化，不但不能起到積聚能量的作用，還

會增加臟腑的負擔，容易化痰化濕。感冒時尤其如此，因為人體感冒的時候，體內的陽氣能量都要起來和疾病作鬥爭，這時候攝入的營養沒辦法立竿見影，反而會拖脾胃的後腿。

對於平素沒有什麼不適的人們來說，其實也應該偶爾「清餓」一下，每週餓一頓或食一天素食，給胃腸一個休息的機會。平時吃飯時，要謹記一天「三四五頓，七八分飽」即可，不要每日每頓都吃得太飽。

家長們常常擔心正在生長發育的孩子們營養跟不上，所以在飲食方面，通常會半哄半迫地讓孩子們每頓都吃得非常飽脹，其實凡事都是過猶不及的，對於孩子來說，青春期前，如果吃得過飽，營養過剩，一方面會影響學習效率，另一方面也會造成提前發育，反而會影響以後的長個兒。

對於幼童來說，如果吃得太多，會影響脾臟，容易生濕生痰引起積食咳嗽，俗話說：「欲得小兒安，需帶三分飢和寒。」

如果小孩子因積食而咳嗽時，可採用一種簡單的食療方法，用蘿蔔、山楂和陳皮煮水，可有效減輕症狀。

如果小兒夜間咳嗽得十分厲害，可採用局部按摩的方法，按揉天突穴、膻中穴、足三里；脾腧穴、肺腧穴，輕輕揉按50下，健脾化痰。記得要給孩子調整下睡姿，略墊高些，將痰拍出來。

不過，「飢餓療法」也需要掌握時機與用度，不要讓這種方法成為盲目減肥的藉口。

1 飢不欲食也就是飢而不餓，這是患上厭食症、抑鬱症時經常出現的症狀，要警惕。

2 不飢而餓是現在肥胖病人的常見症狀，吃得很飽，卻總是感覺餓。這些人病機在於心火過亢，可使用一些黃連、梔子等苦寒瀉心的藥物。

3 一般來說，吃飯時的速度要放慢，當大腦一出現似乎有點「飽」的信號時就要停止。

4 女性在衡量諸多減肥方法是否科學的時候，有三大原則可以參照：不能產生厭食感，不能出現腹瀉症狀，身體不能感到乏力。

杖打富貴人與
膏粱厚味

隨着現在生活水平的提高，很多家庭的飲食其實都達到了古時富貴人家的水平，不過，這種「富貴」對於健康來說其實是把雙刃劍。一方面，人體獲取的營養更多了，身體素質普遍有所提高；另一方面，生病的幾率隨着口腹的享受也慢慢增加了。

史書中記載：清代浙江省吳興縣姚莊有位富商顧又虎，世代經營首飾和祭服，他慣吃膏粱美味，以致腹肉肥胖。一日，他突然催促管家拿來竹批，他脫下褲子，讓家僕打他20竹板。後來，這件事便成了家常便飯，如果僕人打得輕了，便會受到懲罰呵斥。每下必須用力重打，他才呼喊痛快。這樣一打就是好幾年，才覺得舒服多了。

高明的醫生聽到這件事後，說：「這是因為好食辛辣發物，致使熱毒鬱滯經絡臟腑，形成這種奇癢怪病，捶打以後，熱毒漸漸消散，不然，熱毒上攻，便會引起惡瘡發背而導致死亡，這是一種富貴病啊。」「膏粱厚味，足生大疔」說的就是這個道理。

「膏」是指油脂、肥肉；「粱」指的精米、精麵，也就是精加工的細

糧。細糧的粗纖維含量低，澱粉、蛋白質含量較高。經過精加工以後，脫去了皮殼，磨細過篩，進一步去粗取精，剩下的就更加甘甜，有黏性，不會粗糙、令人難以下嚥，口感、色澤都比較好。

糠，是五穀脫下的皮殼，在大多數窮苦老百姓只能吃糠嚥菜的年代，膏粱也就成了富裕的象徵。孔子說過一句很著名的話，叫做「食不厭精」，說的也就是飲食的精緻。

還是以糠為例來看。穀物皮殼的作用正好同胚乳、胚芽的性質相反相成，如果皮殼同食反倒能消食，火化痰液，所以古代道家養生吃的是全麥飯。帶皮殼的糙米是有活力和生命力的，如果有適當的水、溫度和空氣，就可以萌發生長，而精米只是祛除了活力的營養物質，如果浸入水中只會腐爛。

前面我們講過的《用藥如用兵》一文中曾說：「古人好服食者，必有奇疾，猶之好戰勝者，必有奇殃。」這句話其實就是對魏晉時期服丹石以求長生者的總結。事實上也是如此，大量乞求靠吃藥長生不老的人們，最終都會患上一些莫名的疾病而突然死亡。

過食補藥丹丸就如同對健康的尋釁滋事。所以，當看到電視廣告上補這補那，說得神乎其神之時，要考慮一下自己的身體究竟是否缺、是否偏，有時的補其實是一種邪。

《後漢書》裡記載了一個著名醫生郭玉，他曾經說給富貴人看病有四難：第一，其自用，不任臣；第二，將身不謹；第三，骨節不強；第

四，好逸惡勞。

其中前兩條是講病人對於醫生不信任以及剛愎自用、恣意放縱的性格對於健康的影響，後兩條的骨節不強與好逸惡勞就和我們這節講的飲食大有關係了。

為何富貴人會骨節不強，因為膏粱厚味、暴飲暴食對人體的損傷是很大的，古人稱之為「爛腸之食」；好逸惡勞，便是過分貪圖享受，口舌之慾不節制，補得過量卻無法吸收潤化。現在很多人都經常吃高蛋白的東西，但是大多都變成了身體的垃圾，所以，現在高血脂、脂肪肝、糖尿病是困擾許多人的「富貴病」。

消化不良怎麼辦

膏粱厚味雖然營養比較豐富，味道也很好，但如果食用過量，不僅無法起到養藏的效果，還會造成體內陽氣的虛耗與浪費，如同糧庫中的積糧發霉腐爛。

《黃帝內經·病機十九條》中說：「諸痛瘡瘍皆屬於心。」心屬火，膏粱厚味吃多了，臉上長痘痘，口舌生潰瘍，身上長疔瘡，咽喉動輒膿腫，前列腺增生肥大，小便淋漓澀痛，都是心經毒火的表現。

大魚大肉無節制，容易造成中醫所說的「濕熱」和「積滯」，輕則腹脹、便秘、胃口差，重則可能出現嘔吐、精神獃滯及發低熱。由於內熱也容易造成外感，所以有些人還會因此引發感冒。

因此，要防止膏粱厚味誘發的「富貴病」，就必須克制口舌之慾，注重飲食的葷素搭配。有人或許會說，如果一時沒能控制住，飲食過量，那應該如何做好善後調理呢？

對於暴飲暴食、油膩食品引起的消化不良，需要吃些清淡、容易消化的食物，讓胃腸道休息，青菜白粥是最妥當的選擇。飢餓療法也是治療「積滯」的妙方，一天不進食，可讓腸胃感覺更舒暢。

日常食療可以用清熱祛濕的方法，如進食消食理氣的蘿蔔，或在煲湯時加入清熱祛濕的溪黃草、車前草等。

有時，人們貪涼吃了生冷食物，或者由於食品不衛生而引發了急性腸胃炎，上吐下瀉，這種情況下，千萬不要隨便服用胃動力藥，以免加重腹瀉。此時，應該對症使用一些抗炎藥和抑制腸胃蠕動的藥物，並及時補充「糖鹽水」，即100毫升水中加入11克白糖和0.9克食鹽，以避免脫水。

此外，還有一些能夠起到「刮」脂肪作用的穀物食品，如一些素食餐廳推出的「糙米飯」和「糙米粥」。糙米也就是還包着稻皮的粗糙的米，一般超市就有售。糙米最大的特點就是含有胚芽，其中維生素和纖維素的含量都很高，常吃能夠起到降低脂肪和膽固醇的作用，糙米中含鋅也很多，能夠改善皮膚粗糙的情況。在做糙米粥之前，要先把糙米浸泡30分鐘左右，然後與做正常的米粥一樣煮就可以了。

對於家長來說，常常擔心孩子營養不夠，因此常會讓孩子吃很多高蛋白、高熱量的食物，其實，對於成長期的孩子來說，蕎麥麵是一種健康又能促進孩子成長的穀物。

不過，要注意的是，蕎麥麵性涼，容易傷胃，所以在做的時候一定要泡得時間長一些，直到泡軟，這樣口感更好，也更容易消化，可以搭配少量溫陽養胃的羊肉，更有營養價值。蕎麥麵適合作為中餐，因為做早餐和晚餐，會讓腸胃負擔過重。

總之，有許多「粗線條」的健康食品對人體都很有好處，食不厭精，膾不厭細，對於現代人來說反倒有些過度了。

1 飲食最忌諱的是幾天大魚大肉，而後再幾天頓頓素食，這會造成營養失衡的循環。

2 寶寶肥胖症已經成為除缺鐵性貧血、高血壓之外的又一「寶寶富貴病」。

膳食寶塔與
生長收藏

飲食要均衡，人體才平衡。

對於人體來說，通過膳食吸收營養物質是生長收藏的一個重要途徑，人每天的一日三餐與日常飲食結構都必須符合養生、養長、養收、養藏的需要。

首先，三餐要均衡。

重視早餐，早餐要吃好。

早餐是一天中最重要的一餐，以易消化、蛋白質含量高且有三兩以上的主食為宜，要有一定量的蔬菜和湯水，佔一天總進食量的35％。早晨不宜吃得過晚與午餐合併，因為這樣容易造成脾胃功能的磨損與虛耗。早餐的能量是每天生發釋放的開始與必需，經過一晚上的休養生息與營養運化，腸胃已經空了，必須及時補充能量才能充分調動陽氣的上升與外放。

午餐要吃飽，盡量豐富，要佔一天總進食量的40%。即便是對於想要減肥的人來說，早晨與中午也應該適當補充營養，也就是俗語所說的，過過「飯時」。民間對於「飯時」比較重視，無論胃口怎樣，保持一個進食的「飯時」，可以讓脾胃與氣血的運行更加有規律。「飯時」也相當於人的一天四時的養藏準備。

晚餐要吃少，食量要少於一天總量的25%，以減輕腸胃負擔，以免脂肪堆積造成肥胖。因為晚上的休養生息需要五臟六腑的協調配合，如果吃得過多，脾胃的負擔就會加重，其他臟腑功能的運轉就會受到影響。

健康保養講求收放自如，如同一個人要打出一拳之前，必須先把拳頭收回來一樣，這種飲食上的收斂是十分必要的。

第二，營養要均衡。

中國人日常飲食結構有如寶塔一樣，分五層，包含每天應攝入的主要食物種類。膳食寶塔利用各層位置和面積的不同，反映了各類食物在膳食中的地位和應佔的比重。

最底層：穀類食物，每人每天應攝入250克至400克。第二層：蔬菜和水果，每人每天應攝入300克至500克和200克至400克。第三層：魚、禽、肉、蛋等動物性食物，每人每天應攝入125克至225克（魚蝦類50克至100克，畜、禽肉50克至75克，蛋類25克至50克）。第四層：奶類和豆類食物，每天應吃相當於鮮奶300克的奶類和乳製品，以及相當於

乾豆30克至50克的大豆及製品。塔頂：烹調油和食鹽，每天烹調油不超過30克，食鹽不超過6克。

此外，水是膳食的重要組成部分，水的需要量受年齡、環境、溫度、身體活動等諸多因素的影響。在溫和氣候條件下生活的輕體力活動的成年人每日至少要飲水1200毫升。飲水不足或過多都會對人體健康帶來危害。

飲水應少量多次，要主動，如果感到口渴時才去喝水，此刻細胞已經處於缺水狀態了，對身體不利。

在日常生活中，堅持遵循寶塔各層各類食物的大體比例，是使用膳食寶塔的關鍵，但也要注意同類互換以豐富膳食、提高食慾。

其實，依舊傳統與中醫養生的理念，中國人以五穀雜糧為主的飲食，比西方的高熱量飲食更符合葷素搭配平衡人體的健康之道。然而，現在很多家庭的問題就在於對脂肪和動物性食物等食品的攝入量過高，使得人體內偏熱。我們應該注意的是，日常飲食中，植物性食物和動物性食物的比例應該在7：1左右。

生、長、收、藏在飲食之中也有着一定的區分與側重，堅持中國傳統「五穀為本」的飲食文化其實就是最簡單的均衡膳食。

關於膳食中的營養攝取，有一個問題需要引起大家的重視。人們通常食用的天然食物都是未經化學加工的，如穀物、蔬菜瓜果、肉類等，都是生於大自然的動植物。現在很多的營養產品或者補品都是精煉提取出來的物質。這兩者之間有區別嗎？當然有。

因此，喝骨頭湯、魚湯同單純地吃高鈣片其實還是有所不同的。天然的食材與藥材，同化學方法提煉出的物質和藥品在提供人體營養、調理體質方面的作用是有很大差別的。

所以，瞭解食物中的營養成分，通過飲食來攝入營養才是生長收藏之道，營養的平衡並不是幾片維生素就能解決的。

上面的膳食寶塔顯示的每人每日各類食物的適宜攝入量範圍，是針對一般健康成人來說的，每個家庭在運用時要根據各人的年齡、性別、身高、體重、體質、勞動強度、季節等情況進行適當調整。

比如，對於年輕人、勞動強度大的人來說，由於身體消耗的能量比較高，因此主食非常重要，可以適當多吃一些；對於時常有便秘症狀出現的人來說，應該多食用些瓜果蔬菜以及粗纖維食物；對於上了年紀的人來說，每日的活動量比較小，加之脾胃功能開始衰弱，因此可以適當減少主食的攝入，以免引起積食而誘發其他疾病。

依據中國人的膳食寶塔，有幾點大家要記住：肉類含脂肪較高，不應多吃；蛋類含膽固醇相當高，一般每天不超過一個為好；深色的果蔬含營養素比較豐富，應多選；奶類是首選補鈣食物，不易被其

他類食物代替，如飲奶後腸胃不適，可用酸奶代替。

1 飲食搭配要注意粗細糧、主副食、葷素、乾稀、冷熱的協調。

2 生吃、活吃如今成為一種飲食時尚，但必須注重新鮮與衛生，以及不同食物的屬性。

3 食物一般分為五種顏色：白、紅、綠、黑和黃色。一日飲食最好兼顧上述五種顏色的食物。

4 常用的烹調方法有蒸、燉、燒、炒、溜、汆、炸、涮等。單一的烹調方法，如燒、炸、炒容易引起肥胖，應多選用汆、蒸、涮等烹調方法。

酸甜苦辣鹹，
健康一招鮮

前面的中國人的膳食寶塔是針對國人基本情況給出的飲食總量的均衡建議，其實，對於普通人來說，需要依據自己的身體狀況進行細化調節，瞭解自己身體的偏頗之處，並配合藥食的屬性來救偏補弊，這就是為什麼說會吃的人不生病的道理。

比如，牛奶是一種營養高的飲品，按說是沒有毒的，不過，在中醫來看，牛奶是熱性的，如果體質熱的人或是有熱證的人在不適當的時刻飲用，對身體同樣是有害的。因此，看待藥食的性能時，要看它的運用對人體是否能夠產生積極的作用，這種作用也會隨着人的機體變化而有所不同。一般來說，中醫以藥治病就是以藥食的偏性來調節人體的偏性，一旦將人體的偏性拉歸平衡，病也就祛除了。

然而，現代人的飲食通常不是過，就是偏。對於每一種食物，人們最好都能依據自己的身體狀況來進行分析，即便是飲水，每個人的機體也有所差異，不能一概而論。大家有時會覺得十分疑惑，究竟應該大口喝水，還是小口喝水，各種健康書怎麼說的都有，似乎都有道理。事實上，對於健康的人來說，平常應該小口喝水；對於有便秘的人來

說，喝水時不妨大口一些。

怎樣理解食物的偏性與人體的偏性呢？

食物基本上由穀、果、畜、菜四類組成，每一類都暗含有五方和五時，也就是有地域性和季節性。比如，魚蝦出於東海之濱，生發之氣偏盛，對患有瘡疥的人來說就是「發物」，許多特稟體質的人對於海鮮過敏也正因如此。牛羊多產於西北，有收斂收藏的氣性，雖然營養豐富，但如果年輕人使用過量，就容易收斂在內，不易代謝，影響情緒。

此外，在穀物主食方面，北方人多食麵，南方人多食米，因為北方乾燥，麵甘溫入脾，潤肌厚胃，而南方濕熱，米甘鹹微涼，除煩止渴，固胃開胃。

食物各有所偏，五臟則各有所喜。

酸類的東西是走筋的，而筋屬肝。因此，得了肝病以後，不要吃酸類的東西，因為酸主收斂，太收斂則肝氣不能生發。肝宜甘，因為甘味可以緩釋紓解，讓肝生發釋放。

辛辣的東西是走氣的，主氣的是肺，所以我們一吃辛辣的東西，就會流鼻涕、流眼淚甚至打噴嚏。如果你的肺不舒服了，就不要吃太辛辣的東西。辛辣之物如果食用過多，會使得人「筋急而爪枯」，影響身體的彈性，同時影響肝臟。

苦味的東西是走血的，即走心，如果病症在心這個臟器上，就要少吃一些苦的東西，讓心可以生發一下，心血可以散一下。苦的東西吃得過多，會影響肺氣的上升宣發，使得肌膚得不到滋潤，女性尤其要注意不要吃太多「苦」。夏日炎炎的時候，多吃一些苦瓜，是為了讓心火不要太外散，是從食補的角度去講的。

鹹類的東西是走骨的，我們前面說過，腎主骨，走骨就是走腎。元氣藏於腎，鹹味的東西可以激活調動元氣，如果一個人口過重，說明元氣的調動不夠，但如果口重養成習慣，就容易過分地調動元氣，對腎不好。如果鹹的東西吃得過多，就容易使血脈凝滯，中年人如果口重就很容易患上高血壓。

甜味的東西走肉，走脾胃。如果病在脾胃，就不要吃很多甘甜而滋膩的食物，因為甘膩的東西會增加脾胃的代謝負擔，讓脾在運化水穀的過程中虛耗過多。甘類的東西是緩的，是散的，如果甘味食用過多，就會造成頭髮的脫落，如同樹之落葉。

仔細看五味對於人體的影響可以知道，酸、辛、苦、鹹、甜依照順序，相互之間分別有着相輔相成的關係，同時共同作用於五臟六腑，因此，日常飲食的搭配要講究相互調和，和而不偏。

對於普通人來說，瞭解一些常用中藥材的屬性是必要的，更重要的是要對日常食物的屬性有深入的認識，因為普通人平時不用吃藥，如果能夠有效利用飲食的屬性就可以糾正身體的小毛病。

從日常生活看五味

隋唐醫學家孫思邈的《千金要方》有一卷特別提到「食治」，認為「凡欲治療，先以食療，既食不癒，後乃用藥爾」，意思是最好利用飲食來保健強身，到迫不得已時才用藥，原因是「藥性剛烈，猶若御兵。兵之猛暴，豈容妄發」。

所以，可以按照飲食五味的歸經來以食代藥，救偏補弊，不濫動殺伐，更容易調和體質。前面對五味的講解是從醫理的角度來說的，下面我們從日常生活的角度來看：

甜走脾胃，食甜可補養氣血，補充熱量，解除疲勞，調胃解毒，但糖尿病、肥胖病、心血管病等患者宜少食。

酸走肝，雖然前面說得了肝病的人不適宜多食酸，但對於健康人來說，酸味食物有增強消化功能和保護肝臟的作用，常吃不僅可以助消化，殺滅胃腸道內的病菌，還有防感冒、降血壓、軟化血管之功效。以酸味為主的西紅柿、山楂、橙子，均富含維生素C，可防癌，抗衰老，防治動脈硬化。

苦味入心，常言道「良藥苦口」，除了發散作用，苦味還能夠除濕利尿。

辛辣入肺，有發汗、理氣之功效。蔥、蒜、薑、辣椒、胡椒等以辣為主的食物中的「辣素」既能保護血管，又可調理氣血、疏通經絡，但患有痔瘡便秘、神經衰弱者不宜食用。

鹹為五味之冠，入腎，有調節人體細胞和血液滲透、保持人體新陳代謝的功效，因此嘔吐、腹瀉、大汗之後宜喝適量淡鹽水，以保持正常代謝。

除了五味之外，不同的食物也有不同的健康弊益。

例如，如果橘子吃多了很容易引起「胡蘿蔔素血症」，也就是胡蘿蔔素的代謝障礙，這種病症的表現就是手掌發黃，當然要首先排除肝病後，才可確診，調養方法很簡單，只要停止吃橘子就好了。

如果更年期的中年人開始起老年斑，那麼平時多吃點茄子就可以緩解症狀。

1 酸入肝，苦入心，辛入肺，鹹入腎，甘入脾。

2 病在筋，勿食酸；病在氣，勿食辛；病在骨，勿食鹹；病在血，勿食苦；病在肉，勿食甘。

3 以酸養骨，以辛養筋，以鹹養脈，以苦養氣，以甘養肉，以滑養竅。

4 外用五味護膚：酸味之以醋洗面，甜味之蜂蜜塗抹，苦味之苦瓜水祛痘，辛味之白芷祛斑，鹹味之鹽浴。

為何冬吃蘿蔔
夏吃薑

有這樣一句俗語：「冬吃蘿蔔夏吃薑，不找醫生開藥方。」

這句話究竟有沒有道理呢？因為蘿蔔是涼性的，薑是溫性的。夏季吃薑豈不更熱，冬吃蘿蔔豈不更涼？其實不然。

張仲景曾經在其著述中說，五月「陽氣在表，胃中虛冷」。這是什麼意思呢？

五月是陽氣蒸蒸日上、向上向外盡情發散的時候，此刻陽氣的趨勢是向外向表面的，而人體內在的陽反而虛少了，陽氣虛少了當然就會冷，故曰「陽氣在表，胃中虛冷」。也就是說，夏天太熱，陽氣往外放，中間就出現了空虛，寒就趁虛而入了，所以夏天人們容易拉肚子，得腸胃病，這就是內寒的原因。

冬天，到了十一月，到了亥子丑的時候，情況正好相反。這時，陽氣向裡、向內，處於收藏的趨勢。在外的陽漸少，在裡的陽漸多，陽多則熱，故曰「陽氣在裡，胃中煩熱」。簡單來說，就是冬天外面冷，

把毛孔封住，熱含在中間，所以冬天人容易出現內熱。

由此來看，這句民間俗諺是經過了時間與事實檢驗的生活箴言。夏日炎熱，但陽氣在表，胃中虛冷，所以要吃薑來溫裡暖胃；冬日寒冷，但陽氣在裡，胃中煩熱，所以，可以用蘿蔔的涼性來平衡，以免積熱產生。

其實「冬吃蘿蔔夏吃薑」還有一句對應的話：「晚吃蘿蔔早吃薑」。

早晨太陽升起來了，陽氣往上升，薑是升陽氣的，所以早晨要吃薑；到了晚上陽氣下去，人體內的陽氣也要下去，如果不下去，人就會瞪着兩眼睡不着覺了，因為「陽氣盛目瞠，陰氣盛目瞑」。所以，晚上吃點蘿蔔，可以讓陽氣下降，收藏起來，人也好休養生息，涵養機體。

夏季與冬季之間的關係其實十分微妙，冬天有些陽虛陰寒造成的疾病，如哮喘、慢性支氣管炎、骨關節痛、水腫、甲狀腺功能減退症、腎上腺皮質功能減退症等，如果能在夏天補陽，冬天時的症狀就會有所緩解。

因為夏天陽氣旺盛，春夏養陽，如果身體是陽虛陰寒，那麼就應該借助自然的時令性來補陽，比如多吃些羊肉、雞肉等溫陽食物。

同理，秋冬養陰，秋冬本是陽氣收藏的季節，那些在夏天會加重的陰虛陽亢病症應該在冬天加緊養陰。比如甲狀腺功能亢進症（甲亢）

的病人，因為甲狀腺分泌過多，致使代謝加快，產熱增多，冬天不但不怕冷，反而怕熱，那麼此時就應該多進食一些滋陰降火的食品，如龜、鱉、鴨肉等，必要時還可以服用一些知柏地黃丸。

這也就是所謂的「冬病夏治」與「夏病冬治」的道理。

四季的飲食

從生長收藏的角度來看，人們應該如何進行飲食調養呢？

春天，人體的各器官需要大量的營養物質，以供給機體活動、生長的需要，因此此時不宜進補油膩辛辣之物，以免助陽外洩，而應多吃一些清淡的蔬菜、豆類及豆製品，另外也可以選擇一些扶助正氣、補益元氣的食材和藥材。

春三月肝氣生發，肝陽易升，容易引起頭昏頭暈症，故宜吃有清肝養肝作用的食物，可以適當少吃酸味，多吃甜味，以養育脾臟之氣。

夏日，氣候熱而多雨，人體代謝功能旺盛，人的身體消耗超過了春秋冬季節，加上人在夏季的睡眠休息品質較差，暑熱夾濕，脾胃受困，人們常會有食慾不振的感覺。此時飲食應走「清淡路線」，以甘寒、清淡、少油為宜，油膩辛辣少食，瓜菜水果多吃，但並非讓人少吃或不吃高營養食物，如果刻意減少飲食，會使身體熱量入不敷出，導致體質人人下降。

人體在暑天出汗多，隨汗液流失的鉀離子也比較多，容易造成人體低血鉀現象。如果你在夏日有食慾不振、頭昏頭痛、倦怠無力等症狀，最好多吃含鉀食物，比如芹菜、毛豆、草莓、杏、荔枝、桃子、李子等，多飲茶，避免體內缺鉀。

秋季，萬物收斂，涼風初長，燥氣襲人，天氣乍熱乍寒，變化無常，此時進補應選擇溫和滋潤的食物，少食辛辣燥烈的食品。進入深秋，人們會感到神清氣爽，胃口大開，這時適當地進食一些牛、羊肉等，會適當彌補夏季對人體造成的損失。

秋季食補，要多選用「補而不峻、防燥不膩」的平補食品。蓮子、扁豆、山藥，對患有脾胃虛弱、消化不良者有健補之效。還可以熬些銀耳百合水，益中補氣，解決口乾唇焦的秋燥症候。

冬令，天寒地涼，萬物伏藏，是進補強身的養藏佳節。選擇此時進補，能使營養物質轉化的能量最大限度地貯存於體內。因此，飲食要適當增加熱量，其中蛋白質的攝取量可保持在平常的需要水平，主要應提高糖類和脂肪的攝取量來保證增加的熱量需求，礦物質應保持平常的需要量或略高一些，還要特別注意增加維生素C的攝取。

冬季是一年中陰氣極盛而陽氣始生的轉捩點，配製科學合理的冬令藥膳，有利於萌育元氣、養精蓄銳，為打春後陽氣的生發做好準備。

果品中的胡桃、龍眼、栗子、大棗、杏脯、荔枝、橘子、柚子、松

子等，肉類中的牛肉、羊肉、雞肉、狗肉、火腿等，蔬菜中的胡椒、辣椒、大蒜、生薑、蘑菇、韭菜、香蔥等，既能補充足夠營養，又能保護人體陽氣，吃了身體會覺得暖和。

冬季乾燥，易唇乾舌燥，又特別容易引起咳嗽。治療方法應以潤為主，可以熬些陳皮冰糖水、川貝燉蘋果、紅蘿蔔馬蹄水等滋陰潤燥。

1 春天裡來日漸暖，厚味飲食應轉淡。時鮮蔬菜要多吃，酒肉辛辣酌量減。

2 夏日炎炎似火燒，適宜清補莫貪涼。苦味菜蔬熱茶飲，調味加醋多吃薑。

3 秋季涼爽又乾燥，潤肺止火很重要。食補要從平中求，養陰護胃收斂好。

4 寒冬進補重養藏，守住陽氣與能量。暖體護陽食溫熱，謹防冬燥勿補過。

責任編輯　　楊　帆

裝幀設計　　鍾文君

書　　名　人體的春夏秋冬

編　　著　史贊華

出　　版　三聯書店（香港）有限公司

　　　　　香港鰂魚涌英皇道1065號1304室

香港發行　香港聯合書刊物流有限公司

　　　　　香港新界大埔汀麗路36號3字樓

印　　刷　深圳市恆特美印刷有限公司

　　　　　深圳市寶安區龍華民治橫嶺村恆特美印刷工業園

版　　次　2010年1月香港第一版第一次印刷

　　　　　2010年8月香港第一版第二次印刷

規　　格　特16開（150mm×210mm）400面

國際書號　ISBN 978-962-04-2892-0

　　　　　© 2010 Joint Publishing (Hong Kong) Co., Ltd.

　　　　　Published in Hong Kong